Ist das Medizin oder kann das weg?

Welche Therapiemethoden wirklich helfen und worauf wir verzichten sollten

von

Werner Bartens

WERNER BARTENS

Welche Therapiemethoden wirklich helfen und worauf wir verzichten sollten

IST DAS MEDIZIN ODER KANN DAS WEG?

INHALT

DIE ÄRZTE MEINER KINDHEIT

Ohne Betäubung?" Mein Großonkel konnte es nicht fassen. Er hatte einige Jahre in russischer Kriegsgefangenschaft zugebracht und wusste, was Menschen aushalten können. „So ein Hund!" Mit dem Hund war der Arzt gemeint, der schnörkellos vorging, nachdem ich im Alter von 13 Jahren einen Pfosten mit dem Vorschlaghammer in den Boden rammen wollte, was leider schiefging. Dabei war der Plan gut gewesen. Ich hatte vor, im Garten eine Begrenzung für den Kompost zu bauen. Den Pfosten hielt mein Schulfreund Ralf, in der Schule ein Physik-Genie, im Alltag aber nur mäßig praktisch veranlagt.

Ralfs geschultem Auge für Geometrie fiel irgendwann auf, dass der Pfosten schief stand. Leider bemerkte er das erst, als ich schon ausgeholt hatte. Deshalb korrigierte er die Position des schon im Boden steckenden Holzpfahls mit einem Tritt. Der Pfosten bewegte sich eine Handbreit in meine Richtung. Prima, der Pfosten stand jetzt gerade, doch meine linke Hand, die ich nahe am Hammerkopf hielt, geriet dadurch zwischen den Pfosten und den nach unten sausenden Hammer – zumindest der linke Zeigefinger, der den Holzstiel an der Unterseite des Schlagwerkzeugs hielt.

Schon bald bildete sich eine Quetschwunde am Zeigefinger, die sich erst rot, dann blau färbte und schließlich nach Kompost aussah. Mein Finger fühlte sich taub an, er blutete, pochte, hämmerte und brannte, alles gleichzeitig. Auch seine Umrisse sahen nicht mehr so aus wie vorher. Ein münzgroßer Hautlappen hing seitlich hinunter.

Meine Mutter, die gerade dabei war, Obst einzukochen, schreckte hoch und fuhr mit mir sofort zu unserem Hausarzt in den Nachbarort. Diesmal musste ich nicht lange warten, bis ich drankam. Im Arztzimmer vereiste der Doktor das Fingerglied mit Kältespray, dann schnitt er kurzerhand den herunterhängenden Hautlappen ab. Ohne Betäubung. Ich schaute der Behandlung interessiert zu, als ob es sich nicht um meinen eigenen Finger handeln würde, der da verarztet wurde. Die Prozedur dauerte nicht mal zwei Minuten. Und um ehrlich zu sein: Es hat kaum wehgetan. Vermutlich war der

Finger von dem Schlag bereits betäubt genug. Die Narbe, die davon zurückblieb, war ein paar Monate später kaum noch zu erkennen.

Die Ärzte meiner Kindheit waren beeindruckend. Manche von massiger Statur, alle aber immer auf einschüchternde Weise kompetent und gelassen. Nie habe ich einen von ihnen hektisch erlebt. Sie schienen inmitten des größten Trubels in sich zu ruhen, vermutlich waren sie das ländliche Vorbild für die Notfallmediziner in „Emergency Room". Dabei war das Wartezimmer ihrer Dorfarztpraxen eigentlich immer voll, es gab fast nie freie Plätze und manchmal musste man als Kind ein paar Minuten stehen, bis ein Stuhl geräumt wurde. Dort saßen die vielen anderen Patienten, die ich immer argwöhnisch musterte, weil sie gemeinerweise vor mir drankamen.

Jedes Mal, wenn einer der Wartenden aufgerufen wurde, zählte ich nach, wie viele es noch waren. Manchmal schien einer vor uns dranzukommen, obwohl er erst später im Wartezimmer erschienen war. Blasse und Blutende waren unter den Wartenden, auch Bauarbeiter oder Bauern, die in Gummistiefeln von ihrer Arbeit auf dem Feld kamen. Andere hielten sich den Arm oder den Bauch, aber die meisten sahen normal aus, sodass man ihnen ihre Beschwerden nicht ansehen konnte. Ich fragte mich, „was denen wohl fehlt", wie meine Mutter es ausdrückte. „Was sie hatten", sagte ich dazu – so kannten wir es vom Fußball, wenn einer „markierte" und nur so tat, als ob er hart gefoult worden war, und ihm gar nichts weh tat. „Weitermachen, der hat nichts", hieß es dann.

War man endlich an der Sprechstundenhilfe vorbei ins Arztzimmer vorgedrungen, betrat man eine andere Welt. Hier war keine Unruhe und kein Geraschel der bunten Zeitschriften mehr zu hören. Erst war man alleine ohne Arzt, umgeben von weiß lackierten Schränken mit Glastüren. Irritierend war das klebrige Kunstleder auf den Hockern und Liegen. Es war dunkelbraun oder dunkelgrün und manchmal bröckelte es am Rand. In den Glasschränken waren Spritzen und Instrumente, von denen ich hoffte, dass sie nicht zum Einsatz kommen würden.

Dann Auftritt: Herr Doktor. Unser Hausarzt war ein beleibter Mann, bei dem der liebe Gott vergessen hatte, einen Hals zwischen Kopf und Oberkörper zu schrauben, und den meine Mutter ehrfürchtig mit „Herr Doktor" ansprach, immer ohne Nachnamen. „Herr Doktor" hier, „Herr Doktor" da. Doch Herr Doktor hatte die Ruhe weg. Egal, wie viele Patienten draußen warteten und wie sehr meine Mutter ihn löcherte.

Wenn sie wortreich darüber klagte, dass ich so oft erkältet sei und dieser „olle Husten" nicht verschwinden würde, erzählte der Arzt in ernsten Worten eine Geschichte, die meine Mutter zum Verstummen bringen sollte. Der Hausarzt war auch mal klein gewesen. „Wir sind als Kinder bei fünf Grad durch die Oder geschwommen", sagte er und machte eine Pause. „Auf der Flucht. Die Russen keine fünf Kilometer hinter uns."

Ich wusste nicht, was die Russen mit meiner Erkältung und dem ollen Husten zu tun hatten, außerdem war ich im Schwimmverein, insofern beeindruckte mich seine Flussdurchquerung nicht besonders. Und wenn die Russen noch fünf Kilometer weg waren, war der Vorsprung so knapp auch wieder nicht. Aber meine Mutter verstand das Signal. Es sollte wohl bedeuten: Nicht so anstellen, es gibt Schlimmeres.

Hatte ich Bauchweh, sagte der Doktor „Geht wieder weg" und empfahl „Schonkost". In meiner Erinnerung bestand Schonkost aus Zwieback und Kamillentee am ersten Tag, Kamillentee und Zwieback am zweiten Tag und aus Kartoffelbrei mit Möhren und Spiegelei als Aufbaukost. Es musste breiig und weich sein. Zudem sagte er gerne „Hunger ist der beste Koch", wenn er keine ausführliche Antwort geben wollte auf die Frage meiner Mutter, was der Junge mit seinem prekären Magen-Darm-Trakt in den Schonkosttagen „Richtiges" essen sollte. „Wird schon wieder", sagte er eigentlich jedes Mal. Und das ist ja nicht das Schlechteste, was ein Arzt sagen kann.

Einen Kinderarzt hatten wir nicht, da ging es uns ähnlich wie den meisten Kindern meiner Umgebung. Das hielten wir für unnötigen

Luxus, den sich allenfalls „bessere Leute" leisten würden. Außerdem: Was sollte ein Kinderarzt schon können, was der normale Arzt nicht konnte? Waren wir anders als die Erwachsenen? Schulfreund Ralf, der Physik-Experte, der meine Verletzung am Finger später mit Achsenberechnungen des Holzpfahls zu kommentieren wusste, konnte die Fähigkeiten seines Kinderarztes auch nicht erklären. Der würde „zusätzliche Untersuchungen" machen, sagte er, wenn ich fragte; und das deutete schon schwer auf mögliche Überdiagnostik und Übertherapien hin.

Zum Zahnarzt meiner Kindheit ging ich nicht gerne, wer tut das schon? Er arbeitete ohne Handschuhe und Maske, das war damals so üblich. Allerdings muss gesagt werden, dass die Spritzen, mit denen er mein Gesicht halbseitig lähmte, im Vergleich zu heute einen unfassbar großen Durchmesser hatten. Sie taten tatsächlich teuflisch weh, weil sie erst Bruttoregistertonnen an empfindlichem Gewebe zur Seite drängen mussten, damit sich die Hohlnadel in meinen Gaumen bohren konnte.

Allerdings hatte der Zahnarzt einen Vorteil. Er hörte auf den Namen „Schreier" und machte immer den Witz, dass in seiner Praxis ausschließlich der Arzt schreit. Deshalb müssten seine Patienten nicht mehr schreien. Eine Weile glaubte ich das tatsächlich, auch wenn er eigentlich nie schrie, während er mich behandelte, sondern allenfalls streng guckte.

Ebenso vertraute ich auf unseren Zahnarzt, als ich mich im Grundschulalter davor fürchtete, dass abends Einbrecher kommen und unser Haus heimsuchen würden. Meine Mutter zerstreute meine Sorgen, indem sie erklärte, dass es bei uns nichts zu holen gebe und sich Einbrecher überlegen würden, wen sie ausrauben und welche Beute dort zu erwarten sei. Der Zahnarzt hatte kostbare Teppiche, teure Kunstwerke und wertvolles Besteck, sodass die Einbrecher es eher dort als bei uns versuchen würden, wenn sie nicht blöd waren. Ich war beruhigt, auch wenn mich der Gedanke beschäftigte, wieso Diebe Besteck klauen sollten.

Weshalb ich von den Doktoren berichte, mit denen ich es damals zu tun hatte? Egal wie handfest, stoisch, manchmal wohl auch wenig einfühlsam diese Ärzte gewesen sein mögen – während meiner Kindheit und Jugend wäre ich nie auf den Gedanken gekommen, dass sie etwas tun könnten, was mir hätte schaden können oder auch nur unnütz gewesen wäre. Mein Vertrauen und das unserer Familie in die besten Absichten der Doktoren war unerschütterlich. Was sollten sie auch vorhaben, wenn nicht uns beizustehen und uns zu helfen, wenn es wehtat oder wir in Not waren?

Ärzte sind dazu da, um zu helfen, zu lindern und zu retten. Das ist ihre Aufgabe, und der kommen sie bei allen individuellen Schrullen und Fähigkeiten auch nach. Andere Motive zählen für sie nicht. Daran hatte ich keinerlei Zweifel. Klar, manchmal taten sie einem weh, aber dann musste es eben sein. Dass ihr Tun unnütz oder gar schädlich sein könnte, auf diese Idee kam ich nicht. Und wahrscheinlich geht es den meisten Menschen so, dass sie auf ihre Ärzte zählen und sich vertrauensvoll in ihre Hände begeben. Die Vorstellung, dass Mediziner etwas tun, das nicht im Sinne der Patienten ist, ist gewöhnungsbedürftig. Bei mir war es ein weiter Weg, bis ich diesen Gedanken zuließ.

Das muss betont werden, denn viele Ärzte handelten und handeln aus Idealismus, Nächstenliebe und ziehen tiefe Befriedigung daraus, zu helfen und anderen beizustehen. Sie opfern nicht nur die übliche Arbeitszeit, sondern manchmal auch die Nächte und Wochenenden für ihre Patienten. Viele machen Hausbesuche. Sie wissen, dass sie nicht nur verletzte Körper heilen, sondern für viele Patienten auch der Arzt für die Seele sind, wichtiger Gesprächspartner und verschwiegener Trostspender. Sie wollen niemandem schaden oder gar Gefährliches tun.

Und die Medizin hat besonders in den letzten Jahrzehnten viel Gutes getan. Wer wie ich 1966 zur Welt kam, hatte zwar nur selten das Vergnügen, dass sein Vater bei der Geburt anwesend war. Das galt als modernes Zeug und kam nur in Ausnahmen vor. Immerhin war die Kindersterblichkeit in Europa bereits stark gesunken, sodass einem gesunden Start in die Welt wenig im Wege stand.

Es gab Impfungen und Vorsorgeuntersuchungen, Aufbaunahrung für Babys und Schonung für die Mütter. Die 1950er-, 1960er- und 1970er-Jahre waren eine Epoche des rasanten Fortschritts. In diesen Jahren wurde der Herzschrittmacher entwickelt, Kernspin und Computertomografie erlaubten zuvor ungeahnte Einblicke in den Körper, in Südafrika wurde erstmals ein Herz transplantiert. Etliche Arzneimittel wurden entwickelt, die den Menschen das Leben erträglicher und sie gesünder machen würden. Etliche Medikamentenklassen wurden neu entwickelt, allein im Bereich der Blutdrucksenker und Herzmittel kamen komplette Gruppen wie die Betablocker, die Kalziumantagonisten oder die ACE-Hemmer hinzu.

Vermutlich gab es kaum eine Ära in der Medizin, in der es so viele relevante wissenschaftliche Neuerungen und Entdeckungen gab wie in den Jahren zwischen 1950 und 1980. Überdies zeigten sich die rasanten Entwicklungen schon in kurzer Zeit als konkrete Verbesserungen für Patienten und wurden direkt am Krankenbett umgesetzt und zur Routine in der ärztlichen Versorgung. Ein goldenes Zeitalter, geprägt von Technikeuphorie, Fortschrittsglaube und Zuversicht in die nahezu unendlichen Möglichkeiten der Medizin, war angebrochen. Es dauerte allerdings nicht lange, bis die Neuerungen und Weiterentwicklungen stagnierten oder immer kleinteiliger wurden. Für diesen Umbruch gibt es kein genaues Datum, etwa ab 1990 verstärkte sich dieser Prozess; ab dem Jahr 2000 war er immer deutlicher zu beobachten.

Auch deshalb kommt es gerade in wohlhabenden Ländern oft zu unnötigen Operationen, fragwürdigen Tests, überflüssigen Untersuchungen, schlicht: zu schlechter Medizin. Es sind Fehler im System, intransparente Strukturen und falsche Anreize, die dazu beitragen, dass Patienten manchmal die falsche Behandlung bekommen, ohne Not operiert werden oder sich fragwürdigen Prozeduren unterziehen müssen.

Vom Bestseller in die Nische

Die Pharmaindustrie hat auf die ausbleibenden Innovationen reagiert. Andrew Witty, Vorstandsvorsitzender des Arzneimittelmultis GlaxoSmithKline, erklärte 2008, dass es die Aktionäre des Unternehmens nicht länger akzeptieren würden, wenn Investitionen keinen Nutzen einbringen. Deshalb änderten etliche Konzerne ihre Strategie: Statt Forschung und Entwicklung auf Blockbuster auszurichten und Mittel zur Behandlung von Volkskrankheiten auf den Markt zu bringen, sollten verstärkt „Nichebuster" verkauft werden: Teure, neue Medikamente für Menschen mit seltenen Erkrankungen. Da die Zielgruppe begrenzt ist, wurde sie erweitert. Häufige Leiden, darunter zahlreiche Krebserkrankungen, wurden nach dem Prinzip Salamitaktik in immer kleinere Tumorleiden aufgeteilt, bis sie als „selten" galten. Die Politik sekundierte mit Förderprogrammen für seltene Leiden. Der Nutzenbeweis blieb jedoch auch in der Nische aus: Von 18 Medikamenten mit neuen Wirkstoffen, die 2010 in Deutschland auf den Markt kamen, erhielten nur 5 vom „Arzneiverordnungsreport" das Etikett „therapeutisch relevant". In Frankreich galten nur 17 von 104 Innovationen als „womöglich hilfreich", wie das pharmazeutische Fachmagazin „Revue Préscrire" ermittelte. Die bisherige Standardtherapie ersetzte keines der neuen Mittel.

Patienten profitieren immer öfter nicht mehr davon, wenn neue Geräte oder Arzneimittel auf den Markt kommen. Und nach und nach zeigt sich, dass etliche Eingriffe, Operationen und Untersuchungen nicht notwendig sind, sondern aus Gewohnheit und falschen Traditionen angeordnet werden, sodass sich immer öfter die Frage stellt: Ist das Medizin – oder kann das weg?

MÜLL-
TRENNUNG IN
DER MEDIZIN:
MANDEL-
OPERATIONEN
ZUM BEISPIEL

Was nötig ist und was überflüssig, lässt sich in der Medizin nicht immer auf Anhieb unterscheiden. Nur selten ist es so offensichtlich wie im Fall des Privatpatienten, den sein fortgeschrittener Krebs im Rachenraum nicht mehr lange würde leben lassen. Ärzte verschiedener Fachdisziplinen besprachen in der Uniklinik das weitere Vorgehen und wie sie dem Kranken helfen könnten, auch wenn keine Heilung mehr möglich war. Der hinzugezogene Mund-Kiefer-Chirurg schlug dennoch vor, das Gebiss des Patienten zu sanieren. Diese Idee hätte für den Schwerkranken nur zusätzliche Qualen bedeutet und war erkennbar finanziell motiviert. Die anderen Ärzte, die an der Besprechung beteiligt waren, verhinderten, dass der Zahnexperte tätig wurde.

In anderen Fällen ist es komplizierter. Oft gilt: Gut gemeint ist nicht gut gemacht. Die folgenden Beispiele verdeutlichen, dass Medizin viel mit Gewohnheit und falschen Erwartungen zu tun hat – und mit dem vermeintlichen Bedürfnis, unbedingt etwas tun zu müssen. Dieser Drang zur Aktivität ist längst nicht immer zum Nutzen der Patienten.

SCHLUCKEN KÖNNEN

In meiner Erinnerung ging es ganz schnell. Ich war noch nicht in der Schule, sondern vielleicht fünf Jahre alt und ging in den Kindergarten. Aber ich war schon „bei den Großen", der letzte Jahrgang also. In meiner Erinnerung, die in diesem Alter natürlich trügerisch ist (wie später übrigens auch), war ich nur selten krank. Ab und zu hatte ich eine leichte Erkältung. Wenn ich doch mal länger erkältet war oder heftig husten musste, ging meine Mutter mit mir zum Hausarzt.

Das Wartezimmer war wie immer voll, verstaubte Topfpflanzen mit plastikglatten Blättern standen in der Ecke, meistens dauerte es zwei oder drei Stunden, bis ich drankam. Ewigkeiten waren das.

Manchmal schickte uns der Doktor mit der Empfehlung nach Hause, ich solle heiße Milch mit Honig trinken, über einem Kamillendampfbad inhalieren oder mich vor die Höhensonne setzen.

Das Dampfbad konnte ich nur schwer ertragen, denn es war am Anfang furchtbar heiß und ich musste dafür alte Handtücher über den Kopf ziehen. Anders als die weichen Frotteetücher, in die ich mich nach dem Baden hüllte, wurde zum Inhalieren nur Ausschussware benutzt, die bald als Putzlumpen verwendet werden würde. Es waren raue, schroffe Tücher, und wenn nach wenigen Minuten die Haare von der feuchten Kamillenluft seitlich an der Stirn klebten, scheuerte es auf der Haut. Die nassen Haare und das harte Handtuch: Ich hasste es. Alle 30 Sekunden lugte ich unter dem Tuch hervor und rief im Dampf nach meiner Mutter: „Wie lange noch?"

Wenn der Hausarzt keine Lust hatte, uns an die bewährten Hausmittel zu erinnern, oder meine Mutter aufgeregter war als sonst, verschrieb er mir Antibiotika gegen die Erkältung. Das war (und ist bis heute) ein Klassiker der ärztlichen Fehlbehandlung, denn auch damals war bekannt, dass Antibiotika nur gegen Bakterien helfen, nicht gegen Viren. Fast alle Erkältungsleiden mit Schnupfen, Husten, Heiserkeit werden aber von Viren ausgelöst. Rotz, Schnodder und rauer Hals verschwinden nicht schneller, wenn man Antibiotika einnimmt. Dann bilden sich nur schneller Resistenzen gegen die Medikamente. Das hat dazu geführt, dass etliche Antibiotika nicht mehr wirken, wenn sie gebraucht werden, weil etliche Bakterien resistent dagegen geworden sind.

Die Legende, dass Antibiotika bei viralen Infekten trotzdem sinnvoll sein können, um bakterielle Superinfektionen zu verhindern, stimmt auch nicht. Es ist schlicht unsinnig und gefährlich, bei Erkältung diese Arzneimittel zu geben, auch wenn sie ansonsten in vielen Bereichen der Medizin ihre Berechtigung haben und sinnvoll sind.

Ich bekam also dicke, rot-blau lackierte Tabletten, die ich „einnehmen" sollte. Das bedeutete: schlucken. Sie glänzten angriffslustig in ihrer Lackhülle und ihr Aussehen erinnerte mich an bunte U-Boote, die bedrohlich aufgereiht neben meinem Teller lagen, weil ich sie zum Essen nehmen sollte. „Mit viel Flüssigkeit zu den Mahlzeiten", wie es bis heute gerne in den Beipackzetteln heißt.

Antibiotika gegen grippalen Infekt – wie lange noch?

Es ist der Klassiker in der Oberstufe und im Medizinstudium. Wer es dann noch nicht kapiert hat, bekommt es in der Ärztefortbildung zu hören: Antibiotika helfen nur gegen Bakterien, nicht gegen Viren. Da fast alle banalen Atemwegsinfekte von Viren ausgelöst werden, bringt es nichts, Patienten mit Bronchitis oder Erkältung Antibiotika zu geben. Im Gegenteil: Neben akuten Nebenwirkungen wie Übelkeit, Durchfall und Unverträglichkeit drohen Resistenzen. Zudem ist die Umweltbelastung erheblich, da einige der Mittel nur langsam abgebaut werden.

Harvard-Mediziner haben untersucht, wie oft in den USA Antibiotika gegen Halsschmerzen und akute Bronchitis verordnet werden. Sie kommen zu dem ernüchternden Ergebnis, dass von 1996 bis 2010 gleichbleibend oft Antibiotika verschrieben wurden, Tendenz steigend[1]. „Obwohl es klare Beweise dafür gibt, dass sie unwirksam sind, obwohl die Richtlinien davon abraten und obwohl wir seit zwei Jahrzehnten unsere Fortbildung darauf ausrichten, dass die Antibiotika-Verordnung bei akuter Bronchitis null sein sollte, betrug die Häufigkeit in den vergangenen 15 Jahren ungefähr 70 Prozent und stieg in dieser Zeit sogar an", sagt Michael Barnett, der an der Studie beteiligt war.

In Deutschland ist die Situation ähnlich – außer dass die Datenbasis nicht so gründlich aufgearbeitet wird wie in den USA. Ärzte hierzulande geben in 50 bis 75 Prozent der Fälle Antibiotika gegen banale Erkältungsleiden, obwohl damit Patienten nicht geholfen, sondern geschadet wird. Argumente dagegen kann man überall finden: Die Initiative „Choosing Wisely", die gegen überflüssige Medizin zu Felde zieht, erklärt, warum Antibiotika gegen akute Bronchitis nichts ausrichten (choosingwisely.org). Und in den Leitlinien der Deutschen Gesellschaft für Allgemeinmedizin wird dargelegt, dass bei Bronchitis und bis zu acht Wochen dauerndem Husten die Medikamente zu meiden sind. Erst bei einer Lungenentzündung sind Antibiotika wichtig und hilfreich. Nein, auch eine Superinfektion in Folge der Bronchitis wird durch Antibiotika nicht gelindert.

Weil die Warnungen seit Jahrzehnten wiederholt werden, ist sogar den nüchternen Leitlinien Unverständnis anzumerken, warum sich am Verschreibungsverhalten nichts ändert. Der „Arzneiverordnungsreport" vermerkt regelmäßig, dass im Vergleich zum Vorjahr mehr Antibiotika verordnet wurden und im ambulanten Bereich Atemwegsinfektionen Hauptgrund für eine Verschreibung bleiben. Lapidar merken die Autoren an: „Der Hinweis, dass im Unterschied zur Lungenentzündung akute obere Atemwegsinfektionen, vor allem die akute Bronchitis, in mehr als 90 Prozent der Fälle durch Viren ausgelöst werden und daher keine primäre Indikation für Antibiotika darstellen, bleibt wichtig und ist aktuell nochmals bestätigt worden."

Es war eine Qual. Ich ahnte vermutlich, dass diese Torpedos aus den Laborküchen der abendländischen Pharmazie nichts in meinem Körper zu suchen hatten. Keine Chance. Ich leerte mehrere Becher Kakao, trank literweise Sprudel und Sirup, um die Filmtabletten herunterzuwürgen. Nichts passierte, die Dinger blieben oben – oder auf dem Grund der Tasse, wo sie rot-blau schimmernd ein Farbarrangement mit den feuchten braun-schwarzen Kakaoklumpen bildeten, die immer zurückbleiben, wenn Kinder Kakao in der Tasse anrühren.

Nach etlichen vergeblichen Versuchen war der Lack ab, die Tabletten wurden grau. Sie erinnerten mich mit ihrer derangierten Hülle vorwurfsvoll daran, dass sie immer noch nicht den Weg in meinen Verdauungstrakt gefunden hatten.

Meine Mutter versuchte, die widerspenstigen Teile in Kartoffelbrei, Erdbeeren oder anderes Essen einzuschmuggeln. Früchte, Gemüse oder das Innere von Brötchen lutschte ich ab, in denen meine Mutter die Tablette versteckt hatte. Doch die Pille selbst blieb wie ein bewachter Gefangener in meiner Mundhöhle liegen, bis ich sie irgendwann ausspuckte. Ich wollte und konnte die Tabletten nicht schlucken.

Meine Mutter buchstabierte sich durch den Beipackzettel, wo mit bedrohlichem Unterton befohlen wurde, dass die Pillen „unzerkaut" zu sich genommen werden mussten. Über Stunden zog sich diese Prozedur hin, doch ich schaffte es einfach nicht und entwickelte eine

Vielfalt an Würgereizen, Globusgefühlen und beängstigenden Halszuschnür-Attacken, um den Medikamenten den Zugang zu meinem Innersten zu verwehren. Vielleicht habe ich damals intuitiv eine Skepsis gegenüber den Segnungen der Pharmaindustrie entwickelt.

Als wir das nächste Mal beim Arzt waren, weil ich zum wiederholten Male erkältet war und meine Mutter dringend eine dauerhafte Lösung für meinen empfindlichen Hals wollte, fragte der Doktor scheinbar nebenbei: „Kann er denn gut schlucken?" Meine Mutter schüttelte vehement den Kopf. Sie hatte das Drama in endlosen Akten vor Augen, wenn ich zu Hause Kapseln, Pillen oder Tabletten einnehmen sollte.

Ich fühlte mich übergangen, bekam es aber auch nicht hin, gleich und erfolgreich zu protestieren. Eigentlich hatte ich sagen wollen, dass meine Schluckbeschwerden nur für Tabletten gelten würden und ich sonst sehr gut beachtliche Bissen zu mir nehmen konnte und in großen Schlucken trinken. Aber es war zu spät. Mit der lebhaften Schilderung meiner Mutter war die Diagnose für den Arzt klar. Keine Chance: „Dann müssen dem Jungen die Mandeln rausgenommen werden."

Schon bald darauf wurde ich ins Städtische Krankenhaus gebracht und teilte mir ein Sechsbettzimmer mit anderen Kindern, von denen ein gleichaltriges Mädchen nicht schlafen konnte und sich nicht trösten ließ. Die ganze Zeit weinte es und stieß mit einer Schaukelbewegung im Vierfüßlerstand den Kopf vor und zurück auf das Kissen. Die Besuchszeit war streng geregelt und betrug auch für uns Kinder im Vorschulalter eine Stunde zwischen 15 und 16 Uhr, was aus heutiger Sicht ein Wahnsinn ist, aber das ist eine andere Geschichte.

Wir wurden damit getröstet, dass es nach der Operation regelmäßig Eis geben würde, doch das Mädchen weinte und schaukelte weiter. So bekam ich früh eine Ahnung davon, wie sich Hospitalismus äußern kann – auch jenseits von Kinderheimen in rumänischen Diktaturen. Und ich verlor im zarten Alter von fünf Jahren meine Mandeln, was aus medizinischer Sicht vermutlich völlig unnötig war.

DER RASCHE GRIFF ZUM SKALPELL

Es ist nicht leicht, gesundheitlich unversehrt erwachsen zu werden, wie das Beispiel meiner frühzeitigen Operation an den Mandeln zeigt. Auf dem Weg dahin drohen schließlich nicht nur Unfälle und diverse Krankheiten, sondern man kann als Kind auch ruckzuck seine Mandeln verlieren, sobald man über Halsschmerzen klagt und besorgte Eltern, hyperaktive Ärzte oder beides hat. Kann schließlich nicht schaden, wenn sie weg sind, so die verbreitete Meinung. Man braucht sie nicht unbedingt und sie machen nur Ärger, so die zumeist negative Einschätzung zu den Ausstülpungen im Mund- und Rachenraum. Inzwischen ist bekannt, dass die mit Immunzellen angereicherten Organe einen ersten Abwehrring am Eingang des Rachens bilden, bevor Luft oder Nahrungsmittel weiter in das Körperinnere gelangen.

Lange Zeit wurden Mandeln schnell entfernt, doch mittlerweile sind die Nachteile des Eingriffs gut belegt. Trotzdem wird die Operation deutschlandweit immer noch unterschiedlich häufig ausgeführt. Medizinische Gründe kann es dafür kaum geben.

Analysiert wurden die gesundheitlichen Langzeitfolgen einer Tonsillektomie, wie die operative Entfernung der Gaumenmandeln im Fachjargon heißt, bisher eher selten. 2018 zeigte eine große Untersuchung, dass sich der mancherorts zur Gewohnheit gewordene Eingriff sehr wohl negativ auf das Befinden auswirken kann[2]. Die Wahrscheinlichkeit für Erkrankungen der Atemwege, Infektionen und allergisches Asthma steigt an, wenn die Mandeln entfernt worden sind. Ärzte der Universitäten Kopenhagen, Melbourne und Yale hatten Daten von mehr als 1,1 Millionen Kindern ausgewertet, die zwischen 1979 und 1999 in Dänemark geboren wurden. Fast 12.000

davon wurden die Gaumenmandeln entfernt, mehr als 31.000 Kinder verloren sowohl Gaumen- als auch Rachenmandeln („Polypen"), 17.000 nur die Rachenmandeln.

Über mindestens zehn und bis zu 30 Jahre wurde weiterverfolgt, welche Krankheiten anschließend auftraten und ob ärztliche Behandlung nötig war, was aufgrund landesweiter Registerdaten in Dänemark und anderen skandinavischen Ländern einfacher möglich ist als anderswo. „Wer die Gaumenmandeln entfernt bekommen hat, leidet später öfter an Atemwegsinfektionen als Gleichaltrige ohne den Eingriff", sagt Jacobus Boomsma, der an der Studie beteiligt war. „Auf fünf Operationen kommt eine zusätzliche Erkrankung." Die Frage, wie viele Eingriffe nötig sind, damit Patienten einen Nutzen haben oder bis Schaden eintritt, wird in der Medizinstatistik als „Number needed to treat" bezeichnet. Ein Wert von fünf zu eins als „Number needed to harm" gilt als vergleichsweise hoch.

Natürlich kann es Gründe geben, Mandeln oder Polypen zu entfernen, etwa wenn Schluckbeschwerden und eitrige Entzündungen immer wieder auftreten. Der Eingriff wurde und wird aber oft vorschnell und insgesamt zu oft ausgeführt. „Unsere Beobachtungen legen nahe, dass die Operation mit erhöhten Langzeitrisiken einhergeht", sagt Sean Byars, Hauptautor der dänischen Untersuchung. „Das spricht dafür, den Eingriff – wenn möglich – hinauszuzögern, weil sich dann das Immunsystem noch weiterentwickeln kann und die Wahrscheinlichkeit für Erkrankungen im späteren Leben verringert wird." Rachen- wie Gaumenmandeln bestehen zu großen Teilen aus lymphatisch hochaktivem Gewebe. Wissenschaftler erkennen zunehmend, welch wichtige Rolle diese Strukturen im Aufbau des Abwehr- und Immunsystems spielen.

„Beim Thema Mandeloperation ist viel Irrationalität im Spiel", sagt Reinhard Berner, Direktor der Unikinderklinik in Dresden. „In manchen Regionen in Deutschland gibt es komplett tonsillenfreie Schulen, kein Kind hat mehr seine Mandeln." Infektionsexperte Berner hat zusammen mit HNO-Ärzten und anderen Experten eine ärztliche Leitlinie zu Mandelentzündungen erstellt. Die kritische Bestandsaufnahme wurde keineswegs von allen HNO-Ärzten begeistert aufgenommen. Allerdings haben sich einige Kinderärzte um Berner dazu veranlasst gefühlt, nachdem der Gesundheitsmonitor der Bertelsmann-Stiftung im Jahr 2014 groteske Unterschiede in der Häufigkeit der Mandeloperationen offengelegt hatte, die sich seitdem immer wieder bestätigt haben.

In manchen Landkreisen Deutschlands wie Delmenhorst, anderen Gebieten in Niedersachsen, aber auch in Hessen, im Harz, in der Eifel und im Bayerischen Wald lag der Anteil der Kinder, die unters Messer kamen, mehr als zehnmal so hoch wie anderswo. Hielt sich die Verbreitung von Halsentzündungen an Kreisgrenzen? Fehlanreize, ökonomische Motive in kleinen Kliniken, in denen die Mandeloperation oft der häufigste Eingriff überhaupt war, und überkommene ärztliche Rituale bieten eine plausiblere Erklärung.

„Das war schon extrem auffällig“, erinnert sich Hartwig Bauer, ehemals Chefarzt in Altötting und einige Jahre Präsident der Deutschen Gesellschaft für Chirurgie. „Wir haben gelästert, dass es wohl an der rauen Seeluft liegen muss, wenn rund um Bremen zigmal so oft operiert wurde wie beispielsweise hier im Chiemgau.“ Bauer hat sich zwar selbst mit Anfang 20 die Mandeln herausnehmen lassen und davon seiner Ansicht nach ebenso profitiert wie seine Tochter, die sich auch operieren ließ. Im Rückblick auf seine jahrzehntelange Erfahrung in der Chirurgie sagt er aber auch: „Früher hat man nicht lange gefackelt, da wurde die Indikation viel zu breit gestellt und schnell operiert.“

Manchmal wurde der Eingriff lediglich in Lokalanästhesie vorgenommen, „das konnte furchtbar werden, regelrecht barbarisch“, so Bauer, der sich erinnert, wie das gut durchblutete Gewebe im Rachenraum manchmal in Mitleidenschaft gezogen wurde. Lief es gut und ohne Komplikationen, erinnern sich die Kinder vor allem daran, dass sie – auf medizinische Empfehlung – anschließend viel Eis essen sollten.

Mandeln raus oder nicht?

Heute gilt, dass es für die Entfernung der Rachenmandeln entscheidend ist, wie sehr die Mundatmung beeinträchtigt ist, ob es gar zu Atemaussetzern im Schlaf kommt oder ständig Mittelohrentzündungen drohen. Eine Operation der Gaumenmandeln sollte hingegen erst in Frage kommen, wenn mehr als sechsmal im Jahr Halsentzündungen auftreten, die von Bakterien wie Streptokokken ausgelöst werden und tatsächlich mit Antibiotika behandelt werden müssen.

Aber auch das ist nicht bei jedem Streptokokkenbefund nötig. Dass es sich um die kettenförmig angeordneten Bakterien handelt, dafür sprechen eitrige Belege, Fieber und ausbleibender Husten. „Hier hat ein Umdenken stattgefunden", sagt Reinhard Berner, Chef der Unikinderklinik Dresden. „Zwar muss im Einzelfall geprüft werden, was medizinisch angezeigt ist, aber insgesamt kann man mit dem Thema Halsschmerzen heutzutage viel entspannter umgehen. Häufig sind die Sorgen der Eltern unbegründet und die meisten Kinder brauchen keine Behandlung." Also weder Antibiotika – und erst recht keine Operation.

Lange Zeit galt das Dogma, dass Streptokokken schnell mithilfe von Penicillin und Co. medizinisch unschädlich gemacht werden müssen, weil sonst gefährliche Entzündungen der Herzinnenhaut und der Herzklappen drohen, die angegriffen werden und ihre Funktion aufgeben. Auf Darstellungen in medizinischen Lehrbüchern sind die Klappen regelrecht zerfranst, so als ob Mäuse davon abgebissen hätten.

Wer will sich schon ein Herzleiden im Erwachsenenalter einhandeln, nur weil in der Kindheit die Halsschmerzen nicht richtig auskuriert wurden? „Inzwischen wissen wir: Nicht alle Halsschmerzen beruhen auf Entzündungen, nicht alle Entzündungen werden von Streptokokken verursacht und nicht alle Herzklappenfehler gehen auf eine Infektion mit Streptokokken zurück", sagt Kinderarzt Berner.

Der Mythos vom Penicillin (und anderen Antibiotika) als unverzichtbarer Waffe gegen Herzentzündungen ist durch Fallberichte aus den 1950er-Jahren begründet worden, als in einer Kaserne in den USA etliche Soldaten daran erkrankten und schon bald Herzklappenfehler drohten. „In Deutschland wurde das Phänomen aber viel seltener beobachtet und die Beweislage, dass diese Komplikation mit Penicillin verhindert werden kann, ist dünn“, sagt Berner. Deshalb hat der Kinderarzt für besorgte Eltern eine entlastende Empfehlung: „Zwar können Kinder wieder etwas früher in den Kindergarten oder in die Schule, wenn ein nachgewiesener Streptokokkeninfekt mit Antibiotika behandelt wird, aber man verpasst nichts, wenn ein Kind mit Halsschmerzen keine Antibiotika bekommt.“

Einen anderen Rat bietet hingegen Richard Rosenfeld, erfahrener HNO-Arzt im New Yorker Stadtteil Brooklyn. Früher, als zum Übergang vom Kind zum Erwachsenen offenbar die rituelle Entfernung der Mandeln gehörte, hätten sich mit der Devise, „junge Ärzte meiden“ und auf die Erfahrung Älterer zu vertrauen, meist ärgste Komplikationen bei der Operation verhindern lassen. Heute ist es vielleicht umgekehrt und deshalb ratsamer, sich auf jüngere Doktoren zu verlassen, so Rosenfeld – zumindest aber auf jene, die den aktuellen Forschungsstand kennen und eine Mandeloperation nur zurückhaltend empfehlen. Jedenfalls nicht gleich dann, wenn ein Kind ab und zu über Halsschmerzen klagt und nicht gut schlucken kann – oder will.

GESUNDHEIT HÄNGT VOM WOHNORT AB

John Wennberg kam beim Abendessen mit der Familie eine Idee. Er wunderte sich über die Unterschiede in der medizinischen Behandlung. Warum wurden so vielen Kindern in seinem Freundes- und Bekanntenkreis die Mandeln entfernt, während in der Schule seiner Tochter kaum ein Kind deswegen unters Messer kam? Wennberg ging dem Phänomen nach, das er sich medizinisch nicht erklären konnte. Das Ergebnis war verblüffend, denn der einzige Unterschied, den der Arzt entdecken konnte, war der Wohnort. Während im Schulbezirk seiner Tochter gerade mal 20 Prozent der Kinder bis zum 15. Lebensjahr die Gaumenmandeln entfernt bekamen, wurden im benachbarten Bezirk fast 70 Prozent der Kinder operiert, also mehr als dreimal so viele.

Der Epidemiologe konnte es zunächst nicht glauben, dass die Operationshäufigkeit rund um seinen Wohnort in Neuengland so stark voneinander abwich, abhängig vom jeweiligen Bezirk. Deshalb erhob er systematisch Daten – und kam zu erstaunlichen Unterschieden: In Wennbergs Heimat, dem US-Bundesstaat Vermont, hatten in manchen Regionen 13 von 10.000 Einwohnern keine Mandeln mehr. Jenseits der Ortsgrenze, im anderen Bezirk mit einer vergleichbaren Bevölkerungsstruktur, waren hingegen 151 von 10.000 Menschen die Tonsillen entfernt worden, also fast zwölfmal so vielen. 1973 veröffentlichte der Mediziner seine Daten im angesehenen Fachblatt „Science"[3].

Die Erkenntnisse sind fast 50 Jahre alt, doch leider immer noch kein Fall für die Medizingeschichte. Solche grotesk anmutenden Unterschiede in der Häufigkeit von Operationen und anderen Behandlungen gehören keineswegs der Vergangenheit an. Und es gibt sie auch in Deutschland, wie diverse Auswertungen des Bertelsmann-Monitors und andere Erhebungen zeigen. Medizinisch kann nicht erklärt werden, warum in Bad Kreuznach 107 von 10.000 Kindern die Mandeln entfernt werden, in Coburg und im Unterallgäu hingegen nur 15 von 10.000 Kindern.

Diese Zahlen stammen nicht aus den 1970er-Jahren, sondern aus dem Jahr 2015 und beziehen sich auf die Landkreise und den Wohnort der Patienten, nicht auf den Standort des Krankenhauses. Das hätte Unterschiede in der Häufigkeit erklären können, weil möglicherweise in dem einen Krankenhaus traditionell mehr operiert wird. Engagierte Ärzte, die einer solchen Übertherapie und Überdiagnostik den Kampf angesagt haben, betonen immer wieder, dass sie die riskante Überversorgung nicht länger hinnehmen wollen. Aber hat sich in der Medizin tatsächlich so viel verändert, seit John

Wennberg die Häufung von Mandeloperationen bei Schülern in seinem Umfeld seltsam vorkam?

„Zu selten gibt es in unseren Leitlinien Hinweise, welche Untersuchungs- oder Behandlungsmethoden Ärzte unterlassen sollten", beklagt Gerd Hasenfuß, lange Jahre Vorsitzender der „Deutschen Gesellschaft für Innere Medizin". Weil vonseiten der Ärzteverbände zu selten betont wird, was schädlich und überflüssig für Patienten ist, drohen unnötige Therapien. Besonders die jungen und unerfahrenen Ärzte würden laut Hasenfuß dazu neigen – allerdings nicht aus Bösartigkeit, sondern aus Unwissen und um ja nichts zu versäumen: „Wie wir alle wollen auch sie Patienten helfen und führen bestimmte Untersuchungen sicherheitshalber durch, oft in Unkenntnis, dass die Maßnahme keinen Vorteil oder sogar einen Nachteil für den Patienten bedeutet."

Es sind jedoch keineswegs ausschließlich junge Ärzte, die ein Zuviel an Medizin herbeiführen. Finanzielle Anreize und eingeschliffene Rituale mögen auch bei erfahrenen Ärzten eine Rolle spielen, wie etliche Beispiele aus Deutschland und anderen Ländern zeigen. Ältere Ärzte überschätzen manchmal zu sehr das, was sie schon immer gemacht haben, und zeigen sich wenig offen für Kritik und neue Erkenntnisse, die ihr bisheriges Vorgehen infrage stellen.

John Wennberg hat in den 1970er-Jahren übrigens erfolgreich zu Verbesserungen für Kinder und Jugendliche mit Halsentzündungen beigetragen, nachdem er seine Erkenntnisse publik gemacht hatte. Er überzeugte lokale Behörden und Ärztekammern davon, dass sich die Unterschiede in der Versorgung kaum vernünftig erklären ließen und die vielen Mandeloperationen medizinisch nicht sinnvoll sein konnten. Die Ärzte stellten ihr Verhalten um und innerhalb weniger Jahre sank die Häufigkeit der Tonsillektomien drastisch; zumindest in diesem Teil der Neuenglandstaaten.

ICH
HAB
RÜCKEN

Als ich 13 Jahre alt war, tat mir irgendwann der Rücken weh. Ich merkte es zunächst nur, wenn ich Fußball spielte, also sehr häufig. Sobald ich kräftig gegen den Ball trat, fuhr es mir breitflächig rechts ins Kreuz. Übergang Lendenwirbelsäule zum Pomuskel. Ich war rechtsfüßig und dachte zunächst an eine Zerrung, auch wenn ich so etwas in meinen Fußballjahren bisher nie erlebt hatte.

Vielleicht dachte ich auch gar nichts und habe mir das im Nachhinein zurechtgelegt. Ob Kinder in diesem Alter unterscheiden können, ob es im Gelenk, den Knochen oder den Muskeln wehtut, weiß ich nicht. Auf jeden Fall wollte der dumpfe Druck zwischen dem Beckenkamm und den unteren Rippen nicht verschwinden. Nicht nach ein paar Tagen und auch nicht nach ein paar Wochen.

Der Hausarzt, den wir aufsuchten, drückte auf meinem Rücken herum, ließ mich die Beine wie ein Hampelmann bewegen und verordnete ABC-Pflaster. Diese fast handtuchgroßen Lappen, die auf die Haut geklebt werden, lehnte ich wegen des albernen Namens anfangs ab. Allerdings wärmte das Pflaster erstaunlich intensiv, so als ob eine Wärmflasche unter der Haut eingenäht worden war.

Unangenehm war allerdings, wenn man das Teil wechseln musste, weil selbst nach hartnäckigem Rubbeln in der Badewanne noch graue Reste blieben, die wie dreckige Popel aussahen und sich nur mühsam abpulen ließen. Das Pflaster war jedoch nicht so schlimm wie die kratzenden Angora-Unterhemden, die meine Mutter damals in großer Stückzahl kaufte, damit ich „den Rücken warm halten" konnte.

Nach Wochen, in denen ich mir mit Pflaster vorkam wie ein Rentner mit Heizdecke, hatte sich meine Körpertemperatur zwar erheblich aufgeheizt, der Schmerz im Kreuz verschwand aber trotzdem nicht. Es fühlte sich nur kuscheliger an, wenn mir der Rücken wehtat.

Meine Mutter ging mit mir zum Orthopäden, ich war das erste Mal beim Facharzt. Von ihm habe ich vor allem in Erinnerung, dass er dick war und in seinem Wartezimmer ein riesiges Aquarium mit dicken Fischen stand. In seinem Sprechzimmer gab es ein Skelett, von dem ich nicht wusste, ob es einen ehemaligen Patienten darstellte oder zur Abschreckung dienen sollte. Dass der Doktor an diesem Knochenmodell das Zusammenspiel der Knochen und Gelenke erklären wollte, wenn er seinen massigen Körper aus dem Schreibtischstuhl hochwuchtete, kam mir nicht in den Sinn.

Mir war in der Orthopädenpraxis anfangs mulmig zumute, da ich nicht einschätzen konnte, wie der Arzt reagieren würde. Der Sohn des Orthopäden war nämlich kürzlich in unsere Klasse gekommen und ich hatte mich nicht freundlich verhalten. Eigentlich erwartete ich, dass sein Vater ihn rächen würde. Der Klassenkollege hatte offenbar dichtgehalten, der Arzt war nett. Ich musste mich bis auf die Unterhose ausziehen, nach vorne beugen und zur Seite bewegen. Der Doktor drückte noch ausführlicher als der Hausarzt auf meiner Wirbelsäule herum. Fühlte sich komisch an, aber offenbar konnte auch der Orthopäde tastend keine Auffälligkeit feststellen. Er schickte mich in den Keller unter seiner Praxis zum Röntgen.

Der Metallring des Bleischurzes auf meinem Bauch, der meine noch nicht erwachten Keimdrüsen vor Unheil schützen sollte, fühlte sich kalt an. „Um Strahlen abzufangen", erklärte die Assistentin. Außerdem war es dunkel in der Praxis, es roch komisch und wenn man barfuß in Unterwäsche mit vorsichtigen Bewegungen zum Röntgenschirm stakste, schien der Linoleum-Boden bei jedem Schritt unter den Füßen zu kleben. Musste ich für die Aufnahme ein paar Sekunden stillhalten („Und – Luft anhalten – und weiteratmen"), klebten die Füße besonders stark.

Die Röntgenaufnahmen aus dem Keller waren wenig erhellend für den Orthopäden. Vielleicht war es zu dunkel dort. Der Arzt war jedenfalls ungehalten, als er sie ansah. Er konnte nichts Krankhaftes erkennen, was eigentlich ein gutes Zeichen ist, doch er wollte sich nicht damit abfinden. Also schickte er mich erneut zum Röntgen – diesmal in eine andere Praxis.

Als ich die dort angefertigten Bilder zum nächsten Termin mitbrachte, war er immer noch nicht zufrieden. Für meine Rückenschmerzen brauchte es anscheinend eine besondere Aufnahmetechnik. Nur mithilfe einer Darstellung im 45-Grad-Winkel war zu erkennen, was meinem Rücken fehlte, erklärte der Doktor. Kurze Nachfrage heute: Hatte er nicht vorher gewusst, zu was das Röntgengerät in seinem Keller in der Lage war und in welchem Winkel mein Rücken fotogen aussah? Und wenn er sowieso wusste, was er auf dem Bild erwartete, musste er es überhaupt veranlassen? Wieso brauchte er dann überhaupt eine Röntgenaufnahme?

Nachdem ich erneut geröntgt und meine Fruchtbarkeit wieder in gefährliche Nähe südniedersächsischer Strahlenquellen gebracht worden war, hatte der Orthopäde endlich den Durchblick. Er sah eine Spondylolyse, so der Fachbegriff, also eine Spaltbildung im Wirbelbogen, die ihm Sorgen bereitete. Ich verstand nicht recht, was er meinte, denn die Wirbelsäule auf dem Röntgenbild bestand für mich ausschließlich aus Lücken und Spalten. Ich konnte nichts Auffälliges erkennen.

Außerdem erklärte der Arzt, dass der Abstand zwischen den Lendenwirbeln über dem Kreuzbein ungleichmäßig wäre, was zusammen mit der Schwachstelle im Wirbelbogen meine Beschwerden erklären würde. Deshalb bekam ich ein halbes Jahr Krankengymnastik verschrieben, wofür ich auf gebrauchten Gummimatten auf dem Bauch liegend mit den Beinen strampeln musste, so als ob ich Schwimmübungen machen würde. Ich habe noch den üblen Geruch in der Nase, die Mischung aus porösem Gummi und altem Schweiß, wenn ich stöhnend in Bauchlage meine Beine anhob und versuchte, das Gesicht möglichst weit über die miefige Turnmatte zu heben.

Heftiger wog für mich jedoch, dass mir der Arzt ein Attest schrieb, mit dem ich mehrere Monate vom Sportunterricht befreit wurde. Das wollte ich nun überhaupt nicht. Zudem – und das war noch schlimmer – legte er mir nahe, aus dem Fußballverein auszutreten, weil es ein unkalkulierbares Risiko für meine Rückengesundheit bedeutete, wenn ich weiter in der untersten Jugendliga gegen den Ball treten sollte.

Dieses früh erzwungene Karriereende machte mir zu schaffen, doch der Druck war zu groß. Ich gab meinen Rücktritt vom Jugendfußball bekannt, besuchte die Krankengymnastin in ihren stickigen Räumen mit den fiesen Matten – und spielte in jeder Schulpause intensiv Fußball. Anschließend trat ich in den Schwimmverein ein, kraulte zwei, drei Jahre lang wöchentlich durch Göttingens Chlorbäder, bis es mir zu öde wurde, und hatte mehrere Jahrzehnte lang nie mehr Rückenschmerzen.

Obwohl die orthopädische Betreuung in meiner Kindheit – bis auf den Anlauf für die richtigen Röntgenbilder – nach einer folgerichtigen Diagnose und Therapie klingt, klammert die Behandlung zwei Aspekte vollkommen aus. Ich war bis zum Alter von 13 Jahren schnell gewachsen und bereits 1,86 Meter groß, später sollten es knapp 1,98 Meter werden. Während dieses beschleunigten Längenwachstums kommen Muskeln, Sehnen und andere Weichteilstrukturen nicht immer mit dem Knochenwachstum mit. Der Körper gerät aus der Balance. Allein deshalb kann es in diesem Alter vermehrt zu Beschwerden kommen. Gerade Jungs klagen in der Pubertät oft darüber, dass ihnen Knie, Hüfte, Rücken oder Schultern wehtun.

Wachstumsschmerzen

Mit 13 oder 14 Jahren fängt es an. Schmerzen im Knie, im Kreuz, an Schulter oder Hüfte. Häufigste Ursache: Die Knochen wachsen schneller als der Rest. Muskeln, Sehnenansätze und Bänder brauchen länger. Natürlich können auch ernsthafte Beschwerden dahinterstecken, aber meistens ist das ungleich schnelle Wachstum der verschiedenen Körperteile der Grund. Gerade Jungs sehen in dieser Zeit oft aus wie Klappergestelle, bei denen erst alles wieder an seinen richtigen Platz finden muss. Was hilft, ist abwarten und sich Pausen gönnen – auch wenn das für ungeduldige Jugendliche eine der schwersten Übungen ist. Übermäßiges Krafttraining vermeiden, denn dadurch werden die noch im Wachstum befindlichen Strukturen überlastet und können schmerzen oder reißen. Ausgleichende Übungen zur Koordination und Stabilisierung, etwa während der Physiotherapie, helfen. Diese Übungen sind bei Sportlern nicht beliebt, doch sie verhindern zuverlässig Verlet-

zungen und Fehlbelastungen. Denn fast jede Muskelgruppe hat Gegenspieler, die gestärkt werden müssen, was im üblichen Training jedoch meistens unterbleibt.

Aber vermutlich noch wichtiger: Wenige Wochen, bevor meine Rückenbeschwerden begannen, war mein Vater gestorben. Ohne Vorwarnung, völlig überraschend, aus scheinbar voller Gesundheit. Unserer Familie wurde von einem Tag auf den anderen der Boden unter den Füßen weggezogen. Aus damaliger Sicht hatte das eine, also der Tod meines Vaters, nichts mit dem anderen, also meinem Kreuzweh, zu tun. Aus heutiger Sicht ist das anders. Aufgeklärte Ärzte und Orthopäden wissen, dass kaum ein Organsystem so eng mit der Psyche und dem seelischen Befinden verknüpft ist wie der Rücken. Bekommt die Seele einen Knacks, knirschen auch die Knochen.

LABILE SEELE, LABILES KREUZ

Der Patient war schwer enttäuscht, war er doch seit Jahrzehnten mit seinem Hausarzt eng befreundet. Und jetzt, da ihn seit Tagen heftige Schmerzen in der Lendenwirbelsäule plagten, jetzt, da er einen Arzt gebraucht hätte, der ihn von den Schmerzen befreit hätte, jetzt sagte dieser sogenannte Freund nur lapidar: „Das ist Pech. Du hast eine Entzündung am Steißbein, die dauert 4 bis 6 Wochen, machen kann man da nichts. Geht von selbst wieder weg." Schreibtischjob, jede Woche beruflich im ICE unterwegs – und dann nicht sitzen können ohne ständige Schmerzen? Da müsste doch etwas anderes möglich sein! Widerstrebend überweist der Arztfreund an den Orthopäden. Der ordnet eine Röntgenaufnahme der gesamten Wirbelsäule an und stellt eine „Verschiebung" im Brustbereich fest. Auf den Einwand, der Schmerz sitze aber tiefer, sieht er ein MRT zwingend geboten: Überweisung an den Radiologen. Der wiederum hat zwar eine halbe Seite zu berichten, inklusive „nebenbefundlich" eine mögliche Zyste an der Niere. Was es mit dem Schmerz in den

Lendenwirbeln auf sich hat, steht allerdings nicht in dem Bericht. In der Zwischenzeit hat der gepeinigte Patient alle Hinweise von Bekannten ausprobiert. Ein besonderes Kissen für den ICE, Einlagen, diverse Schmerzmittel („gehen gar nicht auf den Magen"), einen anderen Schreibtischstuhl. Am Ende kommt es wie vom Arztfreund vorhergesagt: Die Entzündung klingt ab, der Schmerz bleibt weg – nur die diversen Kissen sind noch da. Und ein teurer Stuhl muss der Geschäftsführung erklärt werden.

Rückenschmerzen sind wie Erkältungen: „Mit Behandlung 14 Tage – ohne zwei Wochen. Meistens wenigstens." Der das sagt, ist kein esoterischer Heiler, sondern Peer Eysel, lange Jahre Chefarzt der Orthopädie an der Universitätsklinik Köln. Eysel weiß, dass in seltenen Fällen auch schwere Krankheiten die Ursache für Rückenschmerzen sein können, Entzündungen oder Tumore etwa. Aber das seelische Gerüst ist viel entscheidender, als Ärzte lange wahrhaben wollten. „Psychische Faktoren sagen das Behandlungsergebnis bei Rückenschmerzen zu mehr als 80 Prozent voraus", sagt Eysel. Es ist also nicht die Statik und Mechanik des Körpers, sondern die Seele, die entscheidet, ob die Pein im Kreuz wieder verschwindet oder bleibt.

Alle Rücken-Patienten leiden, egal was die Ursache für ihre Schmerzen ist. Manche können sich kaum noch bewegen oder sie liegen jede Nacht wach, weil sie keine Position finden, in der sie schmerzfrei sind. Ihre Leidenswege verlaufen oft ähnlich: Anfangs wechseln sie die Betten und kaufen sich immer wieder neue Matratzen in der Hoffnung auf Linderung. Sie sitzen auf ergonomisch geformten Bürostühlen und melden sich in Fitnessstudios an, um ihre Problemzonen zu stabilisieren. Dabei haben sie meist nur eins im Blick: Den mit Dornfortsätzen gepflasterten Weg vom Scheitel bis zum Steiß – die Wirbelsäule, besonders den unteren Abschnitt. 90 Prozent der Bandscheibenvorfälle und 75 Prozent der Schmerzen sind im Bereich der Lende lokalisiert.

Die Patienten bilden sich die Beschwerden ja nicht ein, auch die Auswirkungen der Psyche auf den Körper sind real. Der Zustand der Seele spiegelt sich im Organismus wider und zeigt sich schnell körperlich, ob in einer veränderten Muskelspannung, nachlassenden Abwehrkräften oder der Neigung zu Infekten. „Das hat mit Einbildung nichts zu tun", sagt Marcus Schiltenwolf, auf konservative Behandlungen spezialisierter Orthopäde an der Universitätsklinik Heidelberg. Die seelische Verfassung verrät mehr über die Anfälligkeit für Rückenprobleme als das Skelett, wie etliche Studien inzwischen zeigten. Zudem begünstigen die Menschen mit vielen Verhaltensmustern die Entstehung von Rückenschmerzen.

Orthopäden der Universität Stanford haben sich gefragt, ob sie an symptomfreien Menschen erkennen können, welche von ihnen bald Rückenschmerzen entwickeln werden[4]. Fünf Jahre lang beobachteten sie Freiwillige, die anfangs keinerlei Beschwerden hatten. Dann zeigte sich der verblüffende Befund, dass sich mit dem Persönlichkeitsprofil künftige Rückenschmerzen am besten vorhersagen lassen. Wer zurückhaltend und ängstlich war und kaum Emotionen zuließ, erwies sich als besonders anfällig. Die üblichen Kriterien der Orthopäden waren hingegen kaum tauglich für eine Prognose: Weder Veränderungen im Röntgenbild noch ein verkleinerter Zwischenwirbelraum noch die Schmerzempfindlichkeit war aussagekräftig für eine spätere Pein im Kreuz.

Wenn fehlende Anerkennung zur Last im Kreuz wird

Psychische Faktoren sind für die Entstehung von Rückenschmerzen weitaus wichtiger als mechanische. Chronischer Stress, Unzufriedenheit in der Beziehung, Ärger im Job – all das kann dazu führen, dass es in der Lende schmerzt. Besonders häufig werden Rückenschmerzen durch Gratifikationskrisen im Beruf ausgelöst: Man macht und tut und legt sich für das Unternehmen krumm, aber keiner bemerkt es. Die fehlende Anerkennung schmerzt nicht nur psychisch. Wer sich dauerhaft bemüht, ohne belohnt zu werden, entwickelt besonders oft Schmerzen im Rücken. Dabei muss Anerkennung gar nicht materieller Natur sein, also eine Gehaltserhöhung. Anerkennende Worte, Anteilnahme und das Gefühl, ein wichtiger Bestandteil des Teams zu sein, sind hilfreicher als manche Schmerztablette.

Vor 20 oder 30 Jahren hätte diese Einschätzung zur Bedeutung der Psyche den meisten Orthopäden wohl nur ein müdes Kopfschütteln entlockt. Die Erklärungen über Ursachen und Beschwerden waren hauptsächlich mechanischer Natur: verkleinerte Gelenkräume, gekrümmte Achsen, Fehlbelastung, zu hohe Anspannung. Ist doch klar, 24 Wirbel, Kreuzbein, Bänder, Sehnen und Muskeln, die das Rückgrat zusammenhalten. Gerät die Balance durcheinander, meldet der Körper Alarm.

Der Unterschied zwischen Befinden und Befund

Rückenschmerzen sind das Volksleiden Nummer eins. Keine anderen Beschwerden verursachen so viele Arbeitsausfälle und Frühberentungen. Eine riesige Branche lebt von Rücken-Patienten: Hersteller von Schmerzmitteln, Bandagen, Stützverbänden ebenso wie Möbelproduzenten, Fitnessstudios und Rückenschulen. In kaum einem Bereich der Medizin sind Befund und Befinden so unterschiedlich: In den Bildern von Röntgen, CT und Kernspin zeigen sich zwar starke „degenerative Veränderungen" – aber dieser Verschleiß ist von einem gewissen Alter an normal und sagt kaum etwas darüber aus, ob jemand Beschwerden hat.

Etliche Studien haben belegt, wie wenig der medizinische Befund das Befinden der Patienten widerspiegelt. Einmal bekamen Radiologen und Orthopäden in der Schweiz Hunderte Röntgenbilder und CT-Aufnahmen zu sehen. In mehr als einem Drittel der Fälle erkannten die Mediziner krankhafte Prozesse, die eine Operation dringend erforderlich erscheinen ließen. Was die Knochenexperten nicht wussten: Ihnen wurden Aufnahmen von gesunden Studenten gezeigt, von denen keiner über Rückenschmerzen geklagt hatte. Radiologen finden bei mehr als einem Drittel der Erwachsenen Veränderungen der Wirbelsäule, die auf den ersten Blick krankhaft zu sein scheinen, aber eigentlich keine Therapie erfordern.

Nahezu die Hälfte aller 50-Jährigen hat sogar einen Bandscheibenvorfall, aber keinerlei Beschwerden, wie Analysen von Röntgen- und CT-Bildern ergeben haben. Rückenschmerzen sind zu 90 Prozent „unspezifisch", was so diffus ist, wie es klingt – es lässt sich schlicht keine Ursache dafür finden. Dabei sind Rückenschmerzen mit etwa 40 Prozent die häufigste Diagnose beim Orthopäden. Die Patienten sehnen sich nach einer Erklärung, wollen wissen, warum es sie so sehr im Kreuz plagt. Der Arzt weiß es auch nicht – und ordnet Untersuchungen an: Kernspin, CT, Kontrastmittel. Und der Patient legt sich seine eigene Theorie zurecht: zu viel Arbeit, zu viel Sitzen, manchmal auch eine zu große Last zu schultern.

Dann verstärken Physiotherapie, Schonung, Rücksichtnahme und Krankschreibung die Überzeugung, krank zu sein. „Sekundären Krankheitsgewinn" nennen Ärzte das Phänomen, wenn die Zuwendung nach einer Diagnose den Patienten nutzt. Dabei wäre es von entscheidendem Nutzen für die Patienten, „wenn man ihnen sagt, dass ihre Beschwerden zu 99,9 Prozent harmlos sind und meistens von allein wieder verschwinden", sagt Orthopäde Eysel.

Doch statt in ihr Inneres zu horchen, kämpfen viele Leidende nur mechanistisch gegen ihre Beschwerden an. Sie machen Kraftübungen und versuchen, muskuläre Schwachstellen und andere Problemzonen auszugleichen. Bewegung und Training tun den meisten Menschen zweifellos gut. Doch wenn die Seele schwächelt, hilft eine Stärkung der Lendenmuskeln auch nicht weiter.

Die Schmerzkarriere von Patienten mit Leiden an der Lendenwirbelsäule hängt stark von psychischen Faktoren ab. Patienten, denen es chronisch schlecht geht, haben oft noch weitere psychosomatische Beschwerden. Sie suchen mehr Ärzte auf als der gleichalte Durchschnitt und leiden öfter an Ängsten oder Depressionen. „Schmerz entsteht nicht dort, wo er wahrgenommen wird", sagt der Schmerzexperte Ulrich Egle. Weil der seelische Zustand die Knochengesundheit so stark beeinflusst, ist der Erfolg von Operationen bei Rückenschmerzen ziemlich bescheiden. Bis zu 20 Prozent der Bandscheibenoperationen enden für die Patienten mit unbefriedigenden Ergebnissen; sie haben auch weiterhin Beschwerden. Die schlechte Quote hat einen ganz einfachen Grund: Wenn der Schmerz seine tiefere Ursache in Stress und psychischem Leid hat, hilft eben auch kein Skalpell.

Das Verhalten bei Rückenschmerzen ist ebenfalls wichtig dafür, wie sich die Beschwerden entwickeln – ob sie bald wieder verschwinden oder chronisch werden. Wer unzufrieden ist, oft hadert und immer das Gefühl hat, im Wartesaal des Lebens zu versauern, dessen Wahrscheinlichkeit für Rückenschmerzen steigt um das Siebenfache. Wer im Job darunter leidet, nicht genügend Anerkennung zu bekommen, ist zusätzlich gefährdet. Werden die Schmerzen chronisch, verstärkt sich das Gefühl, sich in einer ausweglosen Situation zu befinden.

Schmerzgeplagte sollten es unbedingt vermeiden, zu „katastrophisieren". Darunter verstehen Ärzte das Vermeidungsverhalten von Kranken, die ängstlich-passiv sind und hoffen, durch „Schonung" und Zurückhaltung dem Schmerz zu entkommen. Sie rechnen geradezu damit, dass ihnen weitere Aktivität schadet – und machen es damit nur umso schlimmer. Oft lehnen solche Patienten auch ihren eigenen Körper ab, weil sie ihn mit Schmerz in Verbindung bringen. „Rückenschmerzen überdecken oft Wut, Aggression oder Trauer", sagt Carl Scheidt, Professor für Psychosomatik an der Universitätsklinik Freiburg. „Wenn Patienten solche verborgenen Gefühle zulassen, geht es ihnen oft besser." Hilfreich ist es, aktiv zu sein und alle Bewegungen auszuprobieren, solange sie nicht schmerzhaft sind – und darauf zu vertrauen, dass es bald zur Besserung kommt.

Was die Rückenschmerzen fördert

Psychosomatisch geschulte Ärzte kennen diverse Faktoren, die Rückenschmerzen begünstigen: a) Das Lernen von Vorbildern. Wie haben sich Eltern und Geschwister bei Schmerz und Krankheit verhalten? Haben schon kleine Wehwehchen massive Ängste in der Familie ausgelöst? Hat sich die Mutter mit Kopfschmerzen immer sofort aufs Sofa gelegt, wird dieses Verhalten oft nachgeahmt. b) Der „emotionale Kontext". Wer beispielsweise in einer Familie aufgewachsen ist, die kaum Gefühle gezeigt und zugelassen hat oder schmerzhafte Trennungen erlebt hat, neigt dazu, auf spätere Belastungen selbst mit Beschwerden zu reagieren. c) Körperliche Bahnung. Schmerzen hinterlassen Spuren. Die Nervenfasern zur Weiterleitung von Schmerzen bekommen Übung und reagieren schneller, der

Schmerz wird gleichsam „gebahnt". Das Umfeld prägt sich mit ein. Entsteht Schmerz zumeist unter psychischer Belastung, wird auch dieses Muster erlernt. Die Regionen, in denen Schmerzen und Gefühle im Gehirn verarbeitet werden, sind benachbart. So entsteht eine Art negatives Netzwerk im Gehirn: Schmerz ist für den Körper Stress und bedeutet schlechte Laune. Ein Teufelskreis, denn Angst vor Schmerz verstärkt den Stress und dieser wiederum den Schmerz. Irgendwann ist das Muster so eingeübt und Stress kann Schmerz auslösen.

Leider ist der Körper auch gut darin, sich negative Muster zu merken. Im limbischen System werden Schmerzreize mit Gefühlswahrnehmungen verknüpft. Dort entscheidet sich, in welcher Intensität der Schmerz aus der Peripherie überhaupt in das Bewusstsein gelangt und wie stark es wehtut. Dort wird ausgesiebt, welche Impulse überhaupt im Gehirn ankommen. Gesunde verfügen über etliche Barrieren, die den Schmerz auf seinem Weg zum Gehirn stoppen. Er kommt einfach nicht rein.

Ähnlich wie ein Türsteher Menschen daran hindert, in den Club zu gelangen, gibt es hemmende Nerven, die nur dazu da sind, eingehende Schmerzreize abzuwehren. Sie unterdrücken die Schmerzweiterleitung auf der Ebene des Rückenmarks. Als „Gate-Control-Theorie" wird dieses nützliche Phänomen bezeichnet. Negative Gefühle, chronische Belastungen und Schmerzerfahrungen machen jedoch die neuronalen Türsteher mürbe, bis deren hemmender Einfluss auf die Schmerzweiterleitung entfällt. Der Kontrollposten wird durchlässig.

Es erfordert ein Umdenken, aber die Entstehung von Schmerzen, besonders von Rückenschmerzen, verläuft nicht in einer Einbahnstraße von den peripheren Nerven zum Gehirn. Andersherum funktioniert es genauso – wenn die Gefühle und Erwartungsmuster „von oben" in die Peripherie zurückgemeldet werden und damit interagieren. Deshalb kann auch frühkindliche Gewalt Rückenschmerzen begünstigen. Ärzte für Psychosomatik wissen, dass unter Erwachsenen mit unklaren Schmerzsyndromen überdurchschnittlich viele als Kinder Missbrauchserfahrungen gemacht haben. Auch Kinder kranker Eltern, die in dieser schwierigen Phase psychisch nicht aufgefangen wurden, sind vermehrt darunter. Sogar die neurobiologische Reifung des Gehirns ist in hohem Maße von sozialen und psychischen Umweltbedingungen abhängig.

Auf den ersten Blick sind manche Reaktionen auf Schmerzen zwar sinnvoll, beispielsweise sich zu schonen, wenn es wehtut. Was akut hilft, schadet bei chronischen Schmerzen jedoch. Vielmehr müssen Patienten lernen, dass sie keine Angst mehr vor Schmerzen haben sollten. „Wenn sie ihr Vermeidungsverhalten beenden, steigt die Schmerzschwelle langsam wieder", sagt Orthopäde Schiltenwolf. Es handelt sich allerdings um einen Prozess, der dauern kann, eine Blitzheilung ist nicht zu erwarten. Dafür ist es besonders wohltuend, nach langer Zeit zu spüren, wenn der Schmerz endlich nachlässt.

Warnsignale bei Rückenschmerzen

Nicht für alle Schmerzen sind psychische Faktoren wie Stress oder Unzufriedenheit im Job verantwortlich. Bei folgenden Symptomen sollten Sie baldmöglichst einen Arzt aufsuchen:

- Lähmungen oder Taubheitsgefühl
- neurologische Störungen wie Blasen- oder Enddarmschwäche
- trotz Behandlung nehmen die Schmerzen stark zu
- nach einem Unfall oder Sturz treten Schmerzen neu auf
- Schmerzen bei schweren Erkrankungen wie Krebs
- Schmerzen bei starkem Fieber oder Entzündungen, dazu gehören auch entzündliche rheumatische Erkrankungen

SCHMERZMITTEL – HELFEN WENIG, SCHADEN VIEL

Wenn der Schmerz unerbittlich in den Rücken fährt, haben viele Menschen einen Impuls: Sie greifen zu Medikamenten, die der Pein im Kreuz schnell ein Ende bereiten sollen. Schmerzmittel gegen Schmerzen – was sollte daran falsch sein?

Offenbar vieles. Denn erstens bringen die Schmerzkiller den Patienten nur wenig Nutzen. Zweitens gehen sie mit diversen Nebenwirkungen einher und können Magen, Darm, Leber und Nieren schädigen. Immer wieder haben Ärzte und Pharmakologen auf diesen Missstand aufmerksam gemacht[5].

So hat ein Team der Universität Sydney Daten aus 35 Studien mit mehr als 6000 Patienten analysiert. Dabei zeigte sich, dass Schmerzmittel aus der Gruppe der nichtsteroidalen Antiphlogistika (NSAID) zwar Schmerzen und weitere Beeinträchtigungen etwas mindern können. Verlauf, Dauer wie auch Intensität der Beschwerden beeinflussen sie jedoch nur geringfügig und nicht besser als Placebos. Zu den NSAID zählen Verkaufsschlager wie Acetylsalicylsäure (Aspirin, ASS), Ibuprofen, Metamizol und Diclofenac. Dem geringen Nutzen der Medikamente stehen erhebliche Nebenwirkungen gegenüber: In der aktuellen Analyse waren Magen-Darm-Beschwerden bis hin zu bedrohlichen Blutungen zweieinhalbmal häufiger bei Patienten unter Schmerzmitteln als bei jenen, die ein Scheinmedikament bekamen.

„Rückenschmerzen sind in vielen Ländern Volksleiden Nummer eins und üblicherweise wird darauf mit Schmerzmitteln reagiert", sagt Manuela Ferreira von der Universität Sydney. „Aber unsere Ergebnisse zeigen, dass sie nur begrenzt und kurzfristig Linderung verschaffen und die Schmerzen kaum verringern." Angesichts möglicher Nebenwirkungen, die – je nach Substanz – auch zu Leberschäden und Nierenversagen beitragen können, seien „die Mittel nicht die richtige Antwort".

Auch in Deutschland werden bei Rückenschmerzen häufig Schmerzmittel gegeben. „Bei diesen Medikamenten macht der Placebo-Effekt 50 Prozent aus", sagt Orthopäde Schiltenwolf von der Universitätsklinik Heidelberg. „Dabei sind die Effekte einer Dauertherapie gering. Sowohl pharmakologisch als auch psychologisch gewöhnt sich der Körper schnell daran, die Wirkung flaut ab.“ Viele Mittel sind rezeptfrei erhältlich, sodass die Dunkelziffer hoch ist. In Deutschland besonders beliebt ist Novalgin (Metamizol), die Zahl der Verordnungen ist in den vergangenen Jahren geradezu explodiert. „Die Leute glauben, dass dieses Mittel weitgehend nebenwirkungsfrei sei“, hat Schiltenwolf beobachtet. „Allerdings gibt es die seltene Nebenwirkung einer Agranulozytose und dieser Mangel an weißen Blutkörperchen verläuft oft tödlich.“ In Skandinavien, Japan und anderen Ländern ist Novalgin nicht mehr erhältlich. In Deutschland ist es jedoch weiterhin zugelassen.

Forscher haben immer wieder gezeigt, dass auch Opioide und Paracetamol gegen Rückenschmerzen wenig ausrichten. Schiltenwolf warnt davor, dass „Morphine immer sorgloser verschrieben werden“. Sein Fazit: „Es geht darum, Schmerzmittel – wenn überhaupt – nur episodisch einzusetzen. Dauertherapien sollten vermieden werden, stattdessen hilft es, sich motiviert, eigenverantwortlich und lustvoll zu bewegen.“

ES TUT SO WEH – BEHANDLUNGSFEHLER UND FALSCHE ERWARTUNGEN

Schlagersängerin Juliane Werding sang einst: „Wenn du denkst, du denkst, dann denkst du nur, du denkst.“ Das Lied wurde 1975 veröffentlicht, aber die Zeile passt zu einem medizinischen Thema der Gegenwart: Rückenweh beziehungsweise: dem Missverständnis zwischen Ärzten und Patienten im Umgang mit Rückenschmerzen. Schließlich unterstellen sowohl Ärzte als auch Patienten ihrem Gegenüber Gedanken, die gar nicht existieren – und deshalb passieren bei der Behandlung viele Fehler.

Ärzte vermuten fälschlicherweise, dass sich Patienten vom Besuch beim Doktor vor allem ein Rezept, eine Überweisung oder Untersuchungen wie Röntgen, Kernspin oder Computertomogramm erhoffen und unzufrieden sind, wenn sie die Praxis ohne diese Vorgaben verlassen. Patienten denken hingegen: Oh je, wenn der Arzt mich röntgen lässt oder in die Röhre schiebt, muss es wohl schlimm sein.

So befeuern sich Fehldeutungen und Unterstellungen gegenseitig. Die Aufwärtsspirale führt zu immer mehr Diagnostik und das Ergebnis ist unbefriedigend: Patienten mit Rückenschmerzen werden viel zu oft geröntgt und ihre Beschwerden häufig nicht optimal behandelt. Neben der schädlichen Strahlenbelastung für Patienten sind immense Kosten für das Gesundheitswesen die Folge. Und besser geht es den Schmerzgeplagten hinterher keineswegs.

Diese Erkenntnisse sind nicht neu, doch trotz ständiger Wiederholung ändert sich wenig, im Gegenteil. Im Jahr 2016 hat der „Faktencheck Rücken" der Bertelsmann-Stiftung die Fehlentwicklung detailliert aufgezeigt. Der Trend zu mehr Röntgenbildern und anderen Aufnahmen vom Rücken ist ungebrochen. Der Satz von Peer Eysel, dass Rückenschmerzen wie Erkältungen sind, die mit Arzt 14 Tage dauern und ohne zwei Wochen, hat sich zwar unter einigen Medizinern herumgesprochen. Auch die Leitlinien der Orthopäden sehen in Deutschland wie international vor, sich bei „unkomplizierten" Rückenschmerzen frühestens nach sechs Wochen, manchmal erst nach zwölf Wochen ein Bild zu machen. Unkompliziert bedeutet, dass keine Lähmungen auftreten, kein Bruch vorliegt oder die Entleerung von Darm oder Blase beeinträchtigt ist.

In der Praxis sieht es leider anders aus. Jeder fünfte gesetzlich Versicherte geht mindestens einmal im Jahr wegen Rückenschmerzen zum Arzt – 27 Prozent suchen gar vier Mal oder öfter deswegen einen Arzt auf. „Von jährlich mehr als 38 Millionen rückenschmerzbedingten Besuchen bei Haus- oder Fachärzten und den dabei veranlassten sechs Millionen Bildaufnahmen wären viele vermeidbar", so der Report aus dem Jahr 2016. Laut der Erhebung erwarten mehr als die Hälfte der Patienten, dass bei Rückenschmerzen schnell ein Bild angefertigt wird. Mehr als zwei Drittel glauben schließlich, dass sich im CT, Röntgen- oder Kernspinbild die Ursache für ihre Schmerzen finden lässt.

Das ist ein Trugschluss, denn nur bei 15 Prozent der Patienten lässt sich der Grund für die Schmerzen mit einer Aufnahme der Wirbelsäule ermitteln. „Oft werden Befunde der Bildgebung überbewertet. Dies führt zu unnötigen weiteren Untersuchungen und Behandlungen, zur Verunsicherung des Patienten und kann gar zur Chronifizierung der Beschwerden beitragen", sagt Jean-François Chenot von der Universitätsklinik Greifswald.

Häufig geht die Pein im Kreuz nämlich nicht auf eine Unwucht in der Statik zurück oder auf die Bandscheiben. Die Mehrzahl der Rückenschmerzen ist, wie oben gezeigt, psychosomatisch bedingt. Das heißt nicht, dass es nicht trotzdem wehtut. Die Menschen haben Beschwerden, weil privater wie beruflicher Ärger und Stress dem empfindlichen Rückgrat zusetzen, nicht aufgrund von Defekten in der Knochenkette.

Auch die Behandlung der Patienten läuft oft falsch. Physiotherapie kann bei Rückenschmerzen in vielen Fällen helfen – laut aktuellem Report wird aber 43 Prozent der Betroffenen Schonung empfohlen und damit ihr Krankheitsgefühl verstärkt. Dabei sollten Patienten gemäß Leitlinien ihre Aktivitäten beibehalten und sich bewegen – sowie negative Gedanken an ihre Beschwerden vermeiden. 85 Prozent der akuten Rückenschmerzen gelten als „medizinisch unkompliziert und nicht spezifisch".

Ungefähr ebenso groß ist der Anteil der Röntgenaufnahmen und anderer Bilder vom Rücken, die überflüssig sind: Schätzungen belaufen sich auf 85 bis 90 Prozent, wie weiter unten gezeigt wird. In der Medizin gibt es seit 2011 die Initiative „Less is more – weniger ist mehr", um unnötige Untersuchungen und Behandlungen zu vermeiden und Patienten zu schützen. Als eine der ersten Untersuchungen, die häufig überflüssig ist und in großem Stil verringert werden sollte, wurde aufgeführt: Röntgen, CT oder Kernspin bei Rückenschmerzen.

BEWEGUNG – WIE SICH RÜCKENSCHMERZEN EFFEKTIV VERHINDERN LASSEN

Rückenschmerzen sind nicht nur lästig und schmerzhaft, sondern auch häufig. 80 Prozent aller Menschen leiden mindestens einmal im Jahr darunter – zwischen 24 und 80 Prozent der Betroffenen erleben noch im selben Jahr einen Rückfall. Ärzte und Physiotherapeuten haben deshalb immer wieder analysiert, wie den Beschwerden am besten vorgebeugt werden kann. Mittlerweile ist bekannt, dass Bewegung – am besten in Kombination mit Aufklärung – das Risiko für akute Rückenschmerzen deutlich senkt. Einlagen und Rückengürtel helfen hingegen kaum[6].

Ein Team von der Universität Sidney hat in einer Metaanalyse Daten von mehr als 30.000 Patienten ausgewertet. Demnach verringern Übungen zur Kräftigung der Muskeln, Dehnen und Ausdauersport das Risiko für Rückenschmerzen um 35 Prozent und für Krankschreibungen gar um 78 Prozent. Klären Ärzte und Physiotherapeuten darüber auf, dass die Beschwerden meist von allein wieder verschwinden und dass Sport in gemäßigter Form auch während der Schmerzphase hilfreich ist, fällt die Bilanz noch positiver aus. „Trotz dieser erfreulichen Erkenntnisse zeigt unsere Untersuchung aber auch, dass der Nutzen nach einem Jahr abnimmt", so Daniel Steffens, der die Studie geleitet hat. „Viele Teilnehmer hören wohl nach Ende der Studie auf, gezielt etwas für ihren Rücken zu tun. Dabei spricht alles dafür, dass regelmäßige Bewegung nötig ist, um Beschwerden vorzubeugen."

Die Mediziner Timothy Carey und Janet Freburger von der University of North Carolina haben dafür vor allem Unverständnis übrig: „Wäre eine Pille oder Spritze in der Lage, akute Rückenschmerzen in diesem Ausmaß zu verhindern, würden wir uns vor Werbung in Zeitschriften und Fernsehen kaum retten können."[7] Dennoch würden Physiotherapie oder strukturierte Übungsprogramme von Ärzten zu selten verschrieben. „Effektive, aber schlecht bezahlte Behandlungen ohne aufwendige Technik werden zu wenig genutzt, das gilt auch für andere Krankheiten."

Allerdings sind noch andere Hausaufgaben von Ärzten und Therapeuten zu erledigen. Carey und Freburger fordern bessere Standards dafür, welche Form der Bewegung am besten hilft: Stärkung der Rumpfmuskulatur, Beweglichkeit oder allgemeine Kräftigung der Muskeln entlang der Wirbelsäule? Ähnliches gilt für die Frage, welche Art der Aufklärung am wirksamsten ist und wie Betroffene motiviert werden können, ein Bewegungsprogramm beizubehalten, nachdem die Beschwerden abgeklungen sind. Weil die Vorbeugung wenig kostet und vergleichsweise simpel ist, müssten Zuzahlungen für Patienten gering bleiben, Ärzte zur Verordnung animiert und die Behandlung selbst besser entlohnt werden – schließlich, so Carey und Freburger, „ist der potenzielle Nutzen für Patienten, Arbeitgeber und das Gesundheitssystem enorm".

ÜBERFLÜSSIGES RÖNTGEN – EINBLICK OHNE DURCHBLICK

Zahlreiche Röntgenaufnahmen sind überflüssig. Das gilt nicht nur wie eben geschildert für mindestens 80 Prozent der Bilder bei Rückenschmerzen, die als unnötig gelten, weil sich die Beschwerden meist auch von allein wieder legen – ohne Therapie und vor allem ohne belastende Bildgebung. Der Zusatzgewinn an Informationen ist unerheblich und wiegt die Strahlenbelastung bei Weitem nicht auf.

Doch auch bei vielen anderen Erkrankungen, etwa bei Brust- und Prostatakrebs, werden zu viele Aufnahmen gemacht. Im Falle dieser Tumoren seien immerhin mehr als 40 Prozent der Bildgebung überflüssig, stellten Ärzte 2015 ernüchtert fest[8].

Mediziner der New York University kamen zu diesem Schluss, nachdem sie die Daten von 9000 Männern und 30.000 Frauen ausgewertet hatten, die an Frühformen dieser Tumoren litten und eine gute Prognose hatten. Gemäß den Empfehlungen der Fachvereinigung der amerikanischen Krebsärzte (ASCO) sollen Patienten mit solchen Tumoren in Brust und Prostata, die mit einem relativ geringen Risiko einhergehen, seltener mittels Röntgen, Kernspin und CT untersucht werden. Schließlich beeinflusst die Bildgebung keine Therapieentscheidung und trägt auch nicht zur besseren Prognose und wirkungsvolleren Behandlung bei.

Dennoch hält sich hartnäckig die Praxis, viele Aufnahmen zu machen. 44,4 Prozent der Männer mit Prostata-Tumoren und 41,8 Prozent der Frauen mit Tumoren in der Brust wurden der Analyse zufolge unnötig untersucht. Obwohl die Facharztgruppen wenig miteinander zu tun haben, gibt es in den gleichen Regionen, in denen zu viele Aufnahmen der Brust gemacht werden, auch zu viele Aufnahmen der Prostata. Eine Kultur des schädlichen Überflusses.

„Es scheint sich um regional ausgeprägte Usancen zu handeln", sagt Danil Makarov, der die Studie geleitet hat. „Wir müssen solchen Gepflogenheiten auf den Grund gehen, wenn wir die ärztliche Versorgung verbessern wollen." In den USA haben sich mehr als 80 Fachgesellschaften der „Choosing Wisely"-Initiative angeschlossen und geben Empfehlungen ab, vor welchen Tests und Therapien die Patienten bewahrt und gewarnt werden sollten. In Deutschland sind die regionalen Unterschiede in der Häufigkeit von Untersuchungen und Therapien auch enorm, wie in diesem Buch immer wieder belegt wird.

SCHLAG AUS, MEIN HERZ

Ich war joggen. Gerade war ich 17 geworden und mein Bewegungsdrang trotz der Mitgliedschaft im Sportverein kaum zu stillen. Seit zwei Jahren lief ich zweimal, dreimal in der Woche, meistens acht Kilometer um den nahegelegenen Stausee. Oft war ich mit einem Freund unterwegs, der einen interessanten Trainingsplan verfolgte. Er hatte angefangen, mit mir zu laufen, nachdem er sich die Speiche gebrochen hatte und sein kompletter Arm von der Hand bis unter die Achsel eingegipst war.

Es war Sommer, an manchen Tagen 28 Grad warm, wir liefen in kurzer Hose und T-Shirt. Er hatte den linken Arm komplett verkleidet. Anfangs sah der Gips strahlend weiß und robust aus. Durch das Joggen scheuerte die Haut von innen an dem hellen Kalk und der Gips wurde immer dünner. Die Hitze von innen wie von außen sowie der stetig rinnende Schweiß taten ein Übriges. Auch die Farbe der Ganzarmmanschette veränderte sich und nahm bald einen gelbgrauen Ton an.

Zudem bildeten sich kleine Brösel von unklarer Farbe und Konsistenz, die an Popel erinnerten, und zwar dort, wo für den Oberarm und die Finger Öffnungen frei geblieben waren. Das sah aus wie überreifer Camembert und roch bestimmt ähnlich. Als der Gips acht Wochen später abgenommen wurde, beschloss der Freund, nicht mehr zu joggen, aber um sein Trainingsverhalten soll es hier nicht primär gehen.

Ich stand nach dem Joggen zu Hause in der Küche und lehnte am Kühlschrank. Ich schwitzte, war angemessen erschöpft und durstig. Ich streckte mich und dehnte den Brustkorb, indem ich die Arme in der Horizontalen mehrmals nach hinten federn ließ und beim dritten Mal zusätzlich die Unterarme und Handflächen nach oben abwinkelte.

Es sollte eine Lockerungsübung sein, wie ich sie schon Dutzende Male vollführt hatte, doch plötzlich war da dieser Schmerz. Irgendetwas tat fies in der Seite weh, als ob gerade jemand einen Zahnstocher in meinen Brustkorb gebohrt hätte. Ich zuckte zusammen und zog die Schultern nach vorne. Geübt in der Selbstbeobachtung und als 17-jähriger Spätpubertierender sowieso gerade intensiv mit dem eigenen Körper beschäftigt, war ich gleichermaßen überrascht wie verwirrt. Solche Schmerzen kannte ich nicht, was sollte das? Als junger, gesunder Mensch, der sich für wenigstens unverwundbar hielt, war ich durch diese Missempfindung gekränkt und muss ziemlich verdutzt geguckt haben.

Meine Mutter stand gerade am Herd, bemerkte meine Irritation und schaute mich prüfend an. Diesen Blick mochte ich nicht. Sie schien eine Erklärung zu erwarten, warum ich aus meinem Lockerungsritual nach dem Sport aufgeschreckt war.

„Was ist los?“, fragte sie und dabei hatte sie dieses ängstliche Tremolo in der Stimme, das mich noch mehr beunruhigte.

Und dann sagte ich den Satz, der unser Programm für den restlichen Sonntag bestimmen sollte: „Das hat hier eben gestochen, hier in der Herzgegend.“

Ich zeigte mit dem Fingern dahin, wo es wehtat. Links, in der Mitte des Brustkorbs, irgendwo zwischen den Rippen.

Die verschreckte Reaktion meiner Mutter hätte mir verraten können, dass es kein Entrinnen mehr gab. Sie fragte, ob es genau da, also in der Herzgegend gewesen sei, wo ich diese Schmerzen gespürt hätte. Dann müssten wir zum Arzt, und auch wenn es Sonntag sei und unser Hausarzt nicht in seiner Praxis, so hätte er doch bestimmt eine Vertretung.

Tatsächlich war im Nachbardorf ein junger Mediziner zum Sonntagsdienst eingeteilt, der die Praxis eines Arztes nutzte, zu dem wir sonst nie gingen. Fremdes Gebiet also. Den Arzt kannten wir nicht und wie er sich benahm, vermittelte er uns – obwohl wir medizinische Laien waren –, dass er die Universität noch nicht lange verlassen haben konnte. Er ließ sich meine Beschwerden schildern, dann klebte er EKG-Elektroden auf meine Brust. Der Stift im EKG-Gerät, der die Erregungsleitung in meinem Herzen aufzeichnete, kritzelte Zacken und Schlangenlinien auf das rot-weiß karierte Papier, das von dem Gerät ausgespuckt wurde. Ein beruhigender Summton kam aus der Maschine, der aber vom Kratzen der Nadel übertönt wurde.

Der Arzt riss die Papierrolle ab, musterte die Linien, die ihm Auskunft über mein Herz geben sollten. Aber vielleicht konnte er die Geheimschrift nicht lesen. Er sagte nur, dass mein EKG „irgendwie komisch“ aussehen würde und er mit diesem Apparat keine genauere Diagnose stellen könne. Klar, im Zweifel ist es immer die Technik.

Ich war zwar noch in der Schule und der Arzt „schon erwachsen“, wie wir in der Oberstufe sagten, wenn jemand ein wenig älter war als wir. Trotzdem hatte ich die Ahnung, dass er im Studium nicht aufgepasst hatte oder längere Zeit krank gewesen sein musste, als das EKG drankam. Auf die Idee, dass es nichts Schlimmes sein konnte, wenn er in den Kurven, die mein Herz zeichnete, nichts Bedrohliches finden konnte, sondern nur „irgendwie Komisches“ entdeckte und wir deswegen wieder nach Hause hätten fahren sollen, kamen meine Mutter und ich allerdings nicht.

Seine Lösung für meinen Schmerz in der Herzgegend war überraschend. Wir sollten in die Klinik und da es Sonntag war, würde er die Universitätsklinik in Göttingen empfehlen – „dort kennen sie sich aus“. Und da es sich um mein Herz handelte, sollten wir natürlich gleich in die Notaufnahme marschieren. Ich weiß nicht mehr, ob es mir damals schon komisch vorkam oder erst im Nachhinein, dass ich eben acht Kilometer gejoggt war, munter in dieser Vertretungspraxis bei einem Vertretungsdoktor stand – und mich trotzdem zu Schwerverletzten und Bewusstlosen in die Notaufnahme einer Klinik der universitären Spitzenmedizin begeben sollte.

Absicherungsmedizin

Ein typisches Muster, das Überdiagnosen und Übertherapien begünstigt, ist die Absicherungsmedizin. Nur nichts verpassen, nichts übersehen, lieber nochmals untersuchen. Kann ja nicht schaden, denken solche übervorsichtigen Mediziner. Da aber die diagnostischen Möglichkeiten und Methoden immer feiner geworden sind, werden bei Tests und Aufnahmen fast immer Normvarianten gefunden. Kleine Abweichungen, die erfahrene Ärzte als harmlos einordnen, die jüngere Doktoren aber zu weiteren Untersuchungen oder zumindest zu „gelegentlichen Kontrollen" veranlassen. Die Patienten werden verunsichert, denn der Arzt hat ja etwas gefunden. Sie fühlen sich krank, auch wenn sie ohne Therapie entlassen werden. Zudem befürchten Ärzte juristische Konsequenzen, wenn sie nicht alle Eventualitäten ausschließen und sich gegen etwaige Versäumnisse absichern. Nur selten sagen sie, was sie vermuten und was naheliegend ist: dass es sich hier um einen harmlosen Befund handelt und der Patient schnell wieder nach Hause sollte.

Meine Mutter war bereits in Alarmbereitschaft. Wir brauchten keinen Notarzt und kein Blaulicht, sie brauste die Bundesstraße entlang bis in die zehn Kilometer entfernte Stadt. Bald saßen wir im Wartezimmer der Notaufnahme der Uniklinik, die beeindruckende Spitzenmedizin und tolle Ärzte vorweisen konnte, mich damals aber vor allem mit ihrer hässlichen 70er-Jahre-Architektur beeindruckte, mit der höchstens noch das scheußliche Klinikum in Aachen mithalten kann.

Als ich drankam, bekam ich wieder EKG-Elektroden auf den Brustkorb geklebt, die fies ziepten, wenn man sie von meinen sprießenden Brusthaaren abzog. Das Gerät sah nicht anders aus als jenes, das der junge Vertretungsarzt benutzt hatte. Jetzt bestätigte sich mein Verdacht, dass er sich nicht auskannte und dies mit der Weiterempfehlung an die Uniklinik verbergen wollte. Das Gerät brummte und malte Kurven auf Karopapier. Anschließend hielt mir ein anderer Arzt einen Ultraschallkopf, der mit Schmiere bestrichen war, die an „Slime" erinnerte, auf den Brustkorb.

Ich musste mit meiner Mutter auf einer schmalen Plastiksitzreihe im Krankenhausflur warten, dann kamen die beiden Ärzte. Ich sehe noch, wie sie den Gang entlang schlenderten, als ob sie gerade auf dem Weg zu einem Tennismatch waren. Sie hätten Fernsehärzte sein können: Schlank, gut aussehend, nicht in Eile, was kostet die Welt? Sie plauderten, lachten, das Leben ist schön. Und hier saß der Delinquent, wahlweise genervt oder in Todesangst, und wartete auf sein Urteil.

„Da haben wir ja unseren jungen Patienten", sagte einer der Doktoren.

„Unseren eingebildeten Kranken", sagte der größere Dunkelhaarige zwar leise, aber wir konnten es hören.

„Nein, das ist er nicht", sagte der andere. „Er hat ja schon was."

Meine Mutter rutschte unruhig auf der Hartplastikschale hin und her. Ich spürte ihre Anspannung und Angst. Mich hatte eine Schicksalsergebenheit ergriffen, wie damals mit neun, als die großen Jungs der Volker-Hausmann-Bande meinen Freund und mich „bestrafen" wollten. Jens bekam aus fünf Metern einen Pfeil ins Gesicht geschossen, der seine Stirn zwischen den Augen blutig aufplatzen ließ. Zwei Zentimeter weiter seitlich, und es wäre passiert gewesen. Die Wunde sah nicht schön aus, aber seine Sehkraft hat er behalten.

„Was hat er denn?", fragte meine Mutter.

„Einen inkompletten Rechtsschenkelblock", sagte der kleinere der beiden Ärzte, „eine Unregelmäßigkeit in der kardialen Stromversorgung."

Ich schaute die Doktoren verwirrt an. Meine Mutter sackte zusammen. Hatte der junge Vertretungsarzt doch recht gehabt. Da war etwas am Herzen, das nicht normal war, sogar ein richtiger Block. Ich ging in Schreckstarre über, nahm die Diagnose hin, ich spürte ja nichts, mir ging es gut, außer dass mir von diesem Geruchsgemisch aus Reinigungsmittel und Krankheit in Kliniken immer schlecht wurde. Ich verstand nicht, was der Arzt über mein Herz und den rechten Schenkel erzählt hatte, und wusste nicht, wie ich mich fühlen sollte.

Der größere der beiden Ärzte begann einen Vortrag, der damit anfing, dass wir uns „wirklich keine Sorgen machen" müssten. Ich hörte nicht richtig zu, so geht es fast allen Patienten, wenn der Arzt nach einer vermeintlich oder tatsächlich ungünstigen Diagnose weiterredet. Nur 15 Prozent des Inhalts bleiben haften, wenn nach dem ersten Schock Erklärungen zur Krankheit oder der Therapie folgen.

Zudem hatte ich den Eindruck: Das, was der Arzt sagte, das sagen sie ja immer, zur Beruhigung. Sie wollen einem nur nicht mit der Wahrheit den Stecker ziehen, nämlich dass sie gerade einen schweren Herzfehler bei mir entdeckt hatten. Vielleicht bestand noch ein Fünkchen Hoffnung, hier an diesem Zentrum der universitären Spitzenmedizin.

Ich schnappte ein paar Wortfetzen auf, „Variante" kam immer wieder vor oder auch „leicht veränderte Erregungsleitung". Einer der Ärzte sagte „nicht unüblich", aber das ist so wie der Ausdruck „keine Sorgen". Das Gehirn kann – zumindest emotional – keine Verneinung verarbeiten, das bildhafte Assoziationsgewitter, das folgt, stößt sich von Begriffen wie „Sorgen" und „üblich" als Startblock ab. Mit diesen Buzzwords in der Medizin verhält es sich wie mit dem Imaginationstrick, sich intensiv KEINEN roten Elefanten vorzustellen. Sofort erscheint das bunte Tier vor dem inneren Auge, wir können es uns höchstens fett durchgestrichen vorstellen.

Die Ärzte entließen uns mit der ernüchternden Diagnose. Es sei keine Therapie nötig, betonten sie. Ich sollte ab und zu „eine Kontrolle machen" lassen, das könne der Hausarzt übernehmen. Bedrückt fuhren wir nach Hause. Irgendwie hatte ich aufgrund der heiteren Stimmung der Unimediziner und ihrem Versuch, unsere Sorgen zu zerstreuen, zwar den Eindruck, dass es vielleicht doch nicht so schlimm sei. Für meine Mutter war der Fall allerdings klar – ich war an diesem Sonntag im zarten Alter von 17 Jahren zum Herzpatienten geworden.

Es dauerte Jahre, bis ich einordnen konnte, was mit meinem Herzen los war. Im Medizinstudium, wahrscheinlich im siebten oder achten Semester, kam der inkomplette Rechtsschenkelblock dran. Er entpuppte sich als häufige Variante in der Bevölkerung, besonders wenn es sich um schlanke, großgewachsene junge Leute handelte. Damals maß ich 1,98 Meter und schlank konnte man mich auch noch nennen. Die kleine Auffälligkeit im EKG habe keinerlei Krankheitswert, hieß es noch.

Inzwischen weiß ich, dass viele junge Erwachsene zwischen 18 und 29 Jahren diese Verzögerung der Erregungsleitung aufweisen. Ich war etliche Jahre verunsichert, was es Seltsames mit meinem Herzen auf sich hatte. Meine Mutter ist bis heute überzeugt, dass ich einen „Block am Herzen" habe und deswegen besonders vorsichtig sein muss.

UNTER DRUCK

Grenzwerte zu senken ist eine feine Sache, wenn es sich um Umweltgifte, Lärm oder das Gerede anstrengender Kollegen handelt. Werden in medizinischen Leitlinien Grenzwerte nach unten verschoben, scheint auch das auf den ersten Blick eine prima Idee zu sein. Auf den zweiten Blick offenbaren sich etliche Fallstricke und Probleme, die zu gesundheitlichen Nachteilen für Menschen werden können.

So haben Wissenschaftler 2018 gezeigt, welche Nachteile die verschärften Empfehlungen amerikanischer Herzexperten zur Senkung des Blutdrucks mit sich bringen[9]. Kurzer Rückblick: Zwei mächtige Fachgesellschaften der Kardiologen – das „American College of Cardiology" und die „American Heart Association" – hatten 2017 neue Leitlinien erlassen, wonach Bluthochdruck bereits mit einem Wert von 130/80 Millimeter auf der Quecksilbersäule (mmHg) beginnt. Zuvor hatte meist ein Grenzwert von 140/90 gegolten, mancherorts von 140/80. Wer zudem erhöhte kardiovaskuläre Risiken aufweist, soll den neuen Leitlinien zufolge bereits ab Werten von 130/80 mmHg behandelt werden, Patienten ohne Risiko ab 140/90.

Nach der Veröffentlichung hatten Ärzte die neuen Richtlinien kritisiert. So monierte die US-Ärztevereinigung, die Grenzwertsenkung sei „nicht evidenzbasiert und könnte zu minderwertigen Behandlungen führen". Der Verband der US-Allgemeinmediziner bemängelte, dass „der potenzielle Schaden zuvor nicht erfasst wurde, wenn Patienten fortan mit dem niedrigen Zielwert behandelt" würden.

Mit den verschärften Grenzwerten für Hypertonie gelten plötzlich Millionen Menschen als behandlungsbedürftige Patienten mit zu hohem Blutdruck. Die Nachteile der Neudefinition sind gravierend. Demnach würden 80 Prozent der Patienten, die nach den neuen Kriterien als Hypertoniker gelten, nicht von der Diagnose profitieren. Nur elf Prozent hätten einen marginalen Nutzen, für neun Prozent sei es eine Verbesserung, weil Herz-Kreislauf-Leiden eventuell durch die Therapie hinausgezögert werden könnten.

Schäden seien hingegen in gleich dreifacher Hinsicht zu erwarten: Erstens führt die Ausweitung der Krankheitsdefinition dazu, dass immer mehr Menschen das Etikett verpasst bekommen, nicht gesund zu sein, auch wenn sie nur ein geringes Risiko für Herz-Kreislauf-Leiden aufweisen. Als jemand mit Bluthochdruck abgestempelt zu werden, erhöht zudem nachweislich das Risiko für Ängste und Depressionen gegenüber jenen, die auf gleiche Blutdruckwerte kommen, aber nicht das Etikett hypertensiv erhalten. Die neuen Grenzwerte führten dazu, dass künftig 46 statt bisher 32 Prozent aller Erwachsenen Bluthochdruck diagnostiziert bekommen.

Dass mehr Menschen starke Nebenwirkungen durch die strenge Blutdrucksenkung erleiden, ist der zweite Kritikpunkt. Neben Entgleisungen der Elektrolyte im Blut und drohendem Nierenversagen durch die forcierte Therapie drohen wegen zu niedrigen Blutdrucks vor allem Ohnmacht und Stürze. Da Blutdrucksenker besonders im Alter verschrieben werden, sind Frakturen des Oberschenkels eine große Gefahr, weil manche Patienten nach einem Sturz dauerhaft bettlägerig bleiben, was wiederum das Risiko für Lungenentzündungen und andere lebensbedrohliche Infektionen erhöht. Um mindestens 2 Prozent höher liegt die Rate solcher Komplikationen, wenn mit entsprechend straffem Regime auf den Zielwert 130/80 mmHg hin behandelt wird.

Zudem, so der dritte Kritikpunkt, würden Patienten mit der Diagnose Bluthochdruck in Ländern mit dürftigem Versicherungsschutz wie den USA schwieriger eine Krankenversicherung bekommen. In anderen Ländern werden sie von Behandlungsprogrammen der Krankenkassen ausgeschlossen, weil sie sonst dem Arzt seine „Erfolgsstatistik" vermiesen. Gerade in diesen Programmen werden Patienten aber nachweislich besser behandelt.

Blutdruck richtig messen

Etliche Studien zeigen, dass die Senkung der Blutdruck-Grenzwerte auch aus weiteren Gründen heikel ist. Ärzte der Universität Cleveland betonen, wie wichtig es ist, die Messung an beiden Armen mehrmals zu wiederholen. So ergab die Analyse von 38.000 Patienten, dass schon bei einer zweiten Messung im Abstand von mehr als einer Minute der „obere" Wert – in der Fachsprache der „systolische Blutdruck" – um durchschnittlich 8 mmHg niedriger lag. In anderen Studien waren es sogar 11 mmHg Differenz gewesen. „Diese Absenkung ist klinisch von Bedeutung", schreiben die Autoren. „Das entspricht der Reduktion, die mit einem zusätzlichen Medikament erreicht werden kann."

Obwohl Bluthochdruck zu einem der häufigsten Leiden gehört, wird erstaunlich lax mit der Messung umgegangen. Es ist deshalb gut, wenn Ärzte wie Robert Baron von der University of California in San Francisco daran erinnern, dass für die korrekte Messung 19 Details zu beachten sind. Neben wiederholten Messungen ist es wichtig, dass der Patient zuvor mindestens fünf Minuten in Ruhe gesessen hat, die Füße auf dem Boden, den Rücken angelehnt, und mindestens seit einer halben Stunde mit Kaffee, Nikotin und Sport pausiert hat. Untersucher und Patient sollten während der Untersuchung nicht reden, die Manschette darf nicht über der Kleidung liegen, sie muss zudem die richtige Größe haben und in Herzhöhe platziert sein. Dass diese Vorgaben in Zeiten von Hektik, Zeitdruck und allseits bemängelter „Fließbandmedizin" immer ausreichend beachtet werden, darf bezweifelt werden.

Wenn – per Federstrich und Neudefinition – allein in den USA aus 72 Millionen Patienten mit Hochdruck plötzlich 103 Millionen werden, könnten allerdings auch andere Motive eine Rolle spielen. „Die neue Richtlinie folgt einem Trend in der Medizin", sagt Medizinkritiker Paul Glasziou: „Krankheitsbeschreibungen werden erweitert, nicht verengt. Dabei weichen beim Blutdruck die Messwerte in Kliniken um bis zu 10 mmHg voneinander ab.“ Außerdem sollte darauf geachtet werden, dass sich die Menschen mehr bewegen und einen gesünderen Lebensstil pflegen. Aber was ist gesund?

Gesunde gibt es nicht, nur Menschen, die nicht gründlich genug untersucht wurden. Blutwerte messen, Körperfunktionen testen, Bilder machen – irgendeine Abweichung wird sich finden, dazu sind die Diagnosemethoden mittlerweile ausgefeilt genug. Eine weitere bewährte Strategie, immer mehr Menschen zu Patienten zu machen, besteht darin, Grenzwerte zu senken.

Sicher, hoher Blutdruck gilt als „stiller Killer“ und gewichtiger Risikofaktor. Man spürt ihn nicht, sieht ihn nicht, sofern nicht gerade der Kopf rot anläuft und fast zu platzen droht. Dabei können Schlaganfall, Herzinfarkt und Nierenversagen die Folge sein, wenn Menschen jahrelang an chronischem Hypertonus leiden.

Beträgt der obere Wert 120 bis 129 mmHg, soll das bereits, wie oben gesagt, als „erhöhter“ Druck gelten. Kritische Ärzte hatten schon anlässlich der Senkung des Grenzwerts für Cholesterin davor gewarnt, durch immer strengere Kriterien Gesunde zu Kranken zu stempeln und als Folge der „Krankmacherei“ zu wenig Zeit und Geld für jene zu haben, die tatsächlich krank sind. Zudem würden Patienten durch immer strengere Grenzwerte demotiviert, weil sie befürchten, die strengen Vorgaben nie erreichen zu können.

Zwar betonen auch die Autoren der US-Leitlinie, dass zunächst das individuelle Risiko berücksichtigt werden muss und Änderungen des Lebensstils angeregt werden sollten, bevor Medikamente gegeben werden. Doch da die meisten Menschen eben doch nicht mehr Sport treiben, gesünder essen, weniger Alkohol trinken und Stress reduzieren, werden Pillen verordnet. Zudem leiden bis zu 15 Prozent der Blutdruckpatienten unter „Weißkittelhochdruck“, haben also nur vor Aufregung beim Arzt erhöhte Werte.

„Ich bin gegen die starke Senkung auf 130 zu 80, weil sie mit Nebenwirkungen einhergeht, der Nutzen für Herz und Kreislauf gegenüber 140 zu 90 aber zweifelhaft ist“, sagt Michael Kochen, lange Jahre Präsident der Deutschen Gesellschaft für Allgemeinmedizin und Familienmedizin. „Bei einer so rasanten Verringerung des Blutdrucks ist das Risiko für Stürze erhöht, was gerade im Alter ein Problem ist." Zudem warnt Kochen vor einer weiteren Senkung der Grenzwerte: „In zehn Jahren ist womöglich 120 zu 80 das Ziel, dann sind irgendwann alle erfasst."

DIE PSYCHE UND DAS HERZ

Kummer schlägt aufs Herz, Sorgen drücken auf den Magen, die Angst sitzt im Nacken. Es gibt zahlreiche Redewendungen, die den Zusammenhang zwischen Seele und Körper, Befinden und Befund ausdrücken. Die konventionelle, hauptsächlich naturwissenschaftlich geprägte Medizin hat diese enge Verbindung lange ignoriert. Erst mit der größer werdenden Menge an entsprechenden Studien ließ sie sich vom Einfluss überzeugen, den Stimmung und Einstellung auf das Wohlergehen haben.

Dabei geht es nicht nur um Befindlichkeitsstörungen. Erst kürzlich hat eine Studie mit mehr als 70.000 Teilnehmern gezeigt, dass Frauen wie Männer, die zum optimistischen Viertel ihrer Altersgruppe gehören, eine zwischen 11 und 15 Prozent höhere Lebenserwartung haben als jene Miesepeter, die dem besonders pessimistischen Viertel zuzuordnen sind[10]. Die Chancen, 85 Jahre oder älter zu werden, liegen für Optimisten deshalb deutlich höher.

„In der Forschung wurden schon früh zahlreiche Biomarker für Krankheiten und vorzeitigen Tod identifiziert, aber wir wissen noch ziemlich wenig darüber, welche die positiven psychosozialen Faktoren sind, die zum gesunden Altern beitragen", sagt Studienleiterin Lewina Lee. „Unsere Untersuchung zeigt, dass Optimismus die Lebensspanne deutlich verlängern kann. Interessanterweise lässt sich diese Einstellung mit vergleichsweise einfachen Techniken und Therapien verbessern."

Die Untersuchung ist auch deshalb von gewisser Wucht, weil nicht nur die Teilnehmerzahl so groß war, sondern sich der Befund in zwei unterschiedlichen Gruppen bestätigte. Zudem war der Zuwachs an Lebenserwartung in beiden Gruppen und bei Frauen wie Männern erstaunlich ähnlich.

Wem das Herz schwer wird

Karl-Heinz Ladwig, der sich an der Klinik für Psychosomatik der TU München auf Psychokardiologie spezialisiert hat, entdeckte, dass einem Herzinfarkt häufig eine depressive Phase vorausgeht und dass in den sechs Monaten vor dem Infarkt bei vielen Menschen ein „Knick in der Lebenslinie“ zu beobachten ist. „Ausgeprägte Erschöpfung und das Gefühl, ausgebrannt zu sein, können starke Hinweise auf einen drohenden Infarkt sein“, sagt Ladwig. „Den Leuten fällt es schwer, soziale Kontakte zu pflegen. Sie sind müde, aber dennoch aufgekratzt.“

Damit einher gehen auch Veränderungen des Gerinnungssystems – das Blut wird zähflüssiger, Thrombosen bilden sich leichter. Zudem steigen Entzündungsstoffe im Blut wie Interleukin-6 und das C-reaktive Protein bei depressiver Verstimmung an. „Beeindruckend, dass der Körper nicht nur auf Fremdstoffe oder Verletzungen mit erhöhten Entzündungswerten reagiert, sondern auch auf psychische Belastungen“, so Ladwig.

Forscher der Universität Hawaii beobachteten außerdem, dass chronischer Stress den Cholesterinspiegel erhöht – ein weiterer Risikofaktor für Herz und Gefäße. Wer gut mit Belastungen umgehen kann, hatte hingegen einen höheren Anteil des „guten“ HDL-Cholesterins im Blut, das die Gefäße schützt. Dauernde Belastungen und Neigung zur Depression gelten mittlerweile als ähnlich großer Risikofaktor für Herzinfarkt und Schlaganfall wie Bluthochdruck. Depression und Infarkt beeinflussen sich gegenseitig. Unter Ärzten ist es noch zu wenig bekannt, dass es nicht reicht, nur auf die klassischen Risikofaktoren Rauchen, Übergewicht, Hypertonie, Diabetes und erhöhte Lipide zu achten.

Wie eine wohlwollende und zugewandte Sicht auf die Welt dazu beiträgt, das Leben zu verlängern und Schutz vor Krankheiten zu bieten, ist im Detail zwar noch unklar. „Man weiß aber, dass optimistische Menschen ihre Gefühle besser regulieren und mit Stressfaktoren und Schwierigkeiten besser umgehen", sagt Laura Kubzansky von der Universität Harvard, die ebenfalls an der Untersuchung beteiligt war. Zwar schütten auch Optimisten unter Belastungen Stresshormone aus, ihr Blutdruck steigt, die Gefäße stehen unter Druck und das Immunsystem wird in Alarmbereitschaft versetzt. Der Organismus von Optimisten ist aber offenbar besser und schneller dazu in der Lage, die aufgeregte Situation zu entschärfen und die destruktive Wirkung der Stressmoleküle und anderer schädlicher Signale abzupuffern.

Umgekehrt lagern sich in den Blutgefäßen von Pessimisten eher Cholesterinkristalle, Zellbestandteile und Gerinnsel ab, sodass ein früher Engpass droht. Wer oft schlecht gelaunt, schnell genervt und bei jeder Kleinigkeit verärgert ist, mutet seinem Organismus eine chronische Stressreaktion zu. Adrenalin und Kortisol werden vermehrt ausgeschüttet, auch Entzündungsmarker wie das C-reaktive Protein sind bei Pessimisten in höherer Konzentration vorhanden. Diese Alarmreaktion des Körpers greift alle Organsysteme an – Ärger, Wut und Stress schwächen sogar die Knochen.

Je nachdem, an welcher Stelle Menschen besonders empfindlich sind, reagiert jeder auf seine Art. Der eine bekommt Magendrücken oder Kreuzschmerzen, bei anderen ächzen Muskeln und Gelenke, das Herz spielt verrückt und plötzlich ist da dieser Schwindel.

Stress vermeiden

Schon in alten Schwarz-Weiß-Filmen wurde davor gewarnt, dass Aufregung dem Herzen zusetzen kann. Empfindsame Großtanten fürchteten um ihre Gesundheit. Hektische Familienväter wurden ermahnt, es ruhiger angehen zu lassen. Jenseits aller Klischees hat die Schwarmintelligenz manchmal ein Gespür für medizinische Zusammenhänge. Kardiologen und Ärzte für Psychosomatik erkennen immer deutlicher, dass Stress und Herzbeschwerden zusammenhängen[11].

Das zeigt sich auch bei Patienten mit Angina Pectoris. Dabei erleben Betroffene ein Engegefühl in der Brust, weil Herzkranzgefäße verkalkt und wenig durchlässig sind und es zu einer Minderdurchblutung des Herzmuskels kommt. Obwohl bekannt ist, dass psychischer Stress Herzbeschwerden auslösen und bei Angina Pectoris verschlimmern kann, waren Kardiologen aus Atlanta überrascht, wie eng der Zusammenhang zwischen mentalen und kardialen Anzeichen ausfiel. Aufregung, Ärger, Niedergeschlagenheit zeigten sich in einer Aktivitätssteigerung im Gehirn, und zwar im unteren Stirnlappen. In diesem Bereich werden die Emotionen verarbeitet.

Forscher beobachteten, dass jene Patienten, die über Brustenge klagten, eine besonders hohe Nervenaktivität im unteren Stirnlappen aufwiesen. Menschen ohne Herzbeschwerden hatten hingegen gedämpfte Erregungsmuster. In der Nachbeobachtung zeigte sich, dass eine auffällige Erregung des Stirnlappens oftmals den kardialen Symptomen vorausging oder ähnliche Aktivierungsmuster aufwies. „In unserer Studie ging es auch darum, dass psychische Faktoren in die Versorgung von Patienten mit Angina Pectoris einbezogen werden sollten", sagt Amit Shah, der an der Untersuchung beteiligt war. „Wir sehen, dass die Reaktion des Gehirns auf Stress Hinweise für die Behandlung bereithält." Noch immer ist die Therapie von Herz-Kreislauf-Leiden auf klassische Risikofaktoren wie Bluthochdruck, Übergewicht, Diabetes und Cholesterin ausgerichtet. Bei Behandlung wie Prävention sollten jedoch auch Stressreduktion, Entspannungsübungen und andere Körpertechniken einbezogen werden.

Häufig sind die Gründe für Angina-Pectoris-Anfälle stressbezogen: Belastungen, traumatische Erfahrungen und depressive Verstimmungen. Statt sich nur auf den mechanischen Blutfluss im Herzen zu konzentrieren, sollten Ärzte auch die Stressbelastung berücksichtigen. Der Volksmund kennt schon lange das Leiden am „gebrochenen Herzen". Mediziner können das „Broken-Heart-Syndrom", bei dem es psychisch bedingt und ohne erkennbare körperliche Ursache zu Beschwerden wie bei einem Infarkt kommt, erst seit den 1990er-Jahren erklären.

Hilary Tindle von der Universität Pittsburgh freut sich, dass es „endlich wissenschaftliche Belege dafür gibt, wie eine positive Einstellung der Gesundheit nützt". Vor ein paar Jahren war sie an einer großen Studie beteiligt, die zeigte, dass optimistische Frauen länger lebten als missmutige, unzufriedene Altersgenossinnen. Der Körper kann es offenbar auf Dauer nicht gut ertragen, wenn er von einem missmutigen Geist bewohnt wird.

Dicker Hals – enges Herz

Zahlreiche Studien haben den Zusammenhang von Psyche und Körper eindrucksvoll belegt. Die molekularen und neurobiologischen Spuren einer negativen Einstellung lassen sich für verschiedene Krankheiten und in diversen Körperteilen nachweisen. So sterben Menschen mit depressiver Neigung fast dreimal so oft an einem Herzinfarkt wie Nichtdepressive im gleichen Alter. Umgekehrt bleibt der Bypass nach einer Herzoperation bei jenen Patienten erheblich länger offen, die optimistisch in die Zukunft schauen. Die Innenwand der Blutgefäße von übellaunigen Menschen und Pessimisten verkalkt und verdickt sich hingegen früher als die heiterer Zeitgenossen.

Ähnliches hatte sich vor Jahren in einer Studie an einer Gruppe Sarden gezeigt. Bei jenem Anteil der Inselbewohner, die schlecht gelaunt und garstig zu ihren Nachbarn waren und negativ in die Welt blickten, waren die Wände der Halsschlagadern deutlich dicker als bei freundlicheren Menschen, die ihren Mitbürgern nicht von vornherein Böses unterstellten und zuversichtlich in die Zukunft sahen. Der sprichwörtlich dicke Hals hat also eine körperliche Entsprechung. Zudem gelten verdickte Wände der Karotiden, wie die großen Arterien im Hals in der Fachsprache genannt werden, als Risikofaktoren für Herzinfarkt und Schlaganfall.

Schon früh haben Neurobiologen gezeigt, dass Ratten nicht alt werden, wenn sie bei geringen Belastungen mit einer überschießenden Stressantwort reagieren und Atmung, Herzschlag und Stoffwechsel auf Hochtouren beschleunigen, obwohl eine moderate Reaktion genügen würde. Es lohnt sich also auch körperlich, gelassen zu bleiben – und voller Zuversicht der Zukunft entgegenzusehen. Nun ist mit Optimismus nicht grundlose Heiterkeit gemeint. Vielmehr geht es um eine von Wohlwollen geprägte Lebenseinstellung, zu der die Erwartung gehört, dass sich die Zukunft zum Guten wenden wird.

Harvard-Forscher betonen zudem, dass Optimismus ein egalitäres Gut ist – er ist für alle da und es ist allen möglich, eine entsprechende Haltung zu erreichen. Schließlich zeigt sich der Nutzen einer positiven Einstellung unabhängig von der sozialen Schicht, dem Bildungsgrad oder Einkommen – und lässt sich sogar bei jenen nachweisen, die sich ansonsten nicht gesundheitsbewusst verhalten.

VERNACHLÄSSIGTE FRAUENHERZEN

Das Herz gilt als besonders empfindliches Organ der Männer. Nach populärer Ansicht sind sie es, denen permanenter Stress, Überarbeitung im Beruf, reichhaltiges Essen und zu wenig Bewegung besonders zusetzen, sodass die Pumpe vor der Zeit schlappmacht. Lange Jahre galt der Herzinfarkt als „Managerkrankheit", als Heldentod der Führungskräfte. Dieses Klischee ist so verbreitet wie falsch und es bedroht jeden Tag die Gesundheit von Frauen und bringt ihr Leben in Gefahr. Denn Frauen haben auch dadurch schlechtere Chancen als Männer, wenn sie außerhalb der Klinik einen Herzstillstand erleiden[12].

Ein Ärzteteam aus Holland hat dies 2019 eindrucksvoll nachgewiesen. Die Mediziner von der Universität Amsterdam haben über sechs Jahre mehr als 5700 Notfälle analysiert, die sich außerhalb des Krankenhauses ereigneten. Für Frauen standen die Chancen bei einem Herzstillstand gleich in mehrfacher Hinsicht schlecht, das fing schon bei der Hilfsbereitschaft der Ersthelfer an. So zeigte sich, dass Laien bei ihnen seltener als bei Männern versuchten, sie mittels Herzdruckmassage am Leben zu erhalten – das Verhältnis lag bei 68 zu 73 Prozent zum Nachteil der Frauen, auch wenn Passanten die Notlage direkt mitbekamen. Frauen wird ein Herzproblem nicht so „zugetraut" wie Männern; das erklärt wohl die Zurückhaltung in der Öffentlichkeit.

Ärzte und andere medizinische Profis scheinen in dieser Hinsicht keine Ausnahme zu sein, denn in der weiteren Rettungskette sind die Aussichten für Frauen auch nicht besser. So war die Überlebensrate von Frauen vom Zeitpunkt des Herzstillstandes bis zur Einweisung ins Krankenhaus in der niederländischen Untersuchung ebenfalls schlechter. Wenn sie überhaupt lebend in die Klinik gelangten, kam es nur bei 37 Prozent von ihnen dazu, dass sie gesund aus dem Krankenhaus entlassen werden konnten – gegenüber 55 Prozent der Männer. Vom Beginn des Notfalls außerhalb der Klinik an gerechnet, war die Chance für eine Frau mit Herzstillstand, von Ersthelfern optimal versorgt, in der Klinik gut behandelt und anschließend gesund wieder nach Hause zu kommen, mit 12,5 Prozent um fast die Hälfte geringer als bei Männern mit Herzstillstand, bei denen die Wahrscheinlichkeit zu 20 Prozent bestand. „Vermutlich ist den meisten Menschen nicht bewusst, dass ein Herzstillstand bei Frauen genauso häufig vorkommen kann wie bei Männern. Zudem erkennen Frauen manchmal selbst nicht, wie dringlich ihre Beschwerden sind“, sagt der Kardiologe Hanno Tan, der die Studie geleitet hat.

Frauen leiden anders

Die Symptome eines beginnenden Herzstillstandes sind bei Frauen nicht so leicht zu erkennen wie bei Männern. Sie zeigen sich als Erschöpfung, Ohnmacht, Übelkeit oder Hals- und Kieferschmerzen, häufig sind Oberbauch- oder Rückenschmerzen. Männer klagen hingegen eher über typische Beschwerden wie Brustschmerzen, die in Kinn oder linke Schulter ausstrahlen.

Unterschiede in den Beschwerden und der Behandlung von Herzleiden standen am Beginn der Gendermedizin. Gerade die Kardiologie gilt als Paradebeispiel dafür, dass Frauen in der Medizin schlechter behandelt werden – und das trifft leider nicht nur auf den Herzstillstand zu. Für Frauen ist es auch weniger wahrscheinlich, dass ein Herzinfarkt bei ihnen erkannt wird, dass sie eine Koronarangiografie bekommen und dass ihre Kranzgefäße mit einem Ballonkatheter geweitet werden.

„Da ein Herzstillstand zumeist außerhalb der Klinik vorkommt, wäre schon viel damit erreicht, das Bewusstsein dafür zu wecken, dass dies bei Frauen ebenso vorkommt wie bei Männern", sagt Tan. „Weil es nur ein enges Zeitfenster gibt, in dem das Leben der Patienten gerettet werden kann, zählt jede Minute." Manchmal käme es nur darauf an, einen Notruf abzusetzen. Teilweise seien Unterschiede in der Versorgung allerdings auch gesellschaftlich begründet, etwa weil mehr ältere Frauen allein leben und deshalb später oder gar keine Hilfe bekommen. Kardiologe Tan ist jedoch davon überzeugt, dass sich die Verzögerungen und Defizite in Diagnose und Therapie innerhalb der Ärzteschaft leicht beheben ließen.

Diese Hoffnung, der im Jahre 2019 Ausdruck verliehen wurde, wirkt angesichts der jüngeren Medizingeschichte erstaunlich optimistisch, vielleicht gar realitätsfern. Schließlich macht die Gendermedizin schon seit mehr als 20 Jahren immer wieder darauf aufmerksam, wie viel Nachholbedarf gerade in der Kardiologie besteht, um Frauen so gut zu behandeln wie Männer.

Bereits 2006 hatten Ärztinnen auf dem „Ersten Weltkongress für genderspezifische Medizin" beklagt, dass Frauen in der Kardiologie „zu wenig berücksichtigt, zu wenig erforscht und zu schlecht behandelt" werden. Seitdem ist eine weitere Generation neuer Ärztinnen und Ärzte ausgebildet worden und hat in der Medizin Verantwortung übernommen – ohne dass sich für die Frauen viel zum Besseren verändert hätte.

STENTS – ZU VIEL DES GUTEN

Glaube versetzt nicht nur Berge, sondern hält auch Herzkranzgefäße elastisch. Anders lässt sich die Wirkung kaum erklären, die mit einer Scheinbehandlung verengter Koronararterien erzielt werden kann. Ärzte aus London berichteten davon, auch wenn in der Medizin statt von Glauben lieber vom Placebo-Effekt gesprochen wird – oder von einer positiven Erwartungshaltung, die Patienten schneller gesunden und ihr Leiden besser ertragen lässt[13].

Ein Team um die Kardiologin Rasha Al-Lamee hatte 200 Patienten mit Angina Pectoris in einer „Double-Blind"-Studie behandelt. Die „Brustenge" war bereits so weit fortgeschritten, dass die Stenose der verkalkten Kranzgefäße mehr als 70 Prozent betrug, die Adern aber nicht komplett verstopft waren. Der Hälfte der Herzpatienten wurde ein Stent in das eingeengte Gefäß gelegt. Die andere Hälfte wurde zwar auch für mindestens 15 Minuten sediert und bekam einen Katheter in die Leistenarterie – dieser wurde jedoch nach einiger Zeit wieder herausgezogen, ohne dass ein Drahtröhrchen in den Koronarien verankert wurde. Zu welcher der beiden Gruppen sie gehörten und ob sie einen Stent bekommen hatten oder nicht, wussten die Probanden ebenso wenig wie die Ärzte und Pfleger, die die Patienten anschließend betreuten.

Die Engstelle wurde durch den Stent erweitert und von innen offen gehalten, dennoch ging der Nutzen der drahtigen Gefäßstütze kaum über jenen der Placebo-Behandlung hinaus. Zwar konnten die mit Stent versorgten Patienten ein paar Wochen später ihr Herz länger belasten, ohne Beschwerden zu bekommen, doch der Unterschied zu den Teilnehmern ohne Stent fiel gering und daher statistisch nicht signifikant aus.

„Obwohl Stents den Blutfluss erleichtern können, führen sie bei stabiler Angina Pectoris überraschenderweise nicht zur zusätzlichen Verbesserung der Symptome", sagt Al-Lamee. „Das heißt allerdings nicht, dass nicht doch manche Patienten von dem Eingriff profitieren, besonders wenn ihre Gefäße vollständig blockiert sind." Es sei aber ein gedanklicher Kurzschluss, von der Erweiterung einer verengten Koronararterie darauf zu schließen, dass die Patienten anschließend weniger Beschwerden hätten.

„Diese Ergebnisse liefern gute Argumente dafür, es bei stabiler Angina Pectoris erst mal medikamentös zu versuchen", sagt Andreas van de Loo, Chef der Kardiologie am Marienkrankenhaus Hamburg. „Das ließ sich aus früheren Studien wie ‚Courage' schon ableiten und wird auch in den Leitlinien so empfohlen." Doch viele Ärzte halten sich nicht an diese Leitlinien, schließlich kann sich Deutschland mit dem fragwürdigen Titel des Weltmeisters der Herzkatheter-Eingriffe schmücken. Nirgendwo sonst werden im Verhältnis zur Bevölkerung so viele Kranzarterien geweitet und mit Drahtgeflechten gestützt – ohne dass die Menschen deshalb länger von einem Infarkt oder anderen kardialen Komplikationen verschont bleiben als in anderen Ländern mit guter medizinischer Versorgung.

Womöglich spielt auch der vermeintliche oder tatsächliche Patientenwunsch eine Rolle für die Überversorgung. „Wenn die Leute hören, dass sie eine 70-prozentige Stenose haben, wollen sie die doch geöffnet haben", ist van de Loo überzeugt. „Sonst rennen sie zum nächsten Kardiologen." Dabei ist der Stenteingriff alles andere als harmlos. Zwar ist der Zugang minimal-invasiv, doch Patienten müssen anschließend sechs bis zwölf Monate Medikamente zur Blutverdünnung einnehmen, womit – gerade bei älteren Menschen – ihr Blutungsrisiko steigt. Sogar Hirnblutungen können häufiger auftreten.

Mehr als 500.000 Aufdehnungen der Herzkranzgefäße werden jedes Jahr weltweit zur Behandlung einer stabilen Angina Pectoris vorgenommen. Dafür wurde der Eingriff mit dem Katheter ursprünglich entwickelt; Patienten sollten ihre Beschwerden genommen werden. Gründliche Analysen wie die „Courage-Studie" und die zitierte „Double-Blind"-Untersuchung haben jedoch gezeigt, dass der Nutzen des Eingriffs begrenzt ist.

Von nicht „verblindeten" Studien, in denen die Probanden wussten, ob sie einen Stent bekamen oder nicht, wurde hingegen immer wieder berichtet, dass die Gefäßstütze Beschwerden linderte und die Lebensqualität verbesserte. Das zeigt, mit welcher Macht subjektive Erwartungen die Genesung beeinflussen: „Patienten werden den tatsächlichen Eingriff für vorteilhafter halten und besser bewerten", sagt Kardiologin Rasha Al-Lamee. „Die Auswirkung der Gefäß-Aufdehnung wird überschätzt und der Scheineingriff wie eine unterlassene Behandlung gedeutet."

Die Medizin kennt erstaunliche Placebo-Effekte in allen Fachgebieten, vernachlässigt aber oft, wie wirksam eine Scheinbehandlung sein kann: Placebos in Tablettenform können Schmerzen um 30 bis 40 Prozent verringern. Placebo-Injektionen helfen umso besser, je größer die Spritze ist und je tiefer sie eindringt. Sogar Schein-Operationen wirken, auch wenn Chirurgen oftmals bestreiten, dass sich Eingriffe im Placebo-Vergleich überhaupt testen lassen.

Dabei haben Orthopäden schon 2002 gezeigt, dass die tatsächliche Kniespiegelung nicht mehr Linderung verschafft als eine Schein-Intervention am Gelenk und dass auch Rücken-Operationen häufig nur via Placebo-Effekt Schmerzen lindern. 2014 zeigte eine große Analyse, dass von mehr als 50 Interventionen – die meisten endoskopische Eingriffe – nur die Hälfte besser wirken als die konservative Behandlung.

Der langjährige Präsident der Berliner Ärztekammer, der Chirurg Günther Jonitz, hat vor Jahren vor „ritueller Chirurgie" und „Mic-Mac-Operationen" gewarnt – minimal-invasive Eingriffe mit maximalen Komplikationen, die aus überkommener Tradition und fehlender Einsicht vorgenommen werden, aber nicht zum Wohle der Patienten beitragen.

Die Untersuchung aus London weist darauf hin, dass auch die Koronarangiografie mit Stent-Einlage einen Großteil ihrer Wirkung aus dem Placebo-Effekt beziehen könnte und auf den Prüfstand gehört. „Mein Denken beeinflusst die englische Studie schon", sagt Kardiologe van de Loo. „Nach einem Stent-Eingriff will man das als Arzt ja auch so wahrnehmen, dass die Patienten zufriedener sind und einen aus Dankbarkeit anstrahlen."

HERUM-
DOKTERN
AM KNIE

Als Kinder im Fußballverein waren wir immer schwer beeindruckt: Wer mit einer Bandage oder einem Verband am Bein zum Training oder Punktspiel auflaufen konnte, durfte sich der Bewunderung der anderen sicher sein. Seht her, so die Botschaft, hier biss einer die Zähne zusammen und stellte sich trotz einer – offensichtlich schwereren – Blessur in den Dienst der Mannschaft. Besonders beliebt waren elastische Bandagen am Knie, die sich einfach überziehen ließen wie ein Strumpf. Es gab sie ausschließlich in diesem rosa-beigem Farbton, aber das schien keinen der jugendlichen Helden zu stören – obwohl in dieser Farbe nur die Unterwäsche der Großmütter gehalten war (und die Arjen Robben zum Gespött der Leute machte, als er in seiner Zeit beim FC Bayern im Schneetreiben rosa-beige Strumpfhosen trug).

Gelegentlich kam bei uns im Team der Verdacht auf, dass Bandagen nur aus modischen Gründen getragen wurden – wie später die bis zum Knöchel heruntergerollten Stutzen (was bald darauf verboten wurde), die Haarbänder, Ringe, Ohrringe und Halsketten (die bald überklebt werden mussten oder ebenfalls verboten wurden), nicht zu vergessen die Nasenpflaster in den 90er-Jahren und die bis heute beliebten Unterarm-Tattoos mit floralen Motiven oder asiatischen Schriftzeichen. Als wahrscheinlichste Erklärung für die Knie-Bandage blieb jedoch, dass sich manche Fußballkollegen an den Verband als eine Art Talisman gewöhnt hatten oder mit diesem Verwundetenabzeichen bei anderen Eindruck schinden wollten.

Was gegen Bandagen spricht

Wenn das Knie verletzt war oder noch instabil ist, können Bandagen dem Gelenk etwas Halt geben. Viel ist das nicht; wichtiger für den Träger ist wahrscheinlich der psychologische Effekt, sich mit dem straffen Stoff sicherer zu fühlen. Aus medizinischer Sicht sind Bandagen jedoch allenfalls für kurze Zeit zu empfehlen, denn sie verändern die Wahrnehmung über die Lage des Knies im Raum.

Nahezu überall im Körper – auch im Bereich der Gelenke – finden sich Rezeptoren, die über die Stellung von Fuß, Bein, Arm und Hand Auskunft geben. Über sen-

sible Nervenbahnen wird diese Information zum Gehirn weitergeleitet. Deshalb wissen wir auch mit geschlossenen Augen, ob der Fuß gerade nach unten hängt, die Knie angewinkelt sind und wohin die Hand zeigt. Diese Eigenwahrnehmung wird als Propriozeption bezeichnet und gibt die Tiefensensibilität wieder.
Zusätzlich gibt es Rezeptoren, die wiedergeben, welcher Druck, welche Spannung und welche Belastung auf Knochen, Gelenke und Gliedmaßen einwirkt. Je nach Bewegung wird die Muskelspannung entsprechend angepasst. Durch eine straffe Bandage wird diese körpereigene Wahrnehmung verfälscht und die Gegenreaktion der Muskeln sowie ihr Spannungszustand erfolgt womöglich überschießend oder im Gegenteil zu wenig ausgeprägt. Die Balance aus Anspannung und Entspannung gerät durcheinander. Bei plötzlicher Beschleunigung, Dehnung, einem Foul oder einem Sturz im Wettkampf kann die Gegenaktivität der Muskelgruppen falsch abgestimmt sein und es drohen Verletzungen. Deshalb: Bandagen allenfalls für kurze Zeit benutzen.

Ob die Bandage unseren jugendlichen Knien in südniedersächsischen Kreisligen genutzt oder geschadet hat, ist nicht überliefert. Inzwischen ist allerdings bekannt, dass ein Knie möglichst von Ärzten in Ruhe gelassen werden sollte. Das gilt besonders für chirurgische Eingriffe, für Spritzen und Manipulationen im Gelenkinnenraum – aber auch für die beliebten Bandagen.

VORSICHT VOR DER SPRITZE

Warum soll sich ein Land Orthopäden halten? Die Frage klingt auf den ersten Blick provokant, ist aber auch unter etlichen Ärzten populär. Okay, versuchen wir's eine Nummer kleiner: Könnte man nicht wenigstens auf die niedergelassenen Orthopäden verzichten? In Kliniken bräuchte es die Unfallchirurgen und Traumatologen zwar unbedingt, um nach Unfällen die Versehrten zu operieren, ihre Knochen zu schienen und dem Körper nach Verletzungen Halt zu verleihen. Aber Orthopäden, die an Schulter, Knie oder Rücken herumdoktern und damit die Beschwerden häufig nur verschlimmbessern, auf die würde so mancher Patient wohl verzichten können.

Beispiel Knie: Viele der Manipulationen, Injektionen und Spiegelungen tun dem Gelenk nicht gut, sondern richten mehr Schaden an, als dass sie Patienten nutzen. Bei Überlastungen, Fehlstellungen und Verschleiß kann das Knie zwar heftig schmerzen. Trotzdem ist es fast immer besser, keine Nadel und keinen Schlauch in das Gelenk zu schieben.

Wie heikel es sein kann, Substanzen ins Knie zu spritzen, zeigten beispielsweise Ärzte aus Boston vor wenigen Jahren[14]. Orthopäden und Rheumatologen der Tufts University hatten untersucht, wie sich Kortison-Injektionen bei Arthrose im Kniegelenk auswirken. Obwohl Kortison als eine Art Nordkorea unter den Medikamenten gilt, ist die Spritze mit dem entzündungshemmenden Wirkstoff unter vielen Ärzten populär, um Beschwerden bei Gelenkverschleiß beizukommen. Gerade wenn das Gelenk schmerzt, entzündet ist und sich ein Erguss bildet, setzen viele Orthopäden auf Kortison, weil es Schmerzen und Symptome kurzfristig lindern kann – also scheinbar Besserung bringt.

Der langfristige Nutzen der Therapie ist allerdings bescheiden. 140 symptomatische Patienten im Alter von durchschnittlich 58 Jahren bekamen in der US-Studie entweder alle drei Monate eine Injektion mit Kortison in das Gelenk – oder zum Vergleich in einer Art Scheinbehandlung Kochsalzlösung gespritzt. Nach zweijähriger Behandlung ging es den Patienten unter Kortison-Therapie keinesfalls besser; sie klagten vielmehr über ähnliche Beschwerden wie jene Kranken, die lediglich Salzlösung bekommen hatten. Auch die Beweglichkeit, Funktion des Knies und die Gehstrecke, die sie zurücklegen konnten, war bei den Patienten nicht besser, die Kortison bekamen.

Unnötige Injektionen

Ein schlechter Ruf – und trotzdem beliebt in der Fachwelt? Das schaffen in der Medizin neben Antibiotika wohl nur Kortison-Präparate. Corticoide, wie die Medi-

kamente korrekt heißen, werden von Hautärzten flächendeckend gegen Schuppenflechte und Co. angewendet, aber auch Internisten, Orthopäden und Rheumatologen verordnen die Arzneimittel häufig. Etliche Radiologen warnen allerdings vor Spritzen ins Gelenk, wie sie Patienten mit Arthrose gerne verabreicht werden. Sie sehen, dass gefürchtete Nebenwirkungen häufiger auftreten als lange angenommen wurde. Besonders Schäden an Knorpel und Knochen werden nach dieser Therapie oft beobachtet[15]. Diverse Ärzteteams haben sowohl selbst Daten erhoben als auch die Fachliteratur in einer Metaanalyse ausgewertet. Sie untersuchten fast 500 Patienten, die eine Corticoid-Injektion in das Knie- oder Hüftgelenk bekommen hatten. Bei acht Prozent der Teilnehmer kam es in der Folge zu Komplikationen, darunter waren vier Prozent der Probanden mit Kniearthrose, zehn Prozent mit Hüftarthrose. „Wir haben unseren Patienten immer erzählt, dass ihnen diese Injektionen nicht schaden", sagt Ali Guermazi, Radiologe von der Tufts University in Boston. „Jetzt müssen wir zugeben, dass sie nicht so sicher sind, wie wir dachten."
Seit Jahren ist bekannt, dass die Injektionen in Knie, Hüfte oder Schulter mit dem Risiko einer Gelenkinfektion einhergehen. Eine Infektion kann im kaum durchbluteten Innenraum der Kapsel schlecht behandelt werden. Obendrein drohen Schäden durch die Corticoide selbst. So kann es durch die Spritzen zu einer schneller fortschreitenden Arthrose kommen, woraufhin der Gelenkspalt kleiner wird – das Gelenk wird schmerzempfindlicher und Bewegungen fallen schwerer. Zudem sind infolge der Corticoid-Injektionen Frakturen in der Nähe des Knorpels wahrscheinlicher und sogar eine Osteonekrose droht, wie das Absterben von Knochengewebe genannt wird. All dies trägt zur schnellen Zerstörung des Gelenks bei – und ist meist mit Schmerzen und eingeschränkter Beweglichkeit verbunden.

Der Radiologe Ali Guermazi fordert, dass die Argumente pro und contra Injektion gründlicher mit Patienten diskutiert werden. „Bisher ist das nicht der Fall und kritische Worte über die Komplikationen hört man kaum." Ein unhaltbarer Zustand, findet das Team aus Boston, denn Ärzte greifen immer häufiger zur Spritze, um Patienten mit Gelenkschmerzen bei Arthrose zu behandeln. Wissenschaftler schätzen, dass weltweit täglich 1000 solcher Injektionen ins Gelenk vorgenommen werden.

„Bei Schmerzen sind Corticoid-Spritzen ins Gelenk gar nicht indiziert", sagt Marcus Schiltenwolf, Experte für konservative Orthopädie am Universitätsklinikum Heidelberg. „Es gibt dafür keinen Wirksamkeitsnachweis, trotzdem wird es immer wieder gemacht." Einzig bei einem Erguss als Zeichen eines Reizes seien die Spritzen bewährt und könnten kurzfristig Linderung verschaffen. „Für maximal sechs Wochen ist das hilfreich, dann bildet sich der Reiz zurück", sagt Schiltenwolf. „Mit schonender Bewegung und Gewichtsabnahme würde er das aber auch von alleine." Schließlich sei Arthrose ein episodisch entzündlicher Prozess in Schüben. Zudem liegt die Medikamentendosis in der Spritze oft über den empfohlenen Werten. „Wenn schon injiziert wird, sollte man sich auch an die richtige Menge halten", sagt Schiltenwolf.

Kernspinaufnahmen zeigten zudem einen weiteren relevanten Unterschied: Bei jenen Patienten, die über zwei Jahre Kortison bekommen hatten, war der Knorpel stärker geschrumpft als in der Vergleichsgruppe. Geht der Knorpel zurück, ist dies ein Indiz, dass sich die Arthrose verschlimmert. „Unsere Ergebnisse sprechen nicht dafür, Patienten mit Knie-Arthrose mit Kortison zu behandeln", sagt Timothy McAlindon, der Hauptautor der Studie. Zwar sei nicht auszuschließen, dass während der dreimonatigen Behandlungspausen die Beschwerden etwas nachgelassen hätten. Doch insgesamt sei mittel- und langfristig kein Vorteil für Patienten zu erkennen – im Gegenteil.

Eine Entzündung im Knie zu behandeln, klingt theoretisch sinnvoll. Schließlich lösen entzündliche Prozesse und die in der Folge aktivierten Immunzellen einen Umbau des Gewebes aus, wodurch die empfindliche Gelenkinnenhaut und der Knorpel schneller degenerieren. Aber gerade die Behandlung mit Kortison trägt offenbar dazu bei, dass der körpereigene Schutz und die Dämpfung im Knie geschwächt werden. „Wahrscheinlich geht der Knorpelverlust auf eine Nebenwirkung der Kortisonspritzen zurück", vermuten die Autoren. Erst kürzlich zeigte sich bei Knie-Patienten im Röntgenbild, wie sehr sich der Knorpel im Verlauf dieser Behandlung zurückbildet; ein Vorgang, der nicht mehr reversibel ist[16]. „Kortison hilft definitiv nicht in der Behandlung einer Knie-Arthrose", sagt Peer Eysel, Chefarzt der Orthopädie und Unfallchirurgie am Universitätsklinikum Köln. „Das Mittel greift den Knorpel an und kann ihn dauerhaft zerstören. Allenfalls kurzfristig wird dadurch Linderung erreicht, aber das ist rein symptomatisch wie bei Schmerzmitteln."

Eysel erinnert sich an einen fast 80-Jährigen, der am nächsten Tag zu einer Kreuzfahrt aufbrechen wollte und akute Beschwerden im Knie bekam. In diesem Fall entschieden sich die Ärzte für die Injektion. „Dem haben wir eine Spritze gegeben, aber das sollte die absolute Ausnahme bleiben", sagt der Klinikchef. „Schließlich steigt mit jeder Spritze ins Knie das Infektionsrisiko – und bei Kortison erst recht, weil es die Immunabwehr schwächt."

Eine Entzündung im Gelenk ist gefährlich, weil sie Knorpel und Knochen zerstören kann und sich aufgrund der geringen Durchblutung schlecht medikamentös behandeln lässt. Einer Linderung der Beschwerden steht das Risiko einer dauerhaften Schädigung des Gelenks gegenüber. Die meisten Patienten können die Gefahr nicht abschätzen und sind erleichtert, wenn die Schmerzen endlich nachlassen.

Falls überhaupt, bringen Injektionen ins Knie mit Kortison oder Hyaluronsäure allenfalls kurz Linderung; auf Dauer steigt das Risiko für Beschwerden. Zudem muss steril gearbeitet werden, denn Entzündungen des Gelenks sind schwer zu behandeln und heilen schlecht aus. Im Extremfall droht sogar eine Gelenkversteifung.

SPIEGELUNG ÜBERFLÜSSIG

Die Orthopäden selbst kamen auf die originelle Idee: Wegen der immer wieder auftretenden gravierenden Nebenwirkungen von Manipulationen am Knie wollten sie eine Studie starten, um den Nutzen des Blicks ins Knie einschätzen zu können. Ihre Analyse der Arthroskopie, nunmehr etwa 20 Jahre alt, hat Aufsehen erregt. Im Jahre 2002 zeigte Bruce Moseley aus Houston, dass die unter Medizinern populäre Spiegelung am Knie bei Arthrose genauso viel – oder sollte man besser sagen: wenig – bringt wie ein Scheineingriff[17]. Da der Beitrag im „New England Journal of Medicine", der weltweit angesehensten Fachzeitschrift für Ärzte, erschien und einen beliebten Eingriff der Orthopäden in Frage stellte, schlug er in der medizinischen Fachwelt vehement ein.

Der Knochenspezialist aus Texas hatte 180 Arthrose-Patienten in drei Gruppen eingeteilt. Bei einem Drittel wurden mit dem Endoskop, also per Spiegelung, zunächst überstehende Knochenwülste abgefräst, anschließend polierten die Ärzte das Gelenk und spülten es. In der zweiten Gruppe wurde hingegen nur gespült – unter Orthopäden heißt dieser Vorgang „Lavage" oder passenderweise „Gelenktoilette". Bei der dritten Gruppe schließlich ritzten die Ärzte die Haut am Knie lediglich oberflächlich an und die Spülgeräusche kamen vom Band.

Innerhalb der ersten beiden Wochen nach dem Eingriff besserten sich in allen drei Gruppen die Beschwerden zwar ein wenig – am stärksten allerdings peinlicherweise in der Placebo-Gruppe. Doch schon nach eineinhalb Monaten nahmen die Symptome aller Patienten wieder zu. Sowohl nach einem halben Jahr als auch nach einem und zwei Jahren war die Pein im Knie bei allen Patienten ähnlich stark wie zuvor. Die Scheinoperation war also genauso „erfolgreich" wie der tatsächliche Eingriff. In der beschönigenden Erinnerung mag dennoch der Eindruck überwiegen, dass die Spiegelung geholfen hat. Schließlich litten die Patienten direkt nach der Intervention ja etwas weniger unter Beschwerden.

„Die Kernbotschaft lautet: Wenn der Knorpel einmal kaputt ist, ist er kaputt – das ist finales Gewebe", sagt Orthopäde Eysel und weist auf andere fragwürdige Methoden hin, mit denen manche Ärzte die Schmerzen im Gelenk lindern wollen. „Knochenteile anzubohren in der Hoffnung, dass sich durch diesen Reiz Ersatzknorpel bildet, bringt genauso wenig wie mechanisches Anrauen per Laser oder andere Manipulationen. Die Entwicklung der Arthrose lässt sich dadurch nicht aufhalten."

Allenfalls bei Bewegungseinschränkungen und Blockaden, freien Knochenstücken im Gelenk oder einem symptomatischen Meniskusriss ist die Spiegelung nötig. In den vergangenen Jahren war die Mehrzahl der Arthroskopien, Experten sprechen von bis zu 80 Prozent, jedoch schlicht überflüssig. „Durch die immer bessere Auflösung im Kernspin ist es nicht mehr nötig, zu arthroskopieren, um einfach mal nachzusehen, was los ist", so Eysel. Der ärztliche Impuls, sich mit einem Blick durchs Endoskop ein Bild zu machen, ist zwar verständlich, angesichts der möglichen Gefahren durch eine Infektion und des geringen Nutzens jedoch riskant.

Durch eine ähnliche Untersuchung wurde die oben geschilderte Placebo-Studie einige Jahre später übrigens bestätigt. Weil fast jeder zehnte Erwachsene gelegentlich über Kniebeschwerden klagt, empfahlen Ärzte ihren Patienten auch weiterhin häufig eine Arthroskopie. Der Innenraum des Knies wurde gespült, Knochenwülste wurden abgefräst und Knorpel glattgehobelt. Orthopäden aus Kanada zeigten 2008 erneut, dass der Eingriff wenig nützt. „Diese Studie beweist definitiv, dass die Arthroskopie nicht mehr bringt als Krankengymnastik und Medikamente", sagte der Mediziner Brian Feagan seinerzeit[18].

Trotzdem hatte (und hat) die Arthroskopie den Ruf, als minimalinvasiver Eingriff und sogenannte Schlüsselloch-Chirurgie schonend und unkompliziert zu sein. „Wir müssen erkennen, dass hier etwas nicht funktioniert, und die Ergebnisse offen diskutieren", sagt der kanadische Sportmediziner Bob Litchfield. „Wenn die Technik den Patienten nichts nützt, sollten wir uns etwas anderes überlegen. Dazu ist das Geld im Gesundheitswesen zu kostbar."

Für die Untersuchung hatten Ärzte seinerzeit bei 86 Patienten mit chronischen Kniebeschwerden den Eingriff vorgenommen. Weitere 86 Patienten wurden zwölf Wochen lang nur mit Krankengymnastik und anschließend mit Medikamenten behandelt. Zwei Jahre später zeigte sich keinerlei Unterschied zwischen beiden Gruppen. Nach Selbsteinschätzung der Patienten waren in der Gruppe, die operiert wurde, weder die Schmerzen geringer, noch war die Funktionstüchtigkeit besser.

Für Ärzte ist es eine Herausforderung, zu erkennen, welche Patienten von dem Eingriff profitieren. Ist ein Kreuzband gerissen oder ein Stück Knorpel blockiert das Gelenk, kann eine Arthroskopie angeraten sein. Liegt hingegen „nur" eine Arthrose vor oder andere Abnutzungserscheinungen des Gelenks, ist der Eingriff nicht angemessen.

Allerdings zeigten Orthopäden auch, wie sehr die Blickdiagnose täuschen kann: Etliche Patienten, bei denen in Kernspin-Aufnahmen große Einrisse im Meniskus zu erkennen waren, hatten keinerlei Beschwerden. Andere, deren Gelenk-Innenleben intakt erschien, klagten hingegen über starke Schmerzen. Sich ein Bild zu machen, hilft in der Medizin längst nicht immer weiter.

Dass es trotz früher Zweifel, massiver Kritik und hochwertiger Studien, die den Nutzen der Kniespiegelung widerlegten, in Deutschland bis November 2015 gedauert hat, bis die Arthroskopie bei Knie-Arthrose als Kassenleistung ausgeschlossen wurde, ist wohl nur mit Lobby-Interessen und anderen Absurditäten des Gesundheitswesens zu erklären. „Für die untersuchten arthroskopischen Verfahren bei Kniearthrose konnte im Vergleich zu Scheinoperationen oder einer Nichtbehandlung kein Nutzenbeleg gefunden werden", teilte das zuständige Gremium, der Gemeinsame Bundesausschuss, seinerzeit als Begründung mit. Zuvor hatten sich viele Orthopäden vehement dagegen gewehrt, dass ihnen der Eingriff nicht mehr vergütet werden sollte.

Was bei Kniebeschwerden hilft

Sollten Orthopäden das Knie also in Ruhe lassen und die Patienten darauf vertrauen, dass sich die Beschwerden mit der Zeit geben, ohne jede Intervention? Auch bei Rückenschmerzen wissen erfahrene Ärzte schließlich, dass sie zu mehr als 90 Prozent von allein wieder verschwinden und weder Röntgen, Spritzen noch Operationen nötig sind. „Bei Kniebeschwerden hilft am besten, Gewicht zu reduzieren und die Belastung anzupassen – zum Beispiel zu radeln anstatt zu joggen", rät Orthopäde Eysel. „Bewegung und ab und zu ein Schmerzmittel verschaffen Linderung. Gegenüber Eingriffen sollte man hingegen zurückhaltend sein, die bringen meist nichts."

Erst als letzter Schritt kommt bei dauerhaft starken Symptomen ein künstliches Kniegelenk infrage. Das kann helfen, wenn alle anderen Methoden nicht mehr nutzen. Nach der Operation hilft Physiotherapie und geduldiges Üben, sodass nach einigen Monaten wieder ausführliche und vor allem schmerzfreie Bewegungen möglich sind.

Ansonsten gilt: Lass mein Knie, Doc. Allerdings bringen Fehlanreize, die Übertherapie von Privatpatienten und Individuelle Gesundheitsleistungen („IGeL") Kranke in Gefahr, dass weiterhin zu viel mit ihren Gelenken angestellt wird. „Die Überversorgung ist sicher ein Problem", sagt Eysel. „Das hiesige System hat Vor- und Nachteile, ist mir aber immer noch lieber als in England, wo viele Patienten unterversorgt sind und manchmal lange warten müssen, bis ihnen geholfen wird."

ÜBERS KNIE GEBROCHEN

Wahrscheinlich ist die Erklärung ganz einfach. Es muss wohl an den Bergen liegen, den Schlössern mit ihren Treppen und Türmen und den anderen Freizeitangeboten in Bayern. Ständig dieses Kraxeln und Steigen, das geht natürlich schwer auf die Gelenke. Dazu die chronische Dominanz im Fußball und in anderen Sportarten – und natürlich die Skifahrer nicht zu vergessen! Allerdings drohen Arthrose, Meniskusschaden und Gelenkverschleiß als Schattenseiten von Freizeitspaß, sportlichem Erfolg und Höhenfieber.

Wie soll man es sonst verstehen, dass nirgendwo in Deutschland den Menschen so viele Knie-Prothesen eingesetzt werden wie im weiß-blauen Freistaat? An zweiter Stelle im bundesweiten Vergleich folgt Thüringen, das im Vergleich zu Bayern allerdings nur mittelmäßige Höhenzüge aufzuweisen hat. Medizinisch sind die regionalen Unterschiede in der Versorgung mit einem künstlichen Gelenk jedenfalls nicht zu erklären.

Daten des Statistischen Bundesamtes zeigen erstaunliche Entwicklungen, was den operativen Einbau künstlicher Kniegelenke angeht. So ist die Anzahl der Knieprothesen-Eingriffe deutschlandweit von 2013 bis 2016 um immerhin 18,5 Prozent gestiegen. Während 2013 etwa 142.000 Patienten erstmals ein künstliches Kniegelenk erhalten haben, waren es im Jahr 2016 schon fast 170.000 Menschen.

Noch auffälliger als der bundesweite Anstieg sind die Unterschiede zwischen den Bundesländern; die Operationsrate variiert um das 1,7-Fache. Die höchste Rate findet sich in Bayern. Hier ist die Wahrscheinlichkeit, eine Knieprothese zu erhalten, um 70 Prozent höher als in Berlin und den meisten neuen Bundesländern, aber auch als in Hamburg, Bremen oder dem Saarland. Unter den 10 Landkreisen in Deutschland, in denen die meisten Knieprothesen eingesetzt werden, finden sich 8 aus Bayern, das sind Regen, Dillingen, Amberg-Sulzbach, Altötting, Tirschenreuth, Straubing-Bogen, Bayreuth und Hof. Das Risiko, eine Knieprothese zu bekommen, ist in diesen Regionen dreimal so hoch wie in den Landkreisen Potsdam, Karlsruhe, Trier, Rostock oder Freiburg, die am anderen Ende der Skala stehen.

Wer sich die bunt gescheckte Deutschlandkarte intensiver ansieht, in der jene Landkreise, in denen besonders häufig am Knie operiert wird, dunkler eingefärbt sind, dem fallen die markierten Grenzen Bayerns ins Auge, die sich von den helleren Kreisen in Baden-Württemberg und Hessen abheben. Kümmern Kniebeschwerden und der Drang zum chirurgischen Eingriff sich etwa um politische Grenzen?

„Finanzielle Anreize für Kliniken und niedergelassene Ärzte beeinflussen die Häufigkeit von Knieoperationen", betonen gleich mehrere Orthopäden, Klinikchefs und Ökonomen, wenn sie auf die Unterschiede angesprochen werden. „Knieprothesen-Operationen sind finanziell attraktiv und gut planbar." Innerhalb der Kliniken gelten orthopädische Abteilungen oft als „Cash Cows“, die das Defizit anderer Abteilungen wieder ausgleichen sollen. Zudem sind wichtige Fallpauschalen für den Gelenkersatz von 2013 bis 2016 von etwa 7200 Euro auf 7900 Euro gestiegen, sodass der Eingriff noch lukrativer geworden ist.

„Leider gibt es in der Heilkunde oft einen unseligen Zusammenhang von Angebot und Nachfrage“, sagt Hartwig Bauer, ehemaliger Präsident und Generalsekretär der Deutschen Gesellschaft für Chirurgie. „Da muss man sich schon fragen: Was ist da noch Medizin, was Marktwirtschaft?“ Wie bei anderen Eingriffen wie Kaiserschnitt, Rückenoperationen oder der Entfernung der Mandeln deutlich wurde, sind oft andere Motive für die geografischen Unterschiede in der OP-Häufigkeit entscheidend als das Patientenwohl. „Manche Ärzte stellen die Indikation großzügiger und operieren dann schneller“, sagt Bauer. „Immer wieder haben Stichproben gezeigt, dass zu wenig oder zu kurz konservativ behandelt und zu rasch zum Skalpell gegriffen wurde.“

Vorsicht vor Belegärzten

Ein weiterer Faktor könnte die regionale Ungleichheit unter dem Messer wie auch den Anstieg der Fallzahlen erklären: Zahlreiche Kliniken haben in der Vergangenheit Verträge mit Honorar-, Konsiliar- und Belegärzten geschlossen. Niedergelassene Orthopäden weisen dann ihre eigenen Patienten einer bestimmten Klinik zu und operieren sie dort. Die Klinik profitiert davon, weil die Patienten dorthin kommen und nicht eine andere Klinik aufsuchen. Der Orthopäde schafft sich auf diese Weise seinen eigenen Kundenstamm in der Klinik und erhält zudem für die Operation ein attraktives Honorar. Der Fehlanreiz liegt auf der Hand, da ökonomische Motive sowohl das Verhalten des Arztes als auch die Belegungspraxis der Klinik beeinflussen. Kritiker sprechen schon lange von einem „wunden Punkt des Gesundheitswesens“, der politisch längst hätte korrigiert werden müssen.

„Beide Seiten sichern sich so die attraktiven Prothesenpatienten“, sagt Hartwig Bauer. „Wenn private Klinikkonzerne oder Krankenhausketten dann noch ihr Material günstig einkaufen, senken sie die tatsächlichen OP-Kosten, bekommen aber die volle Pauschale – und Honorararzt wie Klinik profitieren davon." Erst seit Kurzem soll das Antikorruptionsgesetz im Gesundheitswesen verhindern, dass sich Honorarärzte auf Kosten der Patienten einen finanziellen Vorteil verschaffen und bis zur Hälfte der Fallpauschale für die Operation einstreichen, die sie selbst empfohlen haben. Zwar haben einige Kliniken ihren Honorarärzten gekündigt, Chirurg Hartwig Bauer weiß bisher aber nichts davon, dass es rechtskräftige Urteile gegen die verbreitete Praxis gegeben hätte.

Der Einsatz eines künstlichen Kniegelenks kann nötig werden, wenn die Knorpelschicht im Knie durch Verschleiß und Abnutzung so zerstört ist, dass die daraus folgende Arthrose starke Beschwerden verursacht. Das Gelenk kann sich in der Folge immer wieder entzünden. Laufen, Gehen und sogar Stehen tun weh. Auch bei Arthritis, groben Fehlstellungen, Verletzungen und Krebsleiden ist manchmal ein Gelenkersatz nötig.

Neben Fehlanreizen im Gesundheitswesen könnte es allerdings auch an den gestiegenen Ansprüchen mancher Patienten liegen, dass die Operation zum Gelenkersatz zunimmt. „Dass die Menschen älter werden, erklärt den deutlichen Anstieg der Eingriffe allein zwar nicht", sagt Chirurg Bauer. „Trotzdem darf man nicht vergessen, dass immer mehr Menschen auch mit Mitte 70 noch schmerzfrei radeln oder skifahren wollen und von der Medizin erwarten, dass sie ihnen diese Bedürfnisse prompt und umfassend erfüllt." Der Wunsch nach Fitness und gleichbleibender Mobilität bis ins hohe Alter trägt deshalb mit dazu bei, dass Patienten den Nutzen und die Erfolgsaussichten der Operation zum Gelenkersatz überschätzen.

Es ist auf alle Fälle sinnvoll, den Gelenkersatz möglichst lange hinauszuzögern – das gilt besonders für jüngere Menschen. So liegt das Risiko für Männer, die jünger als 55 Jahre waren, als sie ihre erste Gelenkprothese bekommen haben, bei 35 Prozent, dass sie sich erneut einer Operation unterziehen und ein neues Gelenk bekommen müssen. Deshalb sollten gerade bei „jüngeren" Patienten unter 60 zunächst die konservativen Möglichkeiten der Therapie ausgeschöpft werden. Dazu gehören bei Fettleibigkeit eine deutliche Verminderung des Gewichts, um das Gelenk zu entlasten, sowie regelmäßig Physiotherapie, um die Muskulatur zu stärken. Schmerzmittel sind keine Dauerlösung, lindern aber kurzfristig die ärgsten Beschwerden.

„Oft ist vor einer Operation Aufklärung und Information der Patienten unzureichend", sagt die Hamburger Gesundheitswissenschaftlerin Ingrid Mühlhauser. „Es wird zu wenig über andere, konservative Möglichkeiten der Behandlung informiert und über das, was an Nutzen und Schaden von einem Eingriff zu erwarten ist." Mühlhauser hat mit ihrem Team gezeigt, dass Aufklärungsbögen in Kliniken oftmals nicht alle relevanten Informationen enthalten und Kranke womöglich zu Eingriffen und Untersuchungen gedrängt werden, die sie – besser informiert – vielleicht ablehnen würden[19].

Zusammen mit anderen Wissenschaftlern hat Mühlhauser auch untersucht, wie irreführend Beipackzettel formuliert sind und dass daraus nur selten zu erkennen ist, wie oft Nebenwirkungen oder Komplikationen zu erwarten sind[20]. „Patienten sind arm dran und manchmal völlig hilflos", so die Gesundheitsexpertin. „Nach einem Aufklärungsgespräch ist ja oft unklar, ob die Kranken wirklich verstanden haben, was auf sie zukommt." Wenn Ärzte und Kliniken dann noch aus anderen Gründen zur Operation oder anderen Therapien drängen, bleibt das Patientenwohl leicht auf der Strecke.

MUNDPROPA-GANDA – VON KLAMMERN, BRACKETS UND BLEECHING

Die Zahnärztin meines Vertrauens ist zufrieden: keine Krater, Lücken oder Löcher. Karius und Baktus haben keine Unterkunft in meiner Mundhöhle. Und das Zahnfleisch bleibt, wo es sein soll. Ich werde gelobt, weil sie meinem Mund offenbar ansieht, dass ich Zahnseide benutze. Umgekehrt lobe ich sie, wann immer die Rede auf Zahnärzte kommt, weil sie keinen Schnickschnack empfiehlt, obwohl sie in München praktiziert. „Sie können zufrieden sein", sagt die Zahnärztin. „Das sieht gut aus."

Ich habe Glück mit meinen Zähnen. Nachdem die Milchzähne draußen waren, bekam ich mit Anfang 30 überhaupt das erste Mal wieder Zahnschmerzen. 15 Jahre lang war ich nicht beim Zahnarzt gewesen. In der Pubertät habe ich mir eine Zeit lang gar nicht die Zähne geputzt, aber dafür auf einem Holz gekaut, weil ich gelesen hatte, dass manche Volksgruppen in Afrika das so machen und es besser für die Mundhygiene sei als Zahnpasta. Erst mit 33 erhielt ich meine erste Füllung. Inzwischen sind es ein paar mehr, aber nichts Ernstes. Noch immer habe ich keine Krone, keine Brücke, kein Implantat, dafür ziemlich gesunde, regelmäßige Zähne. Und keinerlei Beschwerden.

Meine gut erhaltenen Zähne sind an diesem Punkt wichtig, denn ich will mich beraten lassen in Sachen Ästhetik. Ein strahlendes, weißes Lächeln, das wäre doch was! Mehr Glamour in der Mundhöhle! Schließlich lassen sich immer mehr Menschen ihre gesunden Zähne aufpolieren, bleichen und verschönern. Ein ganzer Industriezweig ist daraus geworden. Ärzte kleben Zierleisten auf wie künstliche Fingernägel oder reißen intakte Zähne aus, wenn sie nicht von geradem Wuchs sind. Individueller sieht der Patientenmund dadurch nicht aus, eher gleichförmiger.

Unter Jungschauspielern und Models ist es üblich geworden, sich „die Zähne machen" zu lassen, als müsse man sich für das Naturprodukt schämen. Mehr als 20.000 Euro können fällig werden für eine Überarbeitung der Frontreihen. Auch deshalb schießen Zahnkliniken in Polen, Ungarn und Rumänien aus dem Boden. Oftmals bieten sie im Vergleich zu hier Discountpreise an – aber nach Angaben deutscher Zahnärzte auch schlechtere Qualität.

Der erste Zahnarzt, den ich besuche, hat eine Privatpraxis in Stuttgart, Innenstadtlage, aber nicht protzig, Schwerpunkt „Ästhetische Zahnheilkunde". Ich gebe Namen und Beruf an und dass ich gesetzlich versichert bin, obwohl der Arzt nur Privatpatienten behandelt. Muss ich halt selbst zahlen. Als ich meinen Wunsch („schönere Zähne", „strahlendes Lächeln") vorbringe, sagt er auf Schwäbisch: „Erst mal untersuchen."

Das klingt nach solidem Handwerk. Fast eine Stunde lang beklopft er Zähne, lotet Zahnfleischtaschen aus, stochert in Kauflächen herum. Danach wird es ernst. Ich sei zwar wegen der Ästhetik hier, aber vorher müsse der Mund „gründlich saniert" werden. Klingt nach Großbaustelle. Mein Biss sei schief, dem Kiefergelenk drohe Arthrose, ein paar kariesanfällige Stellen müsse man im Auge behalten und mein Zahnfleisch mache ihm Sorgen. Schon skizziert er den Behandlungsplan. „Danach reden wir über die Optik, die soll nicht zu kurz kommen." Was hatte meine Zahnärztin gesagt: Sieht gut aus, ich könne zufrieden sein?

Ich fühle mich plötzlich wie ein zahnmedizinischer Notfall, wende aber zaghaft ein, dass ich seit Jahren keine Beschwerden habe. „So schlimm ist es ja auch nicht", sagt der Zahnarzt. „Sie haben sogar überdurchschnittlich gute Hartsubstanz wie nur wenige in Ihrem Alter. Aber Karies und Parodontose könnten in zwei, drei Jahren auftreten. Schrägbiss und Verschleiß am Kiefergelenk machen vielleicht in zehn oder 20 Jahren Beschwerden, vielleicht nie. Prophylaxe ist alles." Ja was nun? Eine Sofortsanierung, so aufwendig, dass dagegen Stuttgart 21 wie eine Zahnsteinentfernung wirkt, oder erst mal abwarten?

Der Mann ist mir suspekt. Zunächst dramatisiert er meine nicht vorhandenen Beschwerden, auf Nachfrage ist dann alles halb so schlimm. Ich überdenke seinen Vorschlag, sage ich zum Abschied. Klar, sagt er, und es klingt fast entschuldigend, Bleaching und andere ästhetische Verfahren seien natürlich ohne Vorbehandlung möglich, da könne ich mich kurzfristig melden.

Wenn man ihm nicht primär ökonomische Motive unterstellen will, kann man diesem Zahnarzt zugutehalten, dass auch Meinungsführer seines Fachs oft nicht wissen, was gut und haltbar für den Mund ist. Wer die kritische Überprüfung von Diagnose- und Therapiekonzepten fordert, hat es in der Humanmedizin zwar auch nicht leicht. Oft gehen Industrieinteressen vor Patientennutzen. Aber seit 30 Jahren wird unter dem Schlagwort „Evidenzbasierte Medizin" darauf gepocht, dass angebliche Vorteile für Patienten wissenschaftlich nachgewiesen werden müssen. In der Zahnmedizin gibt es diese kritischen Ansätze, die seriöse Beweise für das tägliche Tun fordern, kaum. In den Mund kommt, was gefällt und was sich rechnet.

So ist es beispielsweise fraglich, ob die seit Jahren verschraubten Implantate tatsächlich Langzeitvorteile für Patienten bieten. Und die wenigen kritischen Zahnärzte beklagen, dass ihre Kollegen mehrheitlich Zahnersatz und nicht Zahnerhalt zum Ziel haben. Hat eigentlich jemand untersucht, ob es sinnvoll ist, Generationen von Pubertierenden zu verklammern? Als ein Zahnarzt nach der Amalgam-Hysterie bei Zahnmedizin-Professoren nachfragte, welche Füllung sie empfehlen, legte sich jeder auf ein anderes Material fest. Ein Zahnärztefunktionär riet sogar zu der weniger haltbaren billigeren Füllung, obwohl diese im Standardlehrbuch als ungeeignet beschrieben wird.

Macht nichts, denn viele Zahnärzte „stellen sich fachlich so auf, dass der mögliche Misserfolg im ersten Tätigkeitsschwerpunkt (Prophylaxe, Parodontologie, Endodontie) innerhalb der Praxis durch ein zweites Standbein aufgefangen werden kann (Implantologie, Prothetik)", wie der Frankfurter Zahnarzt Paul Schmitt die Strategie einiger seiner Kollegen beschrieb.

In meinem Fall kommt zwei Wochen später aus Stuttgart die Rechnung: 180,92 Euro. In allen Positionen hat der Arzt den 3,5-fachen statt des 2,3-fachen Honorarsatzes berechnet. 3,5-fach wird bei außergewöhnlichem Aufwand verlangt, wie Privatpatienten wissen. Ich frage nach. Er schreibt von „erhöhtem Zeitaufwand bei unklarem Befund“. Ist der Befund bei neuen Patienten nicht immer unklar? Zudem sei eine „ausführliche Untersuchung“ aufgrund „sehr schwieriger Symptomatik“ nötig gewesen. Schwierige Symptomatik? Ich hatte keine Beschwerden und „überdurchschnittlich gute Hartsubstanz“.

Seine Antwort folgt: „Sie waren 1.30 h bei mir und bekamen eine Rechnung über 180,- Euro. Macht einen Stundensatz von 120 Euro. Das ist unwirtschaftlich. Gerne storniere ich Ihre Rechnung und schicke Ihnen eine mit einem angemessenen, betriebswirtschaftlichen Stundensatz.“ Ist es mein Problem, welche wirtschaftlichen Kriterien er für seine Praxis in Stuttgarts Bestlage anlegt? Er muss jedenfalls nicht meinen Befund aufblähen, um 3,5-fach abzurechnen. Von wegen Transparenz im Gesundheitswesen und Arzt-Patient-Beziehung. Unsere hat gelitten, weil ich aufgeklärt werden wollte. Wenn ein Installateur goldene Wasserhähne berechnet, aber Blech montiert, würde ich auch nicht Gold, sondern Blech bezahlen. Wo ist also das Problem? Und vor allem: Wo bekomme ich jetzt ein schöneres Lächeln her?

Die Ossis sind öfter beim Zahnarzt

Wenn es mit blühenden Landschaften im Osten schon nicht hingehauen hat, könnte es wenigstens mit dem strahlenden Lächeln etwas werden. So lässt sich die Auswertung verstehen, die dem 2019 vorgestellten „Zahngesundheitsatlas“ der Krankenkasse Barmer zugrunde liegt. Die Analyse von 9,4 Millionen Versicherten zeigt, dass Ostdeutsche regelmäßiger zum Zahnarzt gehen als Westdeutsche. Womöglich sind noch immer „systematische Unterschiede“ in Gesundheitssystemen der DDR und der alten Bundesrepublik der Grund – sowie „eine entsprechende Sozialisierung“, so die Autoren des Reports.

Spitzenreiter sind die Sachsen, von denen 77,1 Prozent der Erwachsenen im Jahr 2017 mindestens einmal beim Zahnarzt waren, gefolgt von den anderen ostdeutschen Bundesländern. Die Westdeutschen sind seltener beim Zahnarzt; Schlusslicht ist das Saarland, wo im Jahr 2017 nur 65,2 Prozent einen Dentisten aufgesucht haben.

„Gründe für die Unterschiede kennen wir nicht", sagt Michael Walter von der TU Dresden, der an der Studie beteiligt war. Seine Erklärung klingt, als habe sich das Fachchinesisch der Dentisten in einer Zahnspange verhakt: „Möglich wären tradierte Inanspruchnahmemuster, verschiedene Präventionsaffinitäten und ein unterschiedlicher Stellenwert des Bonussystems." Die Ostdeutschen seien es halt gewohnt, Termine einzuhalten, soll das übersetzt heißen. Zudem sei ihnen das Prinzip der Vorsorge vertrauter. Vielleicht bekommen Patienten in den neuen Bundesländern deshalb mehr Füllungen und öfter die Zähne gezogen. Bei Wurzelbehandlungen und kieferorthopädischer Therapie lässt sich hingegen kein Ost-West-Unterschied feststellen.

Direkt nach der Wende hatten Ostdeutsche bessere Zähne als Westdeutsche. Durchschnittlich wiesen Kinder im Osten einen Karies-Zahn weniger auf. Auch der Anteil der Zwölfjährigen mit kariesfreiem Gebiss war höher. Dies war auch auf die Verbreitung von Fluorid als Tabletten und im Trinkwasser zurückzuführen. Erwachsene unter 45 hatten drei Zähne mehr ohne Karies als jene im Westen. Andererseits war der Anteil prothetisch ersetzter Zähne im Westen 22 Prozent höher.

„Unterschiede in der Zahngesundheit zwischen Ost und West gibt es heute kaum noch", sagt Jens Türp vom Vorstand des Netzwerks Evidenzbasierte Medizin. Karies sei im ganzen Land stark zurückgegangen. Dass Menschen unterschiedlich oft zum Zahnarzt gehen, könnte schlicht finanzielle Gründe haben. „Womöglich sind die Bonussysteme der Krankenversicherer ein Grund für die Differenz; das Thema ‚Geld sparen' spielt im Osten eine größere Rolle als im Westen", sagt Türp, der an der Unizahnklinik Basel arbeitet. „Man kann sich das Verhalten der Menschen in den neuen Bundesländern in diesem Punkt zum Vorbild nehmen."

Willkommen in der Zahnarztpraxis im schicken Berliner Stadtteil Charlottenburg. Aber was heißt Praxis? Nach Arzt sieht das nicht aus, eher nach Wellness-Oase. Der Zahnarzt meiner Kindheit hieß Dr. Schreier, und obwohl er jedes Mal witzelte, dass bei ihm der

Zahnarzt und nicht Patienten schrien, machte es meine Lage nicht besser: Kleinfingerdicke Spritzen, die im Gaumen brannten, und Bohrer, die mich im Zahnarztstuhl erschütterten, ließen mich früh erahnen, warum das Gewerbe der Zahnbrecher über Jahrhunderte in den Händen von Hufschmieden, Badern und Barbieren lag.

Das hier dagegen ist eine Kuschelpraxis. Es duftet nach Kaffee und Gebäck. Deckchairs und Loungesessel im Wartebereich, von der Decke hängt ein Kamin, Brennholz wird unter Liegemulden gelagert. Die Etage ist von Berliner Architekten ausgestattet, die schon Anwesen von Brangelina hergerichtet haben, als Brad Pitt und Angelina Jolie noch ein Paar waren. Im hinteren Teil der „KidsClub": Hier stehen Kicker und mehr Spiele als in vielen Kindergärten. Sogar einen Automaten mit Kaugummi und Gummibären gibt es, man braucht auch morgen noch Kundschaft.

Der Chef des 15-köpfigen Ärzteteams ist der Einzige mit Spezialgebiet „Ästhetik". Er kann leider nicht für mich da sein, „er behandelt diese Woche Kinder in Afrika", erklärt die Empfangsdame. Aber seine Kollegin ist für mich da. Vorher muss ich auf die Toilette, ich habe seit Kindertagen Angst vorm Zahnarzt, auch wenn gilt: Die tun nichts, die wollen nur spülen. Auf dem Klo Praxis-TV: Ein Paar küsst sich auf einer Parkbank. Plötzlich winkt sie wie eine Ertrinkende um Hilfe, sie kommt nicht von seinem Mund los, bis der Notarzt eintrifft. Ob ihr Partner Mundgeruch hat oder weil sich sein Biss in ihren Zähnen verhakt hat, bleibt unklar. Klar ist: Die Retter hier aus der Praxis bieten Abhilfe.

Die Zahnärztin führt mich durch eine Tür, auf der „Einfach lächeln" steht und „Alles – außer gewöhnlich". Weshalb ich hier bin? Das Alter sei nicht spurlos an mir vorbeigegangen. Zudem hätte ich wenig ausgelassen – Wein, Kaffee, Schokokuchen – das zeige sich in meinem Mund. „Ich will schönere Zähne und mich in Sachen Ästhetik beraten lassen." Soll ich sagen, dass ich mir Stahlzähne wie James Bonds Gegner „Beißer" überlegt hatte, aber dies nicht zu meinem Typ passe?

Sie klopft meine Zähne ab, spiegelt, untersucht. „Sie haben gesunde Zähne", sagt sie dann. „Sie haben sogar schöne, jugendliche Zähne." Und die kleinen Einkerbungen auf meinen Schneidezähnen fänden sich sonst nur bei 18-Jährigen, das spreche für besonders stabile Substanz. Ich bin stolz auf meine Hartsubstanz. Ob sie mich gleich als Zahnmodel anwerben wird? Als Beispiel, dass man auch in reifen Jahren jugendliche Zähne haben kann? Dann kommt der Tiefschlag: „Aber die untere Reihe zerstört das Gesamtbild", sagt sie und lächelt. „Die macht alles kaputt."

Oje, die vermaledeite untere Reihe! Ein wenig verschachtelt und abgenutzt stünden die Zähne da, einer sei stärker verfärbt als die anderen. Ob der noch lebt? „Sieht ziemlich devitalisiert aus", sagt sie. Devitalisiert, also leblos – es ist erschütternd. Hinzu käme die „beidseitige Kompression des Unterkiefers", aber das ließe sich begradigen. Wie redet sie über meine markante Kinnpartie, der höchstens ein Grübchen fehlt?

„Man kann den unteren Kieferbogen harmonisieren", spricht sie mir Mut zu. „Aber das dauert – ein Jahr mit unseren Invisalignes, unsichtbare Schienen, die merken Sie gar nicht und andere sowieso nicht." Wenn mir der Aufwand zu groß sei, helfe Bleaching. Sie habe das gerade bei sich machen lassen, sie bleckt ihre unglaublich weißen Zähne. „Sie kriegen tolle Zähne mit wenig Aufwand." Was für ein strahlendes Versprechen. Das Bleaching sei schon ab 450 Euro zu haben, vorher müsse allerdings eine professionelle Zahnreinigung für 140 Euro sein.

Sie zeigt mir Bilder eines Fußballers. Ich nehme an, die Fotos zeigen ihn nach der Behandlung. Seine Familie habe schöne Zähne, nur bei ihm seien die Zwischenräume größer geraten, schildert sie seine Leidensgeschichte. Ich sehe die Bilder und denke: Ist okay geworden, sieht natürlich aus. Dann sagt sie, dass die Fotos *vor* der Behandlung gemacht wurden. Ein Irrsinn. Von Lücken würde man hier nie sprechen. Die Zähne stehen regelmäßig, nur eben nicht so eng wie Klaviertasten.

Der junge Mann ließ sich „Veneers“ machen, Keramikschalen, die wie künstliche Fingernägel aufgeklebt werden. Damit sie halten, müssen die Zähne angeschliffen werden. Gesunde Zähne werden also beschädigt. Auf den Bildern nach der Behandlung stehen die Zähne gleichförmig wie Fliesen, bei denen Fugen vergessen wurden. Das sei bei mir auch möglich, sagt sie. Für die problematische untere Reihe. „Bei Ihnen wäre viel erreicht, wenn wir uns nur die mittleren zwei Schneidezähne vornehmen, die besonders auffallen“, sagt sie. „Für 600 bis 800 Euro pro Zahn sind Sie dabei.“

Ich will es mir überlegen. Auf dem Weg zur Garderobe sehe ich eine Urkunde, eine Auszeichnung für „außergewöhnliche Höchstleister und Hidden Champions“. Hier bin ich bei den Siegern. Sollte ich wiederkommen, werde ich meine verschachtelte untere Reihe, die trotz stabiler Hartsubstanz alles kaputtmacht, nie mehr verstecken müssen.

KLAMMERN FÜR DIE JÜNGSTEN: ZWISCHEN SCHÖNHEIT UND SCHADEN

Millionen bekommen sie – aber in den meisten Fällen weiß keiner, wozu das gut sein soll. So lässt sich vereinfacht der aktuelle Kenntnisstand zum Thema Zahnspangen, Klammern und anderen Drähten und Gerätschaften zusammenfassen, die seit Jahren in großer Zahl in den Mündern von Kindern und Jugendlichen verbaut werden, Tendenz weiter steigend. Medizinisch notwendig ist nur ein geringer Teil der kieferorthopädischen Behandlungen. Für den Rest gilt: Nutzen ungewiss, Kosten erheblich.

Viele Eltern belasten die Zuzahlungen beim Kieferorthopäden. Für die zumeist zwei bis vier Jahre währenden Behandlungen werden bis zu 6000 Euro oder mehr fällig. Selbst wenn die Krankenkassen den Großteil der Kosten für Klammern, Spangen und andere Korrekturapparate übernehmen, summiert sich der Eigenanteil, den die Versicherten selbst zu tragen haben, schnell auf 1000 Euro.

Seit Jahren beklagen Kassen, Verbraucherschützer, Bundesrechnungshof und die wenigen kritischen Zahnärzte Wildwuchs und Kostenexplosion in der Kieferorthopädie. Jüngster Anlass ist ein 144-seitiges Gutachten, das vom Gesundheitsministerium beim privatwirtschaftlichen IGES-Institut in Auftrag gegeben wurde und 2019 erschienen ist. Die Verfasser kommen zu dem Schluss, dass in Hinblick auf Mundgesundheit, Nutzen und Schaden für Patienten „keine signifikanten Unterschiede zwischen verschiedenen kieferorthopädischen Apparaturen oder kieferorthopädischen Behandlungsschemata versus Nichtbehandlung gefunden" wurden. Ob Klammer, Spange oder nichts von beidem, spielt demnach kaum eine Rolle.

Jens Türp vom Fachbereich Zahnmedizin im „Deutschen Netzwerk Evidenzbasierte Medizin", beklagt die „enorme Überbehandlung" in der Kieferorthopädie. Die Evidenzbasierte Medizin hat es sich zur Aufgabe gemacht, die besten Belege zur Versorgung Gesunder wie Kranker heranzuziehen. „Eigentlich sagen hinter vorgehaltener Hand auch Kieferorthopäden, dass die große Mehrheit der Therapien nicht medizinisch indiziert ist, sondern kosmetisch-ästhetisch", so der Professor; manche Schätzungen sehen diesen Anteil sogar bei 90 Prozent.

„Dann sollte man auch dazu stehen, es den Patienten sagen. Stattdessen wird mit Knacken, Knochenschmerzen, späterem Fehlbiss, Kopfweh und Arthrose Angst verbreitet", sagt Zahnmediziner Türp. „Dann stimmen Eltern einer Korrektur schnell zu, dabei stimmen die Argumente gar nicht und seriöse wissenschaftliche Belege fehlen: Arthrose gibt es im Kiefergelenk beispielsweise gar nicht, das sind physiologische Anpassungsvorgänge ohne Therapiebedarf."

Knirschen unter Stress

Wer unter Druck steht, gibt diesen unbewusst weiter. Die Muskeln sind angespannter als nötig wäre, und nachts werden die Zähne aufeinander gerieben. Zähneknirschen ist zunehmend verbreitet – auch während des Schlafs kauen die Menschen offenbar unbewusst auf ihren Problemen herum. Aufschlussreich ist in dieser Hinsicht, wie oft Aufbiss-Schienen gegen Zähneknirschen verordnet werden. Hier liegen nach einer Analyse des 2019 vorgestellten „Zahngesundheitsatlas" der Krankenkasse Barmer die Stadtstaaten Berlin und Hamburg deutlich vor allen anderen Bundesländern. Bei Stress tritt das lästige Leiden häufiger auf. Der urbane Lebensstil und die Hetze in der Stadt setzen den Menschen offenbar so sehr zu, dass sie fast auf dem Zahnfleisch gehen.

Auch wenn zehn Prozent der kieferorthopädischen Behandlungen tatsächlich aufgrund von ausgeprägtem Fehlbiss, Spaltenbildung, Engstand und anderen Deformationen medizinisch angeraten sein mögen, machen die restlichen 90 Prozent keine einheitliche Gruppe aus. Bei einem Teil der Patienten können erkennbar schiefe Zähne und andere Besonderheiten des Kiefers so störend wirken, dass korrigierend eingegriffen wird, auch wenn es keine medizinisch-organischen Gründe gibt.

Andererseits: Haben sich der Fußballstar Franck Ribéry oder der französische Schauspieler Fernandel („Don Camillo") die Zähne richten lassen? Beide hätten die finanziellen Möglichkeiten dazu gehabt. Jens Türp zeigt in seinen Vorlesungen an der Universitäts-Zahnklinik Basel regelmäßig Bilder der beiden Prominenten mit dem prägnanten Gebiss. Er will damit belegen, dass es selbst bei derart auffälligen Varianten des Zahnwuchses keinen triftigen organischen Grund gibt, seinen Biss mit Spange oder Draht in geordnete Bahnen zu lenken. Zudem machen ja gerade Ribérys Gebiss und Fernandels schiefes Lachen einen Teil ihres Charmes und ihrer Unverwechselbarkeit aus. Und was wären die ehemaligen brasilianischen Ballzauberer Ronaldo und Ronaldinho ohne die attraktive Zahnlücke und den beeindruckenden Überbiss?

Der Kampf gegen unnötige kieferorthopädische Behandlungen währt schon lange: Bereits 2001 hatte der Sachverständigenrat im Gesundheitswesen angemahnt, dass nur unzureichend untersucht sei, ob, und wenn ja, wann eine kieferorthopädische Behandlung notwendig wäre. 2012 versuchte die Kassenärztliche Vereinigung der Zahnärzte, die Abrechnungsdaten von Kieferorthopäden bundesweit zusammenzuführen, um besseren Einblick in die Versorgung zu erhalten. Dies verhinderte das Gesundheitsministerium aufgrund datenschutzrechtlicher Bedenken.

„Ziel und Erfolg kieferorthopädischer Behandlungen sind nur unzureichend erforscht", urteilte der Bundesrechnungshof im Frühjahr 2018. „Die fehlende Transparenz kritisierten der ‚Sachverständigenrat zur Begutachtung der Entwicklung im Gesundheitswesen' und das ‚Deutsche Institut für Medizinische Dokumentation und Information' schon vor Jahren", so die vernichtende Bewertung der Rechnungsprüfer. Die Kritik gibt es also schon länger, ohne dass sich viel geändert hätte.

Ein Ergebnis des Gutachtens von 2019 ist, dass trotz aller Kritik an der Behandlung von etwa der Hälfte aller Kinder und Jugendlichen in Deutschland mit Klammer, Spange und Co. die Kosten der gesetzlichen Krankenversicherung für kieferorthopädische Behandlungen seit 2005 von seinerzeit 827 Millionen Euro jährlich auf den Höchststand von 1,115 Milliarden Euro im Jahr 2017 gestiegen sind. Die individuellen Kosten pro Patient haben sich seit 2008 ungefähr verdoppelt.

Jens Türp ist enttäuscht, dass sich bisher so wenige Lehrstuhlinhaber oder andere Zahnmediziner und Kieferorthopäden kritisch zu diesem Missstand geäußert haben, vermutlich, weil sie ihre Kollegen schützen wollen. „Dabei ist das ja kein deutsches Phänomen. Überall auf der Welt gibt es den Vorwurf, dass viel zu viel und oft unnötigerweise kieferorthopädisch behandelt wird."

Ein Armutszeugnis für das Fach sei es zudem, dass die genannte IGES-Analyse nur 18 Studien in der Fachliteratur zu Nutzen und Wirksamkeit der kieferorthopädischen Behandlungen gefunden hat, dabei wurden jedoch „langfristige patientenrelevante Endpunkte wie Zahnausfall, Parodontitis und andere Folgeerkrankungen in keiner Studie erhoben". Das, was für die Patienten zählt, wurde schlicht nicht untersucht. „Man fragt sich, was die Kieferorthopäden in ihrer Forschung den ganzen Tag machen", sagt Türp. „Warum gibt es nicht längst diese grundlegenden, guten Studien? Stattdessen werden Apparaturen getestet oder man untersucht, wie biegsam die Drähte sind."

Auch über mögliche Schäden einer kieferorthopädischen Behandlung findet sich wenig in den bisherigen Analysen. Dabei ist bekannt, dass durch Klammern, Brackets und Co. Zahnfleischentzündungen und Karies gefördert werden können oder die Wurzel aufgrund des starken mechanischen Zuges an Stabilität verliert. „Außerdem endet nicht jede kieferorthopädische Behandlung so, wie sich das Arzt und Patient wünschen", sagt Türp. Immer wieder gebe es Fälle, „in denen der Biss auch hinterher nicht stimmt".

Kritische Zahnmediziner wissen, dass der medizinische Nutzen einer kieferorthopädischen Behandlung meist marginal ist – oder nicht richtig begründet wird. „Anhand aktueller wissenschaftlicher Erkenntnisse lassen sich in vielen Fällen keine – akuten oder potenziellen – gesundheitlichen oder essenziellen funktionellen Beeinträchtigungen und Risiken abweichender Zahnstellungen nachweisen", konstatierten Kieferorthopäden und Ärzte der Universität Greifswald in einer Fachzeitschrift – passenderweise für „Ethik in der Medizin".

Bei all dieser Kritik ist es auffällig, wie defensiv das Bundesgesundheitsministerium auf das Gutachten reagiert hat. „Ein patientenrelevanter Nutzen bezogen auf Morbidität, also Karies oder Zahnausfall, ist zwar nicht belegt", teilte ein Sprecher des Ministeriums mit. „Das heißt aber nicht, dass es ihn nicht gibt." Erkenntnistheoretisch ist das richtig, weil sich nie vollständig ausschließen lässt, dass es etwas nicht gibt. Genauso wenig, wie sich mit letzter Sicherheit ausschließen lässt, dass Maulwürfe die Integralrechnung beherrschen.

LÖCHER, KARIES, PLAQUE: WORAUF ES BEI DER ZAHNPFLEGE ANKOMMT

Die Angst ist immer dabei – und das schlechte Gewissen. Die Angst vor einem Loch, vor Schmerzen und vor dem Bohrer. Und alles nur, weil die jährlichen Vorsorgetermine beim Zahnarzt nicht eingehalten und seine Mahnungen in den Wind geschlagen wurden. Das typische Drohvokabular ist bekannt: „Was für eine Kraterlandschaft", „Sie müssen besser putzen!", „Ihre Zahnfleischtaschen sind ziemlich tief", „Das kann bis auf die Knochen gehen".

Zu diesem Schreckensszenario passen Zahlen, wie sie von Krankenkassen immer wieder bekanntgegeben werden. Demnach haben sich jährlich deutschlandweit nur 71,5 Prozent der Versicherten zu einer Routineuntersuchung in der Zahnarztpraxis überwinden können, in Bayern waren es immerhin 73,7 Prozent. Seit Jahren bleiben die Zahlen ungefähr in diesem Bereich.

Wann sich der Besuch beim Zahnarzt lohnt

Auch wenn die Krankenkassen dafür Bonuspunkte verteilen: Aus medizinischen Gründen ist der Besuch in der Zahnarztpraxis nicht regelmäßig nötig. Das gilt besonders für bestimmte Altersklassen. Das menschliche Gebiss ist in bestimmten Lebensphasen besonders anfällig für Karies – das betrifft das Vorschulalter, die Pubertät, die Schwangerschaft und das Seniorenalter. Zu dieser Zeit sind regelmäßige Kontrollen wichtig und äußerst sinnvoll. Wer hingegen im Alter von 30, 40 oder 50 Jahren mehrmals hintereinander bei der Kontrolle keine Löcher aufweist, muss nicht unbedingt jedes Jahr seinen Zahnstatus untersuchen lassen.

Weil Vorsorge und Zahnhygiene seit Jahrzehnten immer besser geworden sind, ist die Qualität der Zähne in Deutschland in den vergangenen Jahren kontinuierlich gestiegen. „Karies lässt sich heute in der Regel vermeiden", sagt Rainer Hahn, Zahnarzt aus Tübingen, der auf diverse Lehrtätigkeiten an Universitäten zurückblickt. „Zwölfjährige haben heute im Durchschnitt weniger als eine Füllung. Bei ihnen ist zumeist maximal ein Zahn von Karies betroffen." Gleichaltrige in den 1970er-Jahren hatten hingegen noch vier bis sieben Füllungen im Mund. Für die Generation 50 plus war das Leiden auf dem Zahnarztstuhl eine lästige Gewohnheit.

Für die optimale Zahnpflege empfiehlt es sich, täglich Zahnseide für die Zwischenräume zu nutzen, die mit der Bürste nicht zu erreichen sind, sowie gründlich zu putzen. Der schädliche Biofilm – früher als Plaques bezeichnet – aus Essensresten und Bakterien bildet sich alle 48 Stunden neu, kann aber durch systematisches Bürsten zu 90 Prozent abgeschrubbt werden. „Nur ein bisschen Wohlfühlschaum bringt allerdings wenig", sagt Hahn. „Es ist wichtig, die Kauflächen sowie dann die Außen- und Innenseiten ordentlich zu reinigen." Die Merkhilfe „KAI" für die richtige Reihenfolge (Kaufläche, Außen, Innen) kann dazu dienen, keinen der drei Bereiche zu vergessen. Wer sich daran hält, dem schadet sogar ein Betthupferl nach dem Zähneputzen nichts, sagt Hahn, was ihm so manche Verwunderung bei Kollegen einbringt, wenn er diesen Tipp bei seinen gut besuchten Fortbildungen erwähnt.

Wein und Bier – mit dem Zähneputzen warten wir

Zahnärzte warnen davor, sich direkt nach dem Genuss von Orangensaft, Wein oder Bier die Zähne zu putzen. Eine, besser zwei Stunden sollten mindestens verstreichen. Die Säure in den Getränken weicht nämlich den Zahnschmelz auf, und wenn in dieser empfindlichen Phase die Zahnbürste anrückt, wird der Schmelz durch die Bürste weiter angegriffen und geschädigt. Wer nach einem alkoholhaltigen Abend den schlechten Geschmack im Mund durch besonders kräftiges Schrubben loswerden will, tut sich deshalb nichts Gutes. Abwarten – oder am nächsten Morgen gründlich die Zähne putzen schont das Gebiss.

Da es auf die tägliche gründliche Zahnpflege ankommt, hat die so populäre „professionelle Zahnreinigung" zweimal pro Jahr auch nur einen begrenzten Wert. Zwar will kein Zahnarzt dem anderen das Geschäftsmodell vermiesen, aber das halbjährliche Schmirgeln, das mal für 90, mal sogar für 150 Euro angeboten wird, ist nur sinnvoll, wenn mangelnde Pflege und Zahnstein zu Zahnfleischentzündungen geführt haben und diese saniert werden müssen. Ansonsten gilt: Gut putzen und Zahnseide benutzen, dann ist der Gang zum Zahnarzt kein Horrortrip mehr. Und manchmal sogar unnötig.

ZÄHNEPUTZEN LEICHT GEMACHT

Es gab Zeichentrickfilme, Klappmappen und Broschüren – und in manchem Klassenzimmer hingen monströse Wandtafeln am Kartenständer, auf denen die richtige Technik demonstriert wurde. Mal rotierend, mal pulsierend, dann in Rollbewegungen und gerne im 45-Grad-Winkel sollten bitte schön die Zähne geputzt werden. Den Grund- und Vorschülern drohten ansonsten die fiesen Gesellen Karius und Baktus – den Älteren machte spätestens der nächste Termin beim Zahnarzt schmerzhaft klar, dass sie sich Karies und Parodontose selbst zuzuschreiben hatten, weil sie mit der falschen Putztechnik vorgingen.

Aber: Alles Unsinn. So kann man eine Analyse britischer Zahnmediziner und Epidemiologen zusammenfassen[21]. In ihrer Untersuchung fanden die Forscher vom University College London „unakzeptabel große Unterschiede in den Empfehlungen zur richtigen Zahnputztechnik", sodass sie den verunsicherten Menschen raten, besser keine besonderen Verrenkungen mit der Zahnbürste anzustellen. „Es gibt keinen Beweis dafür, dass die komplizierten Techniken besser sind als einfaches, vorsichtiges Bürsten", sagt einer der beteiligten Wissenschaftler. Vibrieren, rotieren oder kreisen lassen? In jedem Land werden andere Techniken des Zähneputzens empfohlen. Wirklich überlegen ist offenbar keine.

Die Zahnärzte hatten in zehn verschiedenen Ländern untersucht, welche Zahnputztechnik von Zahnärzten, Fachorganisationen, Herstellern von Zahnbürsten und in zahnmedizinischen Lehrbüchern empfohlen wird. Das Ergebnis war ein großes Durcheinander, überall fanden sich andere Ratschläge, ohne dass die Überlegenheit der einen oder anderen Methode wissenschaftlich seriös belegt worden wäre. Die Empfehlungen waren oft Jahrzehnte alt und hatten wenig Beweiskraft.

Unterschiede fanden sich nicht nur zwischen den Ländern, „vielmehr war besonders irritierend, dass die Empfehlungen von zahnmedizinischen Fachverbänden manchmal dem widersprachen, was als beste Putzmethode in den Lehrbüchern geraten wurde", so die Autoren. Ob nun „vibrierend", „leicht rotierend", „mit kleinen kreisenden Bewegungen" oder „mit leichten Vor- und Rückwärtsbewegungen auf den Kauflächen" geputzt werden sollte – die Empfehlungen stammen nahezu alle aus der ersten Hälfte des 20. Jahrhunderts und waren kaum belegt.

Die Zahnheilkunde liegt noch weit hinter der Humanmedizin zurück, was die patientenrelevante Forschung angeht, mit der Vor- und Nachteile der diagnostischen und therapeutischen Interventionen seriös belegt werden. Die evidenzbasierte Zahnmedizin steckt in den Anfängen und für viele praktische Fragen, etwa zum Nutzen von Implantaten und der Notwendigkeit von Klammern, gibt es viel Erfahrungswissen, aber oftmals keine ausreichenden Nutzenbelege. Dass es täuschen kann, sich allein auf die Erfahrung zu verlassen, zeigen zahlreiche Beispiele für falsche medizinische Traditionen aus der Humanmedizin immer wieder. Schon Kurt Tucholsky wusste: „Lass Dir von keinem Fachmann imponieren, der sagt: ‚Junger Freund, das mache ich schon seit zwanzig Jahren so.' Man kann eine Sache auch zwanzig Jahre lang falsch machen." Alt wird schließlich auch ein Esel.

Für die Praxis empfehlen die Zahnärzte aus London, behutsam horizontal zu bürsten. Im Winkel von 45 Grad lassen sich Beläge vermutlich am besten entfernen. „Ich rate meinen Patienten, sich auf die Zahnpflege dort zu konzentrieren, wo sich Plaques am wahrscheinlichsten bilden – und das sind die Kauflächen und der Übergang vom Zahn zum Zahnfleisch", sagt John Wainwright, der an der Studie beteiligt war. „Oft werde ich von Patienten gefragt, warum ich diese einfache Methode empfehle, wo doch die Ratschläge ihrer früheren Zahnärzte meist komplizierter waren."

Rainer Hahn, lange an der Unizahnklinik Tübingen tätig, erklärt in seinen Fortbildungen ebenfalls, dass es egal sei, ob man von Hand oder elektrisch putze, rotierend oder pulsierend: „Hauptsache gründlich."

GEBOREN WERDEN

Natürlich ist es aufregend, schwanger zu sein. Das Leben wird schon bald auf den Kopf gestellt werden und dann wird alles anders. Gefühle wirbeln durcheinander. Vorfreude, Begeisterung, aber auch Unsicherheit und Ängste wechseln sich ab. Und was alles bedacht sein will! Wer jemals an den Fachgesprächen werdender Eltern über den Geburtsvorbereitungskurs, die nötige Ausstattung für das Baby und die optimale Betreuung in den ersten Wochen teilgenommen hat, bekommt den Eindruck, die größte Expedition zu planen, die das Leben bereithält.

Dabei muss man zu dieser Gelegenheit unbedingt daran erinnern, dass die Geburt ein natürlicher Vorgang ist. Seit Millionen Jahren bewährt, von Milliarden Frauen erprobt.

Die Medizin mit ihren vielfältigen Möglichkeiten und Angeboten trägt allerdings wenig dazu bei, die Geburt als normales Geschehen einzuordnen. Das Gegenteil ist eher der Fall, denn das Gerede um Risikoschwangerschaften und Komplikationen macht vor allem Angst und hat zu einer Absicherungsmedizin in der Geburtshilfe geführt, bei der es immer weniger um das Körpergefühl der Frauen, sondern in erster Linie um die technische Beherrschbarkeit des Geburtsvorgangs geht – und auch darum, nicht verklagt zu werden.

SCHNITT INS LEBEN

Die Frau kam aufgeregt in die Notaufnahme. „Ich habe einen Schwangerschaftstest gemacht, der ist positiv und da wollte ich wissen, ob alles in Ordnung ist“, platzte es aus der jungen Dame heraus. „Ich will sicher sein, dass mein Kind gesund ist.“ Kein Witz, leider, solche Szenen sind in Kliniken keine Seltenheit – Schwangere begeben sich nach der Empfängnis gleich in medizinische Obhut. „Immer mehr Frauen wollen alles unter Kontrolle haben und optimal vorbereitet sein“, sagt Katharina Lüdemann, Chefärztin der Frauenklinik am St. Josef-Stift in Delmenhorst. „Da muss alles passen und natürliche Vorgänge wie Schwangerschaft und Geburt werden als Projekt gesehen, von Anfang bis Ende."

In der Folge dieser Projektwerdung ist die Betreuung werdender Mütter immer intensiver geworden. Frauenärzte bieten mancherorts gar eine „Flat Rate" während der Schwangerschaft an. Enthalten sind darin zehn Ultraschall-Untersuchungen zum Pauschalpreis statt der drei, die von den Krankenkassen bezahlt werden – und medizinisch empfohlen sind. „So sind Sie in Sicherheit", wirbt eine Praxis um Schwangere. „Der Begriffswechsel von der Geburtshilfe zur Geburtsmedizin suggeriert schon, dass die Schwangerschaft ständig medizinisch überwacht werden muss", sagt Lüdemann. Dabei ist es ein Irrtum, dass mehr Vorsorge auch automatisch gesünder macht.

Die Zunahme der Kaiserschnitt-Rate

Die Überversorgung in der Geburtshilfe bekommt nicht allen Frauen und ihren Babys gut. Die Rate der Entbindungen per Kaiserschnitt hat sich in 20 Jahren mehr als verdoppelt. Von etwa 15 Prozent im Jahre 1990 stieg der Anteil auf 32,1 Prozent im Jahr 2011. In der Türkei, Ägypten oder Brasilien liegt der Anteil sogar bei mehr als 50 Prozent. Die skandinavischen Länder haben eine Kaiserschnitt-Rate um die 15 Prozent; Portugal, Rumänien und Italien liegen bei etwa 35 Prozent. In Afrika südiich der Sahara entbinden hingegen nur ein bis zwei Prozent der Frauen per Kaiserschnitt; oftmals fehlen schlicht die medizinischen Voraussetzungen dafür. In Deutschland stagniert die Kaiserschnitt-Rate seit einigen Jahren um den Wert von 31, 32 Prozent herum, pendelt aber weiterhin auf hohem Niveau. Medizinisch notwendig, um Schaden von Mutter oder Kind abzuwenden, ist ein Kaiserschnitt nach einschlägigen Untersuchungen nur in zehn, maximal 15 Prozent der Geburten.

Was ist da nur in vergleichsweise kurzer Zeit passiert? Wie konnte der Kaiserschnitt von einem Notfall-Eingriff, der das Leben von Mutter und Kind retten soll, zu einer Routine-Operation werden? Was musste geschehen, damit aus dem wunderbaren Moment der Geburt „der gefährlichste Tag im Leben" wurde, wie Frauenärzte auf Medizinerkongressen schon mal warnen?

Ein wichtiger Punkt ist eine verschobene Wahrnehmung, die mit veränderten medizinischen Definitionen einhergeht: „Normale Schwangerschaften" gibt es aus Sicht vieler Ärzte kaum noch. Mehr als zwei Drittel gelten inzwischen in Deutschland als „Risikoschwangerschaften". Eine Risikoschwangere ist eine Frau schnell: Die Mutter ist zu alt oder zu jung oder zu dick oder zu krank. Sie hat zu viel oder zu wenig Fruchtwasser. Das Baby ist zu groß oder zu klein. Es liegt falsch, quer oder hat eine andere Haltung, die nicht als Lehrbuchposition gilt. Es gibt kaum noch Kinder und Mütter, die den hohen Standards entsprechen. Die Mehrheit gilt deshalb als pathologisch oder zumindest gefährdet.

Und dann passiert Eigenartiges: „Fast alle Frauen wollen auf natürliche Weise entbinden – aber sobald das Wort Risiko fällt, entscheiden sie sich für den Kaiserschnitt. Dieser Meinungswandel geht von Ärzten aus, die Frauen machen das ja nicht aus Jux und Dollerei", sagt die Bielefelder Gesundheitswissenschaftlerin Petra Kolip. Bloß nichts falsch machen, bloß keine unnötigen Gefahren in Kauf nehmen. Ein redseliger, unerfahrener Arzt, der beim Ultraschall das „kleine Köpfchen" oder „wenig Fruchtwasser" erwähnt – und schon ist das Sicherheitsbedürfnis geweckt.

Was früher als unabänderliches Schicksal angenommen wurde, verkehrt sich heute schnell zum individualisierten Schuldgefühl. Und dem gilt es vorzubeugen. Schließlich will sich keine Frau vorwerfen lassen, etwas versäumt und nicht alles für die Gesundheit ihres Kindes getan zu haben. Zudem geht es um zwei Leben.

Der schwierige Anfang

Viele Geburten verlaufen ohne Komplikationen und werden als schön erlebt, aber leider geht die Medizin nicht gut mit dem Lebensanfang und dem Lebensende um. Jede Geburt ist anders, hat einen anderen Rhythmus. Dafür ist im technisierten Klinikbetrieb oft nicht genügend Zeit und Raum. Eine Geburt lässt sich nicht auf Effizienz ausrichten und in das ökonomische Kalkül der Krankenhäuser einplanen.

Zeitmangel und Personalnot sind fast überall in der Geburtshilfe ein Problem. Es fehlen Hebammen, Krankenschwestern und Ärzte. In einer teuren Stadt wie München ist es besonders schwierig, ausreichend Fachkräfte zu finden. „Lukrativ" darf eine Geburt nicht sein müssen. Wie lange eine Frau braucht, bis sie so weit ist, kann nicht normiert werden. Es geht darum, dieses einmalige Erlebnis möglichst mit Ruhe, Geduld und Umsicht zu begleiten.
Es bräuchte dringend mehr Personal, mehr Zeit und die klare Vorgabe der Kliniken für ihre Mitarbeiter, dass es nicht um Effizienzsteigerung geht, sondern um die bestmögliche Betreuung der Schwangeren. Zur Erinnerung: Schwangerschaft ist keine Krankheit und eine Geburt kein Unfall. Der Drang zum Handeln und Intervenieren sollte in der Geburtshilfe die Ausnahme in Notfällen sein. Der beste Platz für die Hände der Geburtshelfer sind die Hosentaschen.

Damit keine Missverständnisse aufkommen: Kaiserschnitt, Saugglocke, Zange, Rückenmarkanästhesie und viele andere Hilfsmittel sind segensreiche Entwicklungen. Damit wurden viele Leben gerettet und oft Leiden gelindert. Heute liegt die Kindersterblichkeit in Deutschland bei ungefähr 4 Todesfällen pro 1000 Geburten, die Müttersterblichkeit ist weitaus geringer. 1870 starben hingegen noch 250 von 1000 Kindern in Deutschland während oder kurz nach der Geburt. Eine beeindruckende Erfolgsgeschichte. „Man kann sich hier mittlerweile kaum vorstellen, was es heißt, ohne Hilfe der Medizin gebären zu müssen", sagt Chefärztin Lüdemann, die mehrere Jahre in Westafrika gearbeitet hat. „Die Natur kann ganz schön grausam sein." Da solle keine Frau etwas verklären.

Deshalb geben die Weltgesundheitsorganisation und ärztliche Fachverbände auch an, dass bei 10 bis 15 Prozent aller Entbindungen ein Kaiserschnitt „medizinisch indiziert" sein könnte. In fünf bis zehn Prozent der Fälle geht es um Leben und Tod, etwa weil die Plazenta vorgelagert ist oder eine Querlage die normale Geburt unmöglich macht. „Aber auch ein Neun-Pfund-Kind müssen Frauen nicht vaginal bekommen", sagt Lüdemann. „Das geht zwar, kann aber den Beckenboden dauerhaft stark schwächen."

Aufräumen muss man zudem mit dem Mythos vom attraktiven Wunsch-Kaiserschnitt. Mit einem schnellen Schnitt, elegant, sanft und sicher komme das Kind auf die Welt, so die Slogans in manchen Frauenzeitschriften und Privatkliniken. Zudem werde der „Liebeskanal" geschont und Schmerzen blieben aus, wenn Frauen auf die vaginale Entbindung verzichten. Auch wenn sich Madonna und andere Prominente dafür entschieden haben mögen, macht der Anteil der Frauen, die in Deutschland aus diesen Motiven entbinden, nicht einmal 3 Prozent aus. „Es stimmt nicht, dass Frauen es sich mit dem Kaiserschnitt leicht machen wollen oder den Termin nach Plänen ihres Partners aussuchen", sagt Kolip.

Aus all dem folgt: Abwarten, begleiten, das Kind bahnt sich schon seinen Weg. Das ist übrigens seit hunderttausend Jahren so und milliardenfach erprobt. Schwer zu sagen, wann der von Angst getriebene Risikoblick Schwangerschaft und Geburt vereinnahmt hat. Liegt es auch daran, dass Frauen gerade in westlichen Gesellschaften bei der ersten Geburt immer älter sind, es oft bei einem Kind bleibt und dieser einmalige Vorgang dann, bitte schön, optimal ablaufen muss?

„Die Geburtshilfe wurde in den letzten Jahrzehnten scheinbar immer familienfreundlicher und kuscheliger; Gebärwannen, sanfte Farben, Aromatherapie und Kreißsäle, die aussehen wie Wellness-Oasen ", sagt Frauenärztin Lüdemann. „Trotzdem gibt es kaum noch Geburten ohne medizinische Intervention: Geburtseinleitung, Wehentropf, Kaiserschnitte – viele dieser Maßnahmen greifen in den Verlauf der natürlichen Geburt ein, verbessern die Gesundheit von Mutter oder Kind aber nicht." Obwohl sich die Kaiserschnitt-Rate seit 1990 verdoppelt hat, ist die Kindersterblichkeit seither nicht zurückgegangen. Offenbar gibt es einen kleinen Anteil fataler Verläufe, den auch die Medizin nicht verhindern kann.

Angst vor juristischen Folgen und steigende Kaiserschnitt-Raten

Eine Umfrage des Arbeitskreises Frauengesundheit unter Hebammen und Frauenärzten ergab 2015, was auch zu den steigenden Kaiserschnitt-Raten beigetragen hat: Aus Angst vor Haftpflichtprozessen würden Ärzte wie Hebammen vermehrt zur „Defensivmedizin“ neigen und im Zweifel den Kaiserschnitt vorziehen. „Mit Zwillingen oder Beckenendlage finden Frauen oft keinen Arzt, der sagt, das machen wir auf vaginalem Wege. Stattdessen schlagen Ärzte den Kaiserschnitt vor, weil sonst das Risiko zu hoch wäre“, hat die Gesundheitswissenschaftlerin Petra Kolip beobachtet. Geburtshelfer haben folglich immer weniger Erfahrung mit komplizierten Geburten. „Das ist eine Negativspirale: Wenn ich es als Geburtshelfer nicht gelernt habe, ist eine kompliziertere vaginale Geburt natürlich ein höheres Risiko. Das ist ja auch Übungssache. Die handwerklichen Fähigkeiten sind oft nicht mehr vorhanden.“

Die Ökonomisierung der Medizin verstärkt den Druck hin zu planbarem Handeln und damit die Neigung zum Kaiserschnitt zusätzlich. Vorgeburtliche Tests und zusätzliche Ultraschall-Untersuchungen werden als Individuelle Gesundheitsleistung extra honoriert. In der Klinik sieht die Gesundheitswissenschaftlerin Kolip dennoch weniger finanzielle Argumente im Vordergrund, weil ein Kaiserschnitt zwar besser vergütet wird als die natürliche Geburt, aber eben auch mit mehr Ausgaben einhergeht. Vielmehr gehe es um Zeitökonomie. „Nach 15 Stunden Geburtsverlauf kann ich als Geburtshelfer sagen, dass wir noch abwarten, und die Gebärende geht in die Wanne – oder ich habe die Faxen dicke und sage: Wir schneiden jetzt.“

Im Jahr 2012 ergab ein Vergleich der Bertelsmann-Stiftung, dass Kaierschnitt-Raten in Deutschland zwischen 17 und 52 Prozent schwanken. Medizinisch ist es nicht zu erklären, warum in Landau in der Pfalz und im Eifelkreis Bitburg-Prüm jedes zweite Kind per Kaiserschnitt auf die Welt kommt, während die Rate in Dresden, Bautzen und Chemnitz unter 20 Prozent liegt. Vermutlich spielen finanzielle und zeitliche Anreize, alte Gewohnheiten und die viel beschworene „Klinik-Kultur“ eine Rolle. Die Großstädte Berlin, Hamburg, München lagen bei 25 bis 28 Prozent und damit unter dem Bundesdurchschnitt.

Es ist ein Dilemma. Die meisten Frauen wollen eine normale Geburt, die meisten Hebammen und Ärzte auch. Mediziner sind dazu verpflichtet, über Risiken aufzuklären, aber mit jedem Hinweis auf mögliche Gefahren kann die Bereitschaft der Schwangeren kippen, sich noch auf eine normale Entbindung einzulassen. Da ist viel Angst im Spiel, aber auch viel Angstmache. Zudem haben Frauen den Eindruck, den Geburtsprozess mit einem Kaiserschnitt besser kontrollieren zu können. Ein wenig paradox ist das schon, denn es gibt kaum einen größeren Kontrollverlust, als sich narkotisieren zu lassen. „Die Verunsicherung der Frauen ist groß", sagt Hebamme Veronika Wolff aus Starnberg. „Dabei wäre es so wichtig, dass alle Beteiligten mehr Vertrauen in den natürlichen Ablauf der Geburt haben."

NACHTEILE DES KAISERSCHNITTS

Manchmal ist ein Kaiserschnitt („sectio") medizinisch notwendig, manchmal gar lebensrettend für Mutter und Kind. Großzügig gerechnet sehen Ärzte bei 10 bis 15 Prozent der Schwangerschaften gesundheitliche Gründe, ein Kind nicht auf natürlichem Wege zur Welt zu bringen. Tatsächlich sind es aber weitaus mehr Kinder – in Deutschland derzeit knapp 32 Prozent –, die per Schnittentbindung geboren werden. Und das kann Nachteile mit sich bringen.

Per Sectio geborene Kinder leiden um bis zu 50 Prozent häufiger an Infekten und Allergien. Durch den mechanischen Druck während der normalen Geburt wird das Fruchtwasser aus den Lungen der Babys gepresst, was gut für ihre Atemwege ist. Bei der Geburt auf vaginalem Wege nehmen die Kinder zudem das dortige Mikrobiom auf. Das Mischungsverhältnis hilfreicher Keime wirkt sich günstig auf die Darmflora der Kinder aus, was sie später weniger krankheitsanfällig macht.

Auch für den Umgang mit Belastungen spielt die Art der Geburt eine Rolle. „Das Kind wird beim Kaiserschnitt ohne Vorwarnung in die Welt geworfen, da fehlt die Ausschüttung von Stresshormonen, um sich dem Umfeld anzupassen", sagt Katharina Lüdemann, Chefärztin der Frauenklinik am St. Josef-Stift in Delmenhorst. Viele Kinder sind schlapp nach einem Kaiserschnitt, haben Probleme mit Atmung und Blutzucker. Zudem müssen sie dreimal häufiger auf die Intensivstation als vaginal entbundene Kinder. „Ich hatte gerade so ein Kind, das war noch gar nicht richtig da und wirkte geschockt und unzufrieden", sagt Veronika Wolff, die in Starnberg als Hebamme arbeitet. „Nach einem Kaiserschnitt schreien Kinder mehr und lassen sich nicht so leicht beruhigen. Es kann schlicht zu früh für sie sein. Die Kinder haben ja keine Lobby und können nicht mitentscheiden, wann sie kommen."

Ärztinnen aus New York und Peking haben die möglichen Folgeschäden für Mutter und Kind genauer untersucht[22]. Jan Blustein und Jianmeng Liu betonen, dass die langfristigen Folgen für Kinder bisher zu wenig beachtet wurden. Dabei haben große Meta-Analysen und umfangreiche Studien in jüngster Zeit gezeigt, dass chronische Krankheiten wie Diabetes mellitus, Asthma und starkes Übergewicht sich häufiger bei Kindern entwickeln, die per Kaiserschnitt auf die Welt gekommen sind. Nach den vorliegenden Daten bedeutet dies, dass von den natürlich entbundenen Kindern 7,9 Prozent an Asthma leiden, von jenen nach Kaiserschnitt hingegen 9,5 Prozent. Übergewicht haben 15,8 beziehungsweise 19,4 Prozent der Kinder, je nachdem ob sie vaginal oder per Sectio entbunden worden sind. Bezogen auf den als „jugendlich" bezeichneten Typ-I-Diabetes steht eine Quote von 1,7 von 1000 bei natürlich geborenen Kindern der Häufigkeit von 2,13 pro 1000 Kinder nach einem Kaiserschnitt gegenüber.

„Es ist ziemlich eindeutig, dass Kinder nach einer Kaiserschnitt-Entbindung nicht so gesund sind, aber wir können noch nicht sagen, ob die Sectio die Krankheiten auslöst oder andere Faktoren eine Rolle spielen", sagt Blustein. „Definitive Antworten können noch Jahre in Anspruch nehmen, aber die bisherige Evidenzlage zeigt für mich klar, dass ein Kaiserschnitt langfristige Nachteile für Kinder mit sich bringen kann." Die Ärztinnen plädieren daher dafür, entsprechende Hinweise in die medizinischen Leitlinien aufzunehmen und Frauen umfassender zu beraten.

Verschiedene Ursachen werden als Auslöser diskutiert. So spielt die Mikrobenbesiedlung im Darm eine wichtige Rolle dafür, wie widerstandsfähig und gesund die Kinder sind. Im Verlauf der vaginalen Geburt kommen die Kinder zwangsläufig mit mütterlichen Darm- und Vaginalkeimen in Kontakt, was sie offenbar robuster macht. Beim Kaiserschnitt wird dieser Austausch hingegen umgangen. Der körperliche Stress bei der natürlichen Entbindung könnte ebenfalls hilfreich sein, um gegen spätere Leiden gewappnet zu sein.

„Wir brauchen genauere Untersuchungen, damit Schwangere, Ärzte und Hebammen die Vor- und Nachteile eines Kaiserschnitts besser abwägen können", sagt Blustein. So wäre es aufschlussreich zu sehen, ob es einen Unterschied macht, wenn der Kaiserschnitt vor oder nach Beginn der Wehen vorgenommen wird. Anhand solcher Daten könnte man den Einfluss der körperlichen Belastung auf die spätere Entwicklung besser abschätzen.

Hinzu kommt etwas, was häufig in der Diskussion um den Kaiserschnitt übersehen wird: Eine Geburt per Sectio kann die Mutter-Kind-Bindung erschweren. Manchmal vergehen drei Stunden, bis das Kind der Mutter auf den Bauch gelegt werden kann. Kinder nach Schnittentbindung werden seltener gestillt, die Mütter sind nach dem Eingriff geschwächt, Milch schießt später ein. Statistiken zeigen, dass Kaiserschnitt-Kinder seltener Geschwister bekommen. Die Operation kann als unangenehmes Erlebnis im Gedächtnis bleiben, außerdem kommt es in etwa einem Drittel der Fälle zu Verwachsungen im Unterbauch, die eine spätere Sterilität manchmal begünstigen. „Frauen werden zwar gut über den Kaiserschnitt selbst aufgeklärt, aber die Wochenbettbetreuung danach ist katastrophal", sagt Petra Kolip. „Oft werden die möglichen Folgen nicht erklärt: Was für eine schwere Operation das sein kann und dass sie ihr Kind nicht gleich betreuen können."

SCHWANGER, ABER NICHT KRANK

Eine Schwangerschaft ist keine Krankheit. Vielleicht sollte daran immer wieder erinnert werden. Schließlich zeigen Studien zur ärztlichen Betreuung von Schwangeren, dass in den neun Monaten bis zur Geburt viel zu viele Tests und Untersuchungen stattfinden. Eine Erhebung an fast 1300 Frauen ergab beispielsweise, dass Schwangere deutlich häufiger Vorsorgetermine wahrnehmen, als aus medizinischen Gründen vorgesehen und notwendig wäre. Beispielsweise machen Ärzte in keinem anderen Land Europas so viele Ultraschall-Untersuchungen während der Schwangerschaft wie in Deutschland, was Krankenkassen erst kürzlich eingeschränkt haben.

Im Auftrag der Bertelsmann-Stiftung wurden Frauen befragt, die bei der Barmer GEK versichert sind und zwischen November 2013 und Oktober 2014 ein Kind geboren hatten. Die Expertinnen für Frauengesundheit Rainhild Schäfers, Petra Kolip und Claudia Schumann werteten die Befunde aus. So wurde bei fast 98 Prozent aller Frauen ein CTG zur Registrierung der kindlichen Herztöne geschrieben, obwohl dies gemäß den Mutterschaftsrichtlinien bei einer komplikationslosen Schwangerschaft gar nicht vorgesehen ist. Im Mittel erhielten die Frauen 6,6 CTG-Untersuchungen innerhalb der Schwangerschaft, was „im starken Gegensatz zu nationalen wie internationalen Leitlinien“ steht, wie die Autorinnen betonten.

Bei 84 Prozent der Frauen wurden während der Schwangerschaft vier oder mehr Ultraschall-Untersuchungen durchgeführt, bei 49 Prozent gab es mehr als fünfmal den Test, der von Ärzten als „Baby-Fernsehen“ bezeichnet wird, weil er in dieser Häufigkeit medizinisch nicht notwendig ist. Die Mutterschaftsrichtlinien geben bei einer unkomplizierten Schwangerschaft drei Ultraschall-Untersuchungen vor. Mehr als die Hälfte aller Frauen wurde mittels 3-D- oder 4-D-Ultraschall untersucht. Dabei handelt es sich um eine technische Neuerung, die ein plastischeres – manche sagen auch: ein hässlicheres – Bild ergibt, ohne dass dies diagnostische Vorteile hätte.

Andere Untersuchungsverfahren kamen ebenfalls sehr häufig zum Einsatz, auch wenn ihre Indikation bei unauffälliger Schwangerschaft nicht gegeben ist und unabhängige Expertenkommissionen sogar davon abraten. Dazu gehören Vaginal-Abstriche auf Keime sowie spezielle Blutuntersuchungen, um mögliche Infektionen nachzuweisen.

Unerheblich für die Anzahl der Tests war laut Studien, ob eine Risikoschwangerschaft oder ein unauffälliger Verlauf vorlag. Vier von fünf Frauen mussten für die zumeist nicht notwendigen Präventionsmaßnahmen als „Individuelle Gesundheitsleistung" (IGeL) auch noch selbst bezahlen. Häufig fühlten sich die Frauen zu den Untersuchungen verpflichtet; ihnen war nicht klar, dass die Tests gar nicht zum medizinisch begründeten Leistungskatalog gehören.

Experten befürchten, dass die Schwangerschaft durch die zahlreichen Vorsorgeangebote zunehmend als etwas Krankhaftes angesehen wird, das behandlungsbedürftig ist. Bei Frauen werde die Angst vor der Geburt geschürt und somit „möglicherweise auch ihr Wunsch nach einer vermeintlich sicheren Kaiserschnitt-Entbindung", sagt Studienautorin Rainhild Schäfers von der Bochumer Hochschule für Gesundheit. „Sobald eine schwangere Frau die Schwelle einer gynäkologischen Praxis übertritt, wird sie zur Patientin", so die Autorinnen. „Schwangerschaft und Geburt sind längst keine physiologischen Lebensereignisse mehr, sondern können vielmehr als wirtschaftliches und soziales Event bezeichnet werden." Deshalb müsse dringend verhindert werden, dass Geschäfte mit der Unsicherheit von Schwangeren gemacht werden.

FRÜHGEBORENE – ES BRAUCHT VIEL ERFAHRUNG FÜRS ÜBERLEBEN

Auf die richtige Dosis kommt es an. Das ist nicht nur eine Alltagsweisheit, die für Essen, Schlafen, Lieben und Sport gilt. Sie spielt auch für die optimale Behandlung von Patienten eine wichtige Rolle. Wer als Arzt viel Erfahrung hat, Kranke mit diffizilen Leiden zu versorgen, kann dies zumeist auch besser – und das ist zum Vorteil der Patienten. Doch die triviale Erkenntnis, dass Übung den Meister macht, ist in der Medizin nicht leicht umzusetzen. Finanzielle Erwägungen und juristische Streitereien stehen dem oftmals entgegen.

Im Dezember 2020 hat das Gremium, das über die Erstattung medizinischer Leistungen durch die Krankenkassen entscheidet, einen Schritt in Richtung mehr Patientenschutz getan. Der Gemeinsame Bundesausschuss (G-BA) legte neue „Mindestmengen", so heißt der bürokratische Fachausdruck, für diverse Eingriffe fest. Darunter waren auch die Regelungen für die Versorgung von besonders kleinen Neugeborenen mit einem Gewicht unter 1250 Gramm, die überarbeitet wurden.

Zentren, die stark untergewichtige Neugeborene betreuen dürfen, müssen fortan mindestens 25 solcher Kinder pro Jahr und Standort versorgen und nicht mehr nur 14. „Der G-BA berücksichtigt bei seinen Mindestmengenregelungen den wissenschaftlich nachweisbaren Zusammenhang zwischen der Leistungsmenge und der Qualität des Eingriffs", hieß es in der Begründung. „Um Patienten sicherer und risikoärmer zu behandeln, sollen besonders schwierige planbare Eingriffe nur in jenen Kliniken vorgenommen werden, die damit ausreichend Erfahrung haben."

Gefahren für Frühgeborene

Kommt ein Kind deutlich vor der Zeit auf die Welt, ist es in großer Gefahr. Werden die üblichen 40 oder sogar 30 Schwangerschaftswochen unterschritten und das Kind überlebt, drohen akute Leiden nach der Geburt, spätere Behinderungen und chronische Krankheiten. Organe konnten nicht genügend ausreifen, der Stoffwechsel ist unfertig und die Immunabwehr wie auch die Gerinnung funktionieren noch nicht richtig.

Bei extremen Frühgeborenen ist allerdings die Dauer, die das Baby im Mutterleib heranreifen konnte, wichtiger für die Prognose als das niedrige Geburtsgewicht. Noch wichtiger ist: Wenn sich ein Baby viel zu früh ankündigt, ist es besonders wichtig, dass es von Ärzten und Pflegenden betreut wird, die sich gut auskennen und auf die Versorgung der fragilen Kinder im Team spezialisiert sind. Auch Hirnblutungen, Netzhauterkrankungen und lebensgefährliche Darmentzündungen sind typische Gefahren für Frühgeborene. Sie kommen in einem erfahrenen medizinischen Umfeld seltener vor und ihnen kann dort besser begegnet werden.

Die Veränderungen galten allerdings nicht ab sofort, sondern sollen erst schrittweise in den nächsten Kalenderjahren umgesetzt werden. In der Folge müssen Patienten zwar womöglich längere Wege auf sich nehmen, wenn sie künftig die Zentren mit den erfahrenen Medizinern aufsuchen. „Für die Versorgung birgt eine längere Strecke aber keine Risiken, da es sich ausschließlich um planbare Operationen handelt, nicht um Notfälle", so der G-BA. „Vielmehr überwiegt bei der Konzentration der Eingriffe auf weniger Standorte der zu erwartende Qualitätsgewinn: weniger Komplikationen und Todesfälle."

Die Versorgung von Neugeborenen mit einem Geburtsgewicht von weniger als 1250 Gramm war in den vergangenen Jahren besonders umstritten. Für diese extrem unreifen Frühgeborenen lag die Mindestmenge in Deutschland seit 2010 bei nur 14 Fällen pro Jahr und Klinik, also gerade mal ein bis zwei Kindern pro Monat. Der G-BA erhöhte die Mindestmenge zwar noch im selben Jahr auf 30 Fälle pro Klinik. Zahlreiche Studien hatten schließlich schon damals belegt, dass es in Kliniken mit mehr Erfahrung weniger Todesfälle und Behinderungen bei den Frühgeborenen gab. Was weder aus Sicht von Laien noch von Ärzten wirklich überraschend ist.

Allerdings klagten mehrere Kliniken dagegen, unterstützt von der Deutschen Krankenhausgesellschaft. Ein Motiv für den langjährigen juristischen Streit könnte finanzieller Natur sein: Immerhin kann eine Klinik bis zu 130.000 Euro für die Behandlung eines besonders frühen Frühchens abrechnen – die lukrativen Patienten drohten etlichen Krankenhäusern zu entgehen, wenn die neuen Mindeststandards wirksam geworden wären.

Das Bundessozialgericht gab den Klägern sogar recht, allerdings mit einer gewagten Begründung: Es gebe keine ausreichende wissenschaftliche Grundlage für die Erhöhung. So sei der Grenzwert von 30 willkürlich, weil ebenso gut 25 oder 50 festgelegt werden könnte. Das ist zwar aus juristischer Sicht richtig, aber auch ziemlich alltagsfremd. Denn solche Grenzen gelten beispielsweise auch für Laborwerte in der Medizin oder für die Schwelle zum Übergewicht – so gesehen ist jeder Grenzwert willkürlich.

Nach dieser Logik ließe sich auch eine Geschwindigkeitsbegrenzung kritisieren. Klar, man kann sie auch bei 45 oder 55 km/h an Stelle von Tempo 50 festsetzen, aber unstrittig ist, dass mit zunehmender Geschwindigkeit die Unfallrisiken steigen. Und mit zunehmender Erfahrung der Ärzte und Pflegenden erhöhen sich die Aussichten für frühgeborene Babys.

Erst kurz vor der Ankündigung des Gemeinsamen Bundesausschusses, im Herbst 2020, hatte eine große Analyse von mehr als 50.000 Geburten in Deutschland gezeigt, dass eine Klinik mindestens 50 bis 60 der absoluten Leichtgewichte jährlich behandeln sollte, damit die Aussichten für die Kinder optimal wären[23]. Jedes Jahr würden sich 25 bis 40 Todesfälle unter den Frühchen auf diese Weise verhindern lassen. Allerdings würde ein verpflichtendes Minimum von 50 Fällen pro Jahr auch bedeuten, dass nur ein Viertel der Kliniken, die bisher solche extrem vorzeitig geborenen Kinder behandeln, dies weiterhin dürften. Für die anderen würden die lukrativen kleinen Patienten wegfallen.

„Der Zusammenhang zwischen Fallzahl und Versorgungsqualität von Neugeborenen mit einem niedrigen Geburtsgewicht ist mittlerweile gut belegt“, sagt Günther Heller von der Universität Marburg, der die Studie geleitet hat. „Die optimale Mindestmenge für die Versorgung dieser Kinder in Deutschland wurde bisher allerdings noch nicht untersucht.“

Um den Schwellenwert für ein optimales Behandlungsergebnis zu errechnen, haben Heller und seine Kollegen Daten von 56.000 Frühgeborenen mit weniger als 1250 Gramm Geburtsgewicht untersucht, die zwischen 2010 und 2018 in deutschen Perinatalzentren behandelt wurden. Anhand der Angaben berechneten sie die jährliche Fallzahl pro Einrichtung sowie die Anzahl potenziell vermeidbarer Todesfälle. Letztere ergeben sich durch den Vergleich beobachteter und erwarteter Todesfälle oberhalb und unterhalb einer Mindestmenge.

„Jeder vermeidbare Todesfall ist eine Tragödie, erst recht, wenn es sich um ein Kind handelt. Die wirkliche Anzahl der Kinder, die durch eine Erhöhung der Mindestmenge gerettet werden kann, dürfte deutlich höher liegen, weil die Erhebung das Verlegungsgeschehen außer Acht lässt", sagt der Neonatologe Christoph Bührer von der Berliner Charité. „Bereits jetzt werden besonders kritische Fälle an spezialisierte Kliniken verwiesen. Die möglichen Komplikationen werden dann ebenfalls diesen Zentren zugerechnet." Die Anhebung der Mindestmenge sei deshalb dringend erforderlich, und zwar auf ein Niveau, das dem in der Studie berechneten nahe komme, fordert Bührer.

Die Versorgung von extremen Frühgeborenen stellt Krankenhäuser vor große Herausforderungen. Kinder wie Eltern brauchen eine intensive Betreuung durch interdisziplinäre Teams. Mit der erhöhten Vorgabe von 14 auf 25 Fälle wird dies stärker berücksichtigt, argumentiert der G-BA.

Ab 2024 dürfen daher nur noch Spezialkliniken die stark untergewichtigen Neugeborenen versorgen, die den erhöhten Mindestvorgaben entsprechen. Bis dahin gilt die bisherige Regelung. Der G-BA vermutet, dass mit den Anforderungen an die neue Mindestmenge die Anzahl der Zentren nur leicht sinken wird. „Die neue Standortverteilung und die veränderten Fahrtzeiten führen zu keinen zusätzlichen Risiken für Schwangere und Kinder", so das Gremium. „Aus den analysierten Studien wird sichtbar, dass der Gewinn an Versorgungsqualität diesen Umstand mehr als aufwiegt."

Die Studie ist der bislang umfassendste deutsche Beitrag zu dieser Fragestellung. „Die Analyse beruht auf den tatsächlich gemeldeten

Daten aller deutschen Perinatalzentren und ist damit für Deutschland hochgradig repräsentativ", sagt der Neonatologe Ulrich Thome vom Uniklinikum Leipzig. „Man darf nicht übersehen, dass es sich bei den Todesfällen um die Spitze des Eisbergs handelt. Dem Sterben gehen meistens Gesundheitsschäden voraus und es gibt immer Kinder, die Schäden davontragen, aber mit ihnen überleben. Es ist belegt, dass dort, wo das Sterberisiko erhöht ist, auch das Risiko für Dauerschäden und Behinderungen größer ist."

Befürworter der niedrigen Mindestmengenregelung hatten argumentiert, dass sich die Anfahrtswege zu den Kliniken womöglich verlängern, wenn nur erfahrene Zentren die Kinder behandeln. „Wenn man die Mütter fragt, würden die allermeisten einen längeren Anfahrtsweg in Kauf nehmen, wenn die Chance ihres Kindes, gesund und ohne Behinderung zu überleben, verbessert würde", ist Thome überzeugt. „Statt die übergroße Zahl kleiner, ineffizienter Perinatalzentren in Deutschland zu erhalten, wäre es sinnvoll, das Geld lieber für Familien auszugeben, die sich auf die Situation einstellen müssen, dass ihr Frühgeborenes in einem entfernten Krankenhaus liegt."

WAS TUN GEGEN SCHMERZEN?

DAS LEID, DAS BLEIBT

Mit zunehmendem Alter wird vieles weniger. Schmerzen leider nicht. Im Gegenteil, gerade Menschen jenseits der 60 leiden häufig unter chronischen Beschwerden. Sie spüren ständig dieses Ziehen, diesen Druck, dieses Stechen – besonders im Bereich des Rückens, der Gelenke oder der Muskulatur. Die Behandlung erweist sich oft als schwierig, weil ältere Menschen die regelmäßige Medikamenteneinnahme nicht mehr gut vertragen oder weitere Erkrankungen die Therapiemöglichkeiten einschränken.

Wie der Schmerz erlebt wird, ist von zahlreichen Faktoren abhängig. Eine stabile seelische Verfassung und der angemessene Umgang mit den Beschwerden können jedoch entscheidend dazu beitragen, Schmerzen zu lindern. Trotzdem ziehen es viele Patienten anfangs gar nicht in Betracht, sich auf psychologische Hilfe einzulassen. Dabei gibt es gegen chronische Schmerzen nicht nur Medikamente, sondern auch die Hilfe für die Seele ist wichtig – und die richtige Einstellung.

Ein internationales Team von Ärzten und Wissenschaftlern hat die Daten aus 22 Studien mit insgesamt mehr als 2600 Patienten ausgewertet, die den Nutzen psychologischer Interventionen bei Schmerzpatienten untersucht haben. Die Forscher zeigten, dass es mit Hilfe von Psychotherapie möglich war, die chronische Pein zu reduzieren, die Verzweiflung der Patienten zu verringern und ihren Glauben daran zu stärken, dass sie es selbst in der Hand haben, künftig besser mit den Beschwerden zurechtzukommen[24].

„Der Nutzen war statistisch aussagekräftig, wenngleich er insgesamt eher gering ausfiel“, so die Autoren. So ließ die Intensität der Beschwerden um 18 Prozent nach, depressive Symptome wurden um etwa 13 Prozent gelindert. Angst und der Glaube daran, dass die Schmerzen eine persönliche Katastrophe bedeuteten, nahmen um fast 20 Prozent ab. 6 Monate nach dem Ende der Therapie hielt die Linderung der Beschwerden zwar weiterhin an, ob die stärkenden Effekte auf die Stimmung und die Psyche allgemein bestehen bleiben, war hingegen ungewiss.

Experten sind vom vergleichsweise geringen Nutzen der Behandlung nicht überrascht. „Die Psychotherapie wirkt gegen Schmerzen in der statistischen Auswertung nie so gut, weil Patienten zunächst nicht einsehen, dass sie von psychologischen Maßnahmen profitieren können", sagt Peter Henningsen, Chefarzt der Psychosomatik am Klinikum der Technischen Universität München. „Sie erwarten Linderung eher durch Medikamente oder Operationen. Man sollte deshalb die positive Nachricht betonen: Es wirkt!"

Das sei anders als beispielsweise bei Patienten mit Depressionen, die Hilfe von der Psychotherapie erwarten und sie deshalb von vornherein positiver beurteilen. Zudem handelt es sich bei psychotherapeutischen Interventionen bei Schmerzpatienten zumeist nur um maximal zehn Sitzungen. Dies ist eine zu kurze Dauer, um langfristige Effekte zu erzielen, denn die Patienten müssen zunächst lernen, dass der Schmerz nicht wie ein unabänderliches Schicksal über sie gekommen ist, sondern sich modulieren lässt.

„Wichtig ist es, mit den Patienten zu erarbeiten, wie sehr psychosoziale Faktoren Einfluss auf ihre Schmerzen haben", sagt Henningsen. „Dann stellt sich die Wahrnehmung ein, dass die Beschwerden stark vom Alltag abhängen. Wenn Patienten ein Schmerztagebuch führen, kann das zusätzlich helfen." Kranke erkennen dann beispielsweise, dass sich immer im Anschluss an belastende Situationen im Beruf die Schmerzen verstärken oder bestimmte Familienkonstellationen die Beschwerden hervorrufen – während andere Umstände und Ereignisse die Symptome eher lindern.

„Man darf als Arzt nicht nur das Symptom Schmerz sehen und im therapeutischen Fokus haben", sagt Harald Gündel, Chef der Psychosomatik am Universitätsklinikum Ulm. „Es ist wichtig, die einzelne Person mit ihrer gesamten Lebensgeschichte in den Blick zu rücken. Oft gehören auch emotional traumatische Erfahrungen dazu." Zudem sei es wichtig, chronische Patienten so früh wie möglich zu behandeln. Schließlich kann sich im Laufe einer Krankheitskarriere ein Schmerzgedächtnis ausbilden, sodass die Wahrnehmung für die quälenden Symptome immer leichter gebahnt wird. Der Schmerz wird gleichsam erlernt. „Auf diese Weise entsteht eine Art biologische Basis für chronische Beschwerden", so Gündel.

Patienten, die ständig über Schmerzen klagen, sind bei Medizinern nicht besonders beliebt. Ärzte machen schließlich die Erfahrung, ihnen nicht gut helfen zu können, und das ist für beide Seiten unbefriedigend. Die Patienten trotzdem ernst zu nehmen, klingt banal, hilft aber, damit sie die Schmerzen nach und nach besser in den Griff bekommen. Verständnis für die chronische Belastung ist ebenso von Bedeutung, wie die Patienten dabei zu unterstützen, selbst wieder aktiv zu werden.

„In der Schmerztherapie ist es wichtig, dass Patienten wieder Selbstvertrauen spüren", sagt Psychosomatik-Chef Henningsen. „Dann stellt sich bald auch das Gefühl ein: Ich kann trotz meiner Schmerzen etwas unternehmen und gestalten und bin nicht nur zu Passivität verurteilt." Der wirksame Faktor, der tatsächlich dazu beiträgt, dass die Beschwerden nachlassen, ist allerdings die Aufbauhilfe für das angeknackste Selbstbewusstsein, nebenbei auch der Zugewinn an körperlicher Aktivität.

Entscheidend für die Prognose von Schmerzen ist die Erwartungshaltung. Wer damit rechnet, dass seine Schmerzen nicht besser werden, bei dem werden sie auch nicht besser. Ärzte und Therapeuten bezeichnen diese hoffnungslose Haltung, die mit der Einstellung verbunden ist, dass sowieso nichts mehr helfen kann, als „Katastrophisieren". Ebenfalls bedeutsam für den weiteren Verlauf ist das Ausmaß der Chronifizierung: Leiden Patienten schon über viele Jahre an starken Schmerzen, ohne dass sich die Symptome zwischendurch gebessert hätten, ist es körperlich wie seelisch schwieriger, das Muster zu durchbrechen.

Viele Schmerzpatienten haben die Hoffnung schon aufgegeben und gehen mit ihren Beschwerden längst nicht mehr zum Arzt oder Therapeuten. Für sie kann es hilfreich sein, stärker darauf zu achten, welche Faktoren und Lebensumstände ihre Symptome beeinflussen und besser oder schlechter machen. „Wir können Patienten nicht versprechen, dass sie am Ende der Therapie keine Schmerzen mehr haben werden, es gibt leider kein Allheilmittel", sagt Henningsen. „Aber wichtig sind die kleinen Schritte. Dabei geht es darum, mehr machen zu können und dadurch schrittweise die Lebensqualität zu verbessern."

Zusätzlich ist es wichtig, dass Patienten das erleben, was Therapeuten als Selbstwirksamkeit bezeichnen. Ärzte betonen immer wieder, dass auch die Kranken selbst beeinflussen können, ob die Schmerzen mit der Zeit stärker oder schwächer werden. Ihr Handeln und Denken wirkt sich auf die Beschwerden aus. „Das bedeutet aber auch: Raus aus der Isolation, sich etwas zutrauen und die Schonhaltung so weit wie möglich aufgeben", so Gündel. „Das braucht allerdings Zeit!"

Für Schmerzpatienten gilt ansonsten die mäßig aufbauende Prognose, die sich auf viele Bereiche der Medizin anwenden lässt und als „Drittel-Regel" bezeichnet wird: Einem Drittel der Menschen mit chronischen Beschwerden können die Ärzte so gut wie gar nicht mehr helfen. Bei einem Drittel schlägt die Therapie einigermaßen an – und bei einem Drittel sogar ziemlich gut. Zu welchem Drittel man gehört, ist nicht unwiderruflich festgelegt, sondern kann sich ändern. Warum manchen Menschen die psychische Unterstützung erstaunlich gut hilft, sich die Schmerzen der anderen hingegen gar nicht lindern lassen, wissen Ärzte trotz Kenntnis der verschiedenen Einflussfaktoren noch nicht genau.

Manchmal sitzt der Schmerz allerdings auch tiefer. „Bei einer wichtigen Gruppe der chronischen Patienten wird seelischer Schmerz überlagert und äußert sich in körperlichen Beschwerden", sagt Harald Gündel. „Dann kann es hilfreich sein, wenn der seelische Schmerz den Betroffenen wieder bewusst wird." Erkennen sie, welche selbstschädigenden Folgen zurückliegende Traumata bis heute für ihr Alltagserleben haben, lässt sich das therapeutisch womöglich bearbeiten. „Wenn wir die Lebensqualität verbessern können, ist das ein erster Erfolg", so Gündel. „Eine weitere Schmerzreduktion ist dann zwar nicht garantiert, kann sich aber im Laufe der Zeit durchaus einstellen."

SCHMERZVERSTÄNDNIS

Für nahezu 50 Prozent der Beschwerden, mit denen Menschen den Arzt aufsuchen, findet sich auch nach ausführlichen Untersuchungen mit modernsten medizinischen Verfahren keine organische Erklärung. Doch leider kommt es oft vor, dass die Doktoren das seelische Leid ignorieren, das hinter den Symptomen stecken könnte. Dabei gibt es inzwischen vielfältige Belege dafür, dass psychische Not im Körper massive Spuren hinterlässt. Deshalb sind beide Seiten gefordert: Ärzte müssen mehr Verständnis für ihre Patienten und deren psychische Verfassung aufbringen – und Patienten brauchen mehr Mut, ihren Ärzten auch das zu sagen, was sie neben den akuten Symptomen wirklich bedrückt.

Ob eine Behandlung gelingt, hängt nämlich entscheidend davon ab, ob sich die Patienten aufgehoben und gut betreut fühlen. „Ist das Arzt-Patienten-Verhältnis gestört, heilen Wunden manchmal schlechter oder eine Therapie schlägt erst gar nicht an", sagt Peter Henningsen, Chefarzt der Klinik für Psychosomatik an der Technischen Universität München. Immer wieder kommt es vor, dass sich Patienten von ihrem Arzt nicht verstanden fühlen oder den Eindruck haben, er nehme sie nicht ernst. Wenn sie daraufhin den Doktor wechseln, wird es nicht automatisch besser – sondern oftmals bleiben die Beschwerden: Typisch für derartige Symptome sind Schmerzen am Rücken und im Kopf, Verdauungsstörungen, Herzrasen, Schwindel, unklare Erschöpfung. Aber auch Luftnot und das Gefühl, der Hals sei plötzlich zugeschnürt, kommen vor. Weiteres Doktor-Hopping und zusätzliche Untersuchungen bringen zumeist wenig, denn bei derartigen Symptomen handelt es sich um Beschwerden ohne Befund.

Neun von zehn Menschen haben mindestens einmal pro Woche Beschwerden, für die sie selbst keine Erklärung finden, jeder kennt das. Dieses Phänomen findet sich rund um den Globus, unabhängig von der Schicht, dem Einkommen oder Vermögen – und zumeist gehen die Symptome von allein wieder vorbei und sind schnell vergessen. Ein Teil der Betroffenen fühlt sich jedoch so stark davon beeinträchtigt, dass er den Arzt aufsucht. In den westlichen Industrienationen führt das zu einem erstaunlichen Phänomen: Zwischen 40 und 50 Prozent der Menschen, die zum Haus- oder Facharzt gehen, klagen über Beschwerden „mit unklarer Ursache". Der Doktor findet oftmals aber auch nicht heraus, woran es liegt. In der Fachsprache werden solche Beschwerden als funktionelle, idiopathische oder somatoforme Störungen bezeichnet. Klingt zwar besser, verschleiert aber auch nur die Ratlosigkeit der konventionellen Medizin, die sich der psychosomatischen Dimension von Krankheit verschließt. Eine kausale Erklärung, eine organische Ursache für das Herzstolpern, die Magenschmerzen, den Schulterschmerz und etliche andere Symptome lässt sich partout nicht finden.

Für die Kranken ist es schwierig, keine eindeutige Diagnose zu haben und die eigenen Symptome nicht erklären zu können. Für die meisten Patienten (und auch für viele Ärzte) sind nur körperliche Beschwerden echte Beschwerden. Den Kranken geht es schließlich auch darum, „legitim" krank sein zu können und nicht als Simulant oder „Psycho" abgestempelt zu werden. Forschungsdaten der letzten Jahre kommen diesem Bedürfnis nach Kausalität entgegen, denn mittlerweile haben Neurobiologen, Mediziner und Physiologen in Tausenden Studien gezeigt, dass und wie seelische Belastungen im Körper deutliche Spuren hinterlassen. Ist die Seele angeschlagen oder nehmen Angst und Stress überhand, können sich Beschwerden überall entwickeln: das Abwehrsystem wird beeinträchtigt, der Hormonhaushalt gerät durcheinander, Nervenbahnen sind gehemmt, Organe drosseln ihre Funktion – und der ganze Mensch leidet, weiß aber oft nicht, warum.

Gleich tut es weh

Wissenschaftler der Wake Forest University in Winston-Salem beobachteten, dass die Schmerzintensität entscheidend davon beeinflusst wird, welches Ausmaß an Schmerzen erwartet wurde und wie groß die Angst davor war. Die Neurobiologen hatten Freiwilligen unangenehme, aber harmlose Hitzereize zugefügt. Sie erhöhten die Reize von „gering" über „mäßig" bis „stark". Nachdem sich die Teilnehmer an die Steigerung gewöhnt hatten, variierten die Forscher die Tortur: Die Probanden bekamen starke Schmerzreize, als sie lediglich mit mäßigen rechneten. Das Schmerzempfinden verringerte sich um 28 Prozent im Vergleich zu jenen Versuchen, in denen starke Schmerzen erwartet und auch gegeben wurden. Zum Vergleich: Auch mit starken Opioiden lässt sich der Schmerz nicht um mehr als 30 Prozent lindern.

„Schmerz ist nicht allein das Ergebnis von Signalen aus einer malträtierten Körperregion, er entwickelt sich auch aus dem einzigartigen gedanklichen Umfeld eines Menschen", sagt der Studienleiter Robert Coghill. Werden starke Schmerzen erwartet, geht das mit einer Nervenaktivierung in verschiedenen Hirnbereichen einher. Die Wege der Wahrnehmung sind schon gebahnt, ehe der Reiz überhaupt da ist – Angst senkt die Schmerzschwelle und jede Pein fühlt sich dann umso intensiver an.

Schmerztherapeuten wissen zudem, dass Antidepressiva nicht nur die Laune heben, sondern auch Schmerzen dämpfen. Die Hirnregion, in der Schmerz verarbeitet wird, ist eng mit jener verknüpft, die Wohl- oder Missempfinden registriert. Aus diesem Grund trägt bessere Stimmung dazu bei, körperliche Torturen weniger stark zu spüren. Hilfreich für Kranke ist es deshalb, wenn sie ihre Schmerzerwartung unterbrechen. Ansonsten entsteht ein peinigender Teufelskreis und chronischer Schmerz sagt weiteren chronischen Schmerz voraus.

Psychologen aus Kalifornien konnten sogar zeigen, dass soziale Ausgrenzung buchstäblich körperlich schmerzt: Wenn Probanden im Video sehen, wie jemand zurückgewiesen wird, aktiviert sich ihr Schmerzzentrum. Anhand der Hirnaktivität lässt sich kaum erkennen, ob die Probanden selbst körperliche Schmerzen hatten oder nur beobachten mussten, wie anderen seelische Pein zugefügt wurde.

Es gibt mittlerweile zahlreiche Untersuchungen, die den immensen Einfluss der Psyche auf die Entstehung und den Verlauf diverser Krankheiten belegen. So zeigen Langzeitstudien, dass Depressionen die Lebenserwartung senken, weil das Herz in Mitleidenschaft gerät. Schwermut geht sogar auf die Knochen: Bei Depressiven verringert sich der Mineralgehalt des Skelettsystems, vermutlich durch einen erhöhten Kortisolspiegel, so sehr, dass Frakturen häufiger auftreten. Auch bei Rückenschmerzen spielt die Psyche eine wichtige Rolle, wie gezeigt wurde. Bei 6 von 7 Patienten mit chronischen Beschwerden an der Wirbelsäule lässt sich keine körperliche Ursache finden. Und diejenigen, bei denen zufällig ein Schaden festgestellt wird, haben häufig keine Beschwerden.

Orthopäden haben gezeigt, dass Rückenschmerzen am besten anhand eines Psychogramms oder Persönlichkeitsprofils vorhergesagt werden – und nicht durch Röntgenaufnahmen oder eine Verringerung des Zwischenwirbelraumes. Wer mit seinen Gefühlen hadert und sie selten auslebt und zudem unzufrieden im Job oder in der Beziehung ist, gilt als besonders anfällig.

Die häufigsten psychosomatischen Beschwerden

Die folgenden Prozentangaben beziehen sich auf die Körperbeschwerden von Patienten in Fachambulanzen, die organisch unerklärt bleiben. Schmerzen unklarer Ursache dominieren. Verschiedene Untersuchungen haben immer wieder eine ähnliche Häufigkeitsverteilung für psychosomatische Beschwerden gezeigt[25].

- Bauchschmerz/Wechsel der Stuhlfrequenz: 83 Prozent
- Brust-/Herzschmerzen: 81 Prozent
- Rückenschmerzen: 74 Prozent
- Kopfschmerzen/Schwindel: 72 Prozent
- Erschöpfung: 55 Prozent
- Unterleibsschmerzen: 35 Prozent
- Anfälle: 29 Prozent
- Augenbeschwerden: 15 Prozent
- Atemnot: 13 Prozent

Patienten wollen ihre Beschwerden als gerechtfertigt ansehen, Ärzte bevorzugen ebenfalls organische Deutungen für unklare Symptome. Insofern ist es für beide Seiten hilfreich, wenn psychische Leiden körperlich erklärt werden. Immer mehr Patienten beobachten verstärkt ihren Körper, wenn sie psychische Probleme haben, und lauschen hellhörig auf alle Signale, die er aussendet. Rückenschmerzen oder Kopfweh sind schließlich viel konkreter als diffuse seelische Probleme. Körperlich krank zu sein, ist leichter zu akzeptieren.

Wer seelisch leidet, hat oft auch das Gefühl, verantwortlich für seine psychische Last zu sein. Wolfgang Merkle, Chefarzt der Psychosomatik am Hospital zum Heiligen Geist in Frankfurt, schildert eine junge Frau mit starken Darmbeschwerden und Schwindel. Die Mutter wies psychologische Deutungen der Beschwerden barsch zurück, es sei vielmehr die Reise nach Marokko gewesen, mit der die Symptome begonnen hätten. Später zeigte sich, dass Beziehungskonflikte und beruflicher Druck die junge Frau bedrängten.

Die Kranken halten sich zurück, Ärzte scheuen es, nach den tiefer liegenden Ängsten und Problemen ihrer Patienten zu fahnden – und so bleiben viele Beschwerden ohne Erklärung. Die Patienten rennen zum nächsten Arzt, das Doktor-Hopping dauert im Mittel fünf oder sechs Jahre und ist für Ärzte wie Patienten gleichermaßen frustrierend. Doch irgendwann nehmen die körperlichen Symptome überhand.

Der falsch verstandene Patientenwunsch

Ärzte meinen zu wissen, warum Menschen mit psychosomatischen Beschwerden erst so spät die Hilfe finden, die sie brauchen: Demnach sind es die Patienten selbst, die eine körperliche Abklärung einfordern, psychische Erklärungen ihrer Symptome lehnen sie hingegen ab. Diese Theorie ist für Mediziner bequem, allerdings stimmt sie nicht mit Forschungsergebnissen überein. Nach Erkenntnissen von Psychologen sind es keineswegs die Patienten, die Medikamente, Operationen oder immer mehr diagnostische Tests wünschen, sondern die Ärzte führen ihre Patienten auf einen vorwiegend symptomorientierten Weg der Diagnostik und Therapie.

Nach Auswertung von Hunderten Arzt-Patienten-Kontakten zeigte sich, dass die Mehrzahl der Ärzte nur auf körperliche Beschwerden reagierten, obwohl die Patienten emotionale Hilferufe aussandten. Neun von zehn Patienten mit unklaren Symptomen gaben den Ärzten Hinweise auf Ängste und Schwierigkeiten, wie Psychologen um Peter Salmon von der Universität Liverpool feststellten.

Viele Patienten vermuteten gar, dass ihr Leiden psychisch bedingt sei, sie gerade besonders gestresst seien, aber keine Erklärung für ihre Symptome hätten. Die Mehrzahl der Ärzte ging dennoch nicht auf diese konkreten Gesprächsangebote ein, sondern bot das kleine ABC der Medizin auf: Arzneimittel, Bildgebung, Chirurgie. Peter Salmon zog als Fazit aus seinen Studien: „Würden Ärzte auf Hilferufe ihrer Patienten anders reagieren, ließen sich viele unnötige Maßnahmen in der Medizin vermeiden."

Aus Aktivismus und wider besseres Wissen fordern Ärzte dann weitere Untersuchungen an, die kontraproduktiv sind. So bekommt der Patient mit unklaren Verdauungsbeschwerden eine weitere Magen- und Darmspiegelung, der Angstpatient, der sich vor einem Hirntumor fürchtet, wird erneut in die Röhre geschoben. Auf diese Weise verfestigt sich der Glaube des Patienten, dass er tatsächlich an einer körperlichen Krankheit leidet. Und der Arzt ist den anstrengenden Patienten erst mal los, aber für die nächsten Untersuchungen kommt er wieder. „Primären Behandlergewinn" nennt Henningsen dieses Verhalten etlicher Ärzte.

Die überflüssigen Zusatzuntersuchungen gehen jedoch mit neuen Risiken einher. Damit sind nicht nur Röntgenstrahlen oder Infektionen bei Biopsien oder Blutentnahmen gemeint, sondern weitere Unklarheiten drohen: Jeder Test kann neue Varianten und Unregelmäßigkeiten aufdecken, die einer weiteren Abklärung bedürfen und noch mehr Unsicherheit mit sich bringen: Der nächste Krankheitsverdacht will ausgeräumt sein. Neurologen kennen längst die nur halb scherzhaft gemeinte Bezeichnung UBOs – sie steht für „Unidentified Bright Objects" und meint leichte Signalunterschiede im Kernspin. Sind Ärzte unerfahren in der Bewertung oder wollen auf Nummer sicher gehen, wird ein Bagatellbefund schnell überbewertet und muss ein weiteres Mal abgeklärt werden. Der Patient bekommt zudem die Botschaft vermittelt, dass es sich doch um eine körperliche Ursache seiner Symptome handelt, und lernt, besser gleich zu sagen, wo es wehtut.

Natürlich liegt es auch am Einfühlungsvermögen des Arztes, ob er die seelischen Nöte seiner Patienten überhaupt wahrnimmt. „Man muss sich irritieren lassen wollen", verrät der Frankfurter Chirurg Bernd Hontschik sein Rezept. Dann erzählt er von dem wortkargen Paar, das in seine Praxis kam. Der Mann hatte eine offene Stelle am Bein, die Wunde verheilte seit Jahren nicht, aber die Ärzte konnten keine Ursache dafür finden. Das Paar zeigte ihm die Wunde mit viel Brimborium, da ging Hontschik ein Licht auf: „Die machten eine Show wie im Fünf-Sterne-Restaurant, wenn die Kellner die Deckel von den Tellern heben. Das Leiden des Manns schien das Wichtigste in ihrer Beziehung zu sein und sie überhaupt zusammenzuhalten."

Die Lösung solcher Konflikte gelingt allerdings nicht immer so, dass alle Seiten zufrieden sind. Durch Hontschiks Fragen wurde dem Paar bewusst, dass sich zwischen ihnen alles nur noch um die Wunde drehte und das sonstige Interesse füreinander erlahmt war. Als der Mann das erkannt hatte, heilte sein Bein recht bald zu. Die Beziehung hingegen ging in die Brüche.

Etliche Ärzte befürchten offenbar, dass ihr Zeitplan gesprengt wird, wenn sie auf die psychischen Nöte ihrer Patienten eingehen. Sollen sie stattdessen doch gleich zum Psychologen gehen, denken viele. Hontschik hält dem eine nur auf den ersten Blick paradox erscheinende Strategie entgegen: „Ich lasse die Leute ausreden, und das spart mir Zeit", sagt er. Wenn Ärzte ihre Patienten hingegen ständig unterbrechen, kommen sie immer wieder.

FRAUEN-
MEDIZIN

Wer in den 1970er-Jahren Kind war, konnte bei Frauen mittleren Alters ein seltsames Phänomen beobachten. Irgendwann mussten viele von ihnen in die Klinik und operiert werden. Den Namen, den meine Mutter für den Eingriff benutzte, lautete „Unterleibsoperation". Darunter konnte ich mir wenig vorstellen. Es klang so, als ob sie irgendetwas am Bauch hatten, oder etwas weiter unten.

Später wurde mir dann klar, dass es sich um eine Operation handelte, die nur Frauen betraf. Irgendwann kam dann der Begriff „Totaloperation" auf. Das klang nicht weniger mysteriös, eine Weile stellte ich mir darunter vor, dass ein Teil des Bauchs ausgeweidet wurde, so wie ich das vom Ausnehmen der Fische unter fließendem Wasser kannte, nachdem ich sie aus dem nahen Fluss gezogen hatte.

Später differenzierte sich das Bild und ich verstand, dass es sich bei dem Eingriff um eine Entfernung der Gebärmutter handelte. Für Frauen jenseits der 40 schien das ein unabänderliches Schicksal zu bedeuten. „Brauchen sie ja nicht mehr", hieß es oft lapidar, womit gemeint war, dass die Frauen bereits Kinder hatten und auf das nun offenbar überflüssige Organ gut verzichten konnten.

GEBÄRMUTTER RAUS? KOMMT AUF DEN WOHNORT AN

Möchte eine Frau ihre Gebärmutter behalten, sollte sie wohl besser nach Hamburg ziehen. Oder nach Berlin oder Bremen. Baden-Württemberg und Bayern sind auch zu empfehlen. Meiden sollte sie hingegen Mecklenburg-Vorpommern, Thüringen und andere ostdeutsche Länder – aber auch Rheinland-Pfalz und das Saarland. Zu diesem Schluss kam eine Analyse von Epidemiologen der Universität Halle-Wittenberg, die untersucht haben, wo Frauen besonders häufig die Gebärmutter entfernt wird – und wo sie eher damit rechnen können, das Organ zu behalten. Die Wissenschaftler fanden starke regionale Schwankungen in der Häufigkeit der Eingriffe, die auch als Hysterektomien bezeichnet werden[26].

Die Mediziner um Andreas Stang haben für die Jahre 2005 und 2006 ungefähr 305.000 derartige Operationen in Deutschland dokumentiert. Der Eingriff ist populär und nach dem Kaiserschnitt die häufigste Operation im Gebiet der Gynäkologie und Geburtshilfe. Schließlich wird auch bei gutartigen Erkrankungen der Gebärmutter, beispielsweise bei den als Myomen bezeichneten Geschwulsten, oft eine Hysterektomie empfohlen. Und auch bei Absenkungen des Organs, wie sie nach Schwangerschaften und im Alter häufiger sind, nehmen Ärzte in bis zu 55 Prozent der Fälle die Operation vor. Doch während in Hamburg nur 213 Eingriffe pro 100.000 Personenjahre vorgenommen wurden, waren es in Mecklenburg-Vorpommern 361 Gebärmutterentfernungen bei gutartigen Erkrankungen.

Die Unterschiede sind keineswegs allein medizinisch bedingt. Als „Wandel mit unterschiedlichem Tempo" beschreibt Klaus Friese das Phänomen. „Früher wurde bei großen Myomen, Blutungsstörungen, Beschwerden durch Absenkung und natürlich bei Karzinomen immer eine Gebärmutterentfernung durchgeführt", so der Gynäkologe, der lange Jahre Chefarzt der Frauenklinik an der Ludwig-Maximilians-Universität München war. „Heute ist dies längst nicht mehr der Fall." Der Fortschritt der minimal-invasiven Operationstechniken trage dazu bei, dass immer mehr Frauen organerhaltend operiert werden wollen, vermutet Friese. In Großstädten sei dieser Trend bereits verbreitet, weshalb die Stadtstaaten in der Analyse die wenigsten Eingriffe verzeichneten. In ländlichen Gebieten habe sich die Technik aber noch nicht überall durchgesetzt. Dort wird länger an alten Gewohnheiten festgehalten.

Ärztinnen und Juristinnen werden verschont

Der Schweizer Sozialmediziner Gianfranco Domenighetti hat in den 1990er-Jahren gezeigt, wie stark die Häufigkeit einer Gebärmutterentfernung auch von nicht-medizinischen Faktoren abhängig ist[27]. So werden Ärztinnen oder ihre Angehörigen beispielsweise viel seltener operiert als medizinische Laien. Dasselbe gilt für Juristinnen sowie die Ehefrauen von Juristen. Ihnen wie auch Ärztinnen und den Gattinnen von Ärzten wurde nur halb so oft die Gebärmutter entfernt wie dem Durchschnitt der Frauen in der Schweiz.

Die Logik dahinter leuchtet ein: In Arztfamilien ist bekannt, dass etliche Operationen riskant sind, nicht unbedingt nötig oder im Zweifelsfalle noch viele Jahre Zeit haben. Gegenüber Juristinnen halten sich viele Ärzte automatisch zurück mit operativen Eingriffen oder anderen invasiven Maßnahmen; sie fürchten mögliche Kunstfehlerklagen und Folgekosten.

Aufklärung über die möglichen Vor- und Nachteile eines Eingriffs, der nicht zwingend erforderlich ist, wirkt sich ebenfalls auf die Operationshäufigkeit aus. So hatte Domenighetti schon in den 1980er-Jahren gezeigt, wie Frauen reagieren, wenn sie mehr über die Gebärmutterentfernung wissen[28]. Im Kanton Tessin, wo eine Aufklärungskampagne stattfand, sank die Rate der Operationen zwischen 1977 und 1985 um mehr als 25 Prozent (unter „älteren" Frauen zwischen 33 und 49 Jahren sogar um 33 Prozent), nachdem in Massenmedien über den Eingriff informiert wurde. Im Kanton Bern, wo Frauen nicht entsprechend aufgeklärt wurden, nahm die Häufigkeit des Eingriffs im gleichen Zeitraum um 1 Prozent zu.

Landestypische Vorlieben und Traditionen spielen also regional, aber auch international eine wichtige Rolle. So wird Frauen in den USA und Australien häufiger die Gebärmutter entfernt als in Deutschland. In Schweden und Frankreich ist der Eingriff wiederum seltener als hierzulande. Die inzwischen verstorbene amerikanische Kulturkritikerin Lynn Payer hat in ihrem Buch „Andere Länder, andere Leiden" schon vor mehr als 40 Jahren medizinische Verfahren in England, Frankreich, den USA und Deutschland verglichen[29]. Sie zeigte schon damals, wie unterschiedlich und abhängig von der kulturellen und geschichtlichen Entwicklung das Krankheitsverständnis in Ländern ist, die sich zum selben Kulturkreis zählen.

Französische Ärzte entfernen Frauen beispielsweise seltener die Gebärmutter, weil in Frankreich öfter versucht wird, gutartige Geschwulste herauszunehmen, das Organ aber zu erhalten. Sie schätzen die Gebärmutter offenbar als wichtiger für den Beckenboden und als Sexualorgan ein, zudem hätten französische Frauen „den stärker ausgeprägten Wunsch, ihre Gebärmutter nicht zu verlieren", vermutet Payer in ihrer Analyse.

AUF DISTANZ: SCHLÜSSELLOCH-OPERATIONEN AM GEBÄRMUTTERHALS

Medizinerkongresse sind oft wie Klassentreffen. Man sieht viele Bekannte wieder und bekommt in Vorträgen gründlich erklärt, was man schon mal gehört oder in der Fachliteratur gelesen hat. Doch der große Krebskongress, der im März 2018 in New Orleans stattfand, nahm eine überraschende Wendung: Eine umfassende Studie kritisierte massiv ein Lieblingsspielzeug vieler Ärzte. Der Nutzen minimal-invasiver Eingriffe, also der endoskopischen „Schlüsselloch-Operationen", stand plötzlich infrage.

Was war geschehen? Ein internationales Ärzteteam hatte eine Studie mit 631 Patientinnen vorgestellt, die an einem Krebs des Gebärmutterhalses litten[30]. Der Hälfte der Frauen mit diesem sogenannten Zervixkarzinom wurde ein Großteil der Gebärmutter „offen" entfernt, das heißt mit einem Schnitt durch die Bauchdecke. Bei der anderen Hälfte erfolgte die Operation minimal-invasiv. Im Bereich der Bauchhöhle wird dieses Vorgehen auch als laparoskopischer Eingriff oder Bauchspiegelung bezeichnet.

Viereinhalb Jahre nach der Operation zeigte sich, dass die Schlüsselloch-Technik den Frauen keinesfalls mehr Vorteile brachte. Im Gegenteil, unter den Patientinnen, die auf diese Weise operiert worden waren, gab es nicht nur früher, sondern auch häufiger Rückfälle, die mit neuen Krebsabsiedlungen im kleinen Becken einhergingen. Auch die Überlebensrate war nach der minimal-invasiven Tumor-Operation geringer. Während im Laufe der viereinhalb Jahre 19

Frauen starben, die minimal-invasiv operiert worden waren, kam es nach der althergebrachten „offenen" Operation in den Folgejahren nur zu 3 Todesfällen.

Frauenärzte und Krebsexperten waren irritiert. „Die meisten zeigten sich angesichts der neuen Ergebnisse erst mal geschockt und haben nach Schwächen der Studie gesucht", sagt Sven Mahner, Direktor der Frauenklinik an der Ludwig-Maximilians-Universität München. „In der Gynäkologie ist die Laparoskopie ja seit vielen Jahren der Standard-Zugang für eine Vielzahl von Operationen."

Zwar musste die Untersuchung nicht nur auf einem Kongress vorgestellt, sondern auch in einer Fachzeitschrift publiziert werden, um abschließend bewertet werden zu können. Doch die Grundaussage änderte sich durch die veröffentlichte Studie nicht. „Damit liegen erstmals Daten vor, die zeigen, wie viele Frauen überleben und wie oft es zu Rezidiven (Rückfällen) bei verschiedenen Zugangswegen in der Behandlung des Zervixkarzinoms kommt", sagt Mahner. „Alles, was wir bislang hatten, waren lediglich Vergleiche der operativen Ergebnisse."

Die Analyse zeigt, dass es nicht automatisch ein Vorteil für Patienten ist, wenn Ärzte einen technisch komplexen Eingriff meistern. Das zynische Bonmot „Operation gelungen, Patient gestorben" bringt diesen Umstand auf den Punkt. Verschleiert etwa auch bei der Schlüsselloch-Operation die Begeisterung für die moderne Technik, dass der Nutzen für Patienten manchmal nur marginal ausfällt oder gar nicht gegeben ist?

Auch in anderen Bereichen der Medizin gab es immer wieder ernüchternde Ergebnisse bei der minimal-invasiven Methode – Komplikationen, schlechterer Verlauf, Schwierigkeiten, wenn sich der Befund doch als größer erwies und das Operationsgebiet ausgeweitet werden musste. Seit Jahren mehren sich die Hinweise, dass die von vielen Ärzten favorisierte und von Laien geschätzte Methode auch Nachteile haben kann oder manchmal schlicht unnötigerweise zum Einsatz kommt.

GEFÄHRLICHE HORMONE

Nur wenige Forschungsergebnisse haben die Lebenswirklichkeit von Frauen so stark beeinflusst wie die Veröffentlichung dieser WHI-Studie im Sommer 2002. Damals wurde eine Analyse der „Women's Health Initiative“ vorzeitig abgebrochen, weil sich immer deutlicher zeigte, dass die Hormongabe in den Wechseljahren mehr schadet als nutzt. Frauen, die Hormone schlucken, haben demnach ein höheres Risiko, an Thrombosen, Lungenembolien, Brustkrebs und Herzinfarkt zu erkranken. In den folgenden Jahren bekräftigten weitere Untersuchungen diese Befunde – und Millionen Frauen verzichteten fortan auf die Hormonzufuhr, die zuvor lange als ewiger Jungbrunnen und Schutz vor Infarkt, Krebs und morschen Knochen gegolten hatte.

Die Frage, ob Frauen in den Wechseljahren Hormone nehmen sollen, fordert viele Ärzte zu Kritik oder Zustimmung heraus; neutral ist da kaum jemand. Und immer wieder gibt es neue Botschaften im Zusammenhang mit der WHI-Studie. Auf den ersten Blick klang es denn auch wie eine Entwarnung, wenn in Fachmagazinen berichtet wurde, dass die Sterblichkeit von Frauen, die Hormone genommen haben, insgesamt nicht erhöht ist und auch die Sterblichkeit an Krebs, Infarkt und Co. nicht ansteigt[31].

Die Langzeitstudie erstreckte sich immerhin über einen Beobachtungszeitraum von 18 Jahren. „Die Gesamtsterblichkeit ist ein wichtiges und umfassendes Kriterium für eine Intervention wie die Hormonbehandlung, die mit einem komplexen Muster aus Schaden und Nutzen einhergeht“, sagt Studienleiterin JoAnn Manson von der Universität Harvard. „Die Gesamtsterblichkeit ist schließlich so etwas wie die Quintessenz, wenn es um den Netto-Effekt einer Behandlung und ihre Auswirkungen auf die Gesundheit geht.“

Mehr als 27.000 Frauen hatten an der Untersuchung teilgenommen. Die Hälfte nahm entweder eine Östrogen-Progesteron-Kombination oder nur Östrogene. Sie wurden mit der anderen Hälfte der Frauen verglichen, die ein Scheinpräparat bekamen, ohne zu wissen, zu welcher Gruppe sie gehörten. Nachdem die Untersuchung 2002 beziehungsweise 2004 vorzeitig aufgrund zu häufiger Komplikationen und Nebenwirkungen abgebrochen werden musste, setzten fast alle Frauen die Hormone ab. Im Abstand von mehr als einer Dekade analysierten die Wissenschaftler um Manson, wie es den Frauen in den zwölf Jahren danach ergangen war.

„Es ist richtig, es gibt keine neuen Erkenntnisse, das sind die alten Daten zur WHI-Studie", sagt die Gesundheitswissenschaftlerin Ingrid Mühlhauser von der Universität Hamburg. „Da gibt es keinen Unterschied in der Sterblichkeit zwischen Placebo und Hormonen über die 18 Jahre. Die Botschaft ist keine andere als das, was bisher auch schon gesagt wurde und in den Leitlinien empfohlen wird: Frauen, die erhebliche Beschwerden haben, können Hormone einnehmen – allerdings möglichst kurz und in einer möglichst niedrigen Dosierung."

Mühlhauser, die zum Vorstand des Netzwerk Evidenzbasierte Medizin gehört, das sich für mehr Qualität in wissenschaftlichen Studien einsetzt, befürchtet, dass die aktuelle Studie dennoch als Freibrief für die unkritische Hormongabe in den Wechseljahren missverstanden wird. „Dabei muss man wissen, dass diese Behandlung ja ursprünglich zur Krankheitsverhütung und Lebensverlängerung gedacht war", sagt Mühlhauser. „Die WHI-Studie startete Ende der 90er-Jahre immerhin mit der Hypothese, dass durch die Hormongabe 25 Prozent weniger Herz-Kreislauf-Leiden auftreten würden."

Wenn Ärztefunktionäre Fakten leugnen

Erscheint eine hochrangige Fachveröffentlichung, in der vor Risiken der Hormoneinnahme in den Wechseljahren gewarnt wird, ist das immer gleiche Ritual zu beobachten: Der Berufsverband der Frauenärzte wiegelt ab: Stimmt ja gar nicht, unsere Frauen sind anders. Die Reaktion der Funktionäre erinnert an trotzige Dreijährige, die sich gegen alles auflehnen, was ihren Gewohnheiten widerspricht.

So war es auch 2019, als im „Lancet", einem weltweit führenden Journal für Mediziner, eine Analyse unter Beteiligung von Richard Peto und Valerie Beral erschien, beide Großmeister zu den Themen Epidemiologie und Brustkrebs. Das Ärzteteam kommt zu dem Schluss, dass Hormone in den Wechseljahren das Risiko für Brustkrebs erhöhen und etwa eine Million Fälle von Brustkrebs von den 20 Millionen Brust-Tumoren, die seit 1990 in westlichen Ländern aufgetreten sind, auf Hormone zurückzuführen seien[32]. Je nach Präparat und Einnahmedauer falle das Risiko verschieden aus: Nach einem Jahr sei es gering erhöht, nach fünf Jahren deutlicher.

Seit die WHI-Studie im Jahre 2002 ergab, dass Hormone in den Wechseljahren das Risiko für Brustkrebs, Herzinfarkt, Thrombosen und Embolien erhöhen, haben etliche hochrangige Analysen die Gefahr bestätigt. Entgegen der Beweislage werden vom Berufsverband der Frauenärzte die Tatsachen immer wieder verharmlost. Er verschickte 2016 eine Pressemitteilung mit dem Titel: „Hormonersatzbehandlung in den Wechseljahren hat mehr Nutzen als Risiken". Der Präsident des Berufsverbandes fand, dass auch die „Lancet"-Studie „nichts Neues enthält und inhaltlich problematisch ist".

„Es ist eine beliebte Reaktion medizinischer Berufsverbände, unliebsame Studien abzuwerten und die Ergebnisse zu diskreditieren, ohne ihre Gegenposition mit eigenen hochwertigen Untersuchungen zu belegen", sagt Studienexperte Gerd Antes. Tatsächlich haben der Berufsverband und andere Skeptiker der Hormon-Kritik bisher keine ernst zu nehmende Studie vorgelegt, die ihre Ansichten belegt. Dass Hormone Beschwerden in den Wechseljahren lindern können, ist unbestritten. Diese Wirkung geht jedoch mit den beschriebenen Risiken einher.

„Vom Berufsverband der Frauenärzte sind wir irreführende Meldungen gewohnt", sagt Gesundheitswissenschaftlerin Ingrid Mühlhauser. „Der Verband scheint nicht Interessen der Frauen zu vertreten, sondern eigene berufspolitische." Die Funktionäre würden das Brustkrebsrisiko verharmlosen, Daten missverständlich kommunizieren und Fakten ignorieren. Mühlhauser regt an, solche Mitteilungen mit Warnhinweisen zu versehen: „Achtung – der Berufsverband vertritt Geschäftsinteressen. Informationen nicht für den Gebrauch geeignet!"

Wenn sich nun mit großem Abstand zur Hormonbehandlung zeigt, dass dadurch auf Dauer nicht mehr Frauen sterben, sei das zwar erfreulich. Doch Hormone werden – wenn überhaupt – längst nur noch zur Behandlung der Wechseljahresbeschwerden und nicht zur Prävention genommen. „An den Vorbeugeaspekt glaubt ja niemand mehr", sagt Mühlhauser. „Wenn Frauen aktuell Hormone einnehmen, sind die akuten Probleme relevant. Dann muss ich die unerwünschten Effekte und nicht nur die Sterblichkeit beachten."

Die Gefahren hat die WHI-Studie schon 2002 aufgezeigt. Unter jenen Frauen, die eine Hormonkombination erhielten, traten 41 Prozent mehr Schlaganfälle, 29 Prozent mehr Herzinfarkte und doppelt so viele Thrombosen und Embolien auf. Auch der Anteil der Frauen mit Brustkrebs war unter der Hormongabe um 26 Prozent erhöht. 2017 hatte eine Übersichtsarbeit der Cochrane-Initiative, die für besonders gründliche Analysen aller verfügbaren Daten bekannt ist, diese Befunde weitgehend bestätigt. In absoluten Zahlen zeigte sich, dass bei Frauen, die ein Jahr oder länger Hormone nehmen, das Risiko für einen Herzinfarkt von 2 pro 1000 auf 3 bis 7 pro 1000 ansteigt, jenes für eine Thrombose von 2 pro 1000 auf 4 bis 11 pro 1000. Bei einer längeren Hormoneinnahme steigt auch das Risiko für Schlaganfall, Brustkrebs, Gallenleiden und Lungenkrebs. Bei Frauen jenseits der 65 kommt es unter jenen, die Hormone nehmen, häufiger zur Demenz.

Vor Bekanntwerden der WHI-Studie haben in Deutschland etwa 40 Prozent der Frauen während der Wechseljahre oder danach Hormone genommen, inzwischen sind es nur noch zwischen 20 und 25 Prozent. Als ähnlich groß wird der Anteil jener Frauen geschätzt, die besonders stark unter dem Klimakterium leiden. „Das Befinden der Frauen sollte im Mittelpunkt stehen", sagt Ingrid Mühlhauser. „Natürlich können Hormone Beschwerden lindern, aber die kurzfristigen Komplikationen darf man nicht vom Tisch wischen." Neben den lebensbedrohlichen Folgen kann die Hormongabe nämlich auch zu der lästigen Begleiterscheinung führen, dass Frauen häufiger inkontinent werden und die Symptome stärker ausfallen.

Zudem spricht einiges dafür, dass Hormone im Alltag mit noch mehr Nebenwirkungen einhergehen, als bisher in Studien berichtet wurde. Schließlich sind Frauen mit einer erhöhten Wahrscheinlichkeit für Thrombose, Herzinfarkt, Brustkrebs und anderen Risikofaktoren ausdrücklich von der WHI-Studie und ähnlichen Untersuchungen ausgeschlossen worden, Frauen mit Übergewicht auch. „Es handelte sich in den Studien um ziemlich gesunde Frauen, wer bleibt da eigentlich im Alltag noch übrig?", fragt Mühlhauser. „Wenn man Hormone unter Routinebedingungen bei normalen Frauen einsetzt, gibt es sicher mehr Komplikationen. Das muss man für die Praxis beachten und gründlich abwägen."

DIE AUFSCHNEIDER

Die Zweifel an der endoskopischen Operation am Gebärmutterhals sind kein Einzelfall. Viele Operationsmethoden stehen in der Kritik. So zeigten Ärzte aus Oxford, dass die Entlastung des Gelenkinnenraums im Bereich der Schulter mittels endoskopischem Eingriff keine Vorteile gegenüber einer Scheinoperation brachte[33]. Auch nachdem überschüssiges Knochen- und Bindegewebe im Gelenk ausgeräumt und Platz geschaffen wurde, ging es den Patienten nicht besser als jenen, bei denen lediglich das Endoskop eingeführt, aber unverrichteter Dinge wieder entfernt und somit ein klassischer Placebo-Eingriff vorgenommen wurde.

Legendär ist die bereits erwähnte Entlarvung der Kniespiegelung als häufig lukrative, aber meist nutzlose Intervention. Wenn nicht das Gelenk blockiert oder eine andere Funktion eingeschränkt ist, sondern Arthrose und Abnutzung Beschwerden bereiten, hilft die Spiegelung des Knies nicht besser als eine Schein-OP, wie Orthopäden schon 2002 gezeigt haben.

WENN OPERATIONEN KEINE VORTEILE BIETEN

„Unterm Strich ist die Entwicklung der Endoskopie ein Segen und bringt enorme Vorteile für Patienten“, sagt Hartwig Bauer, ehemals Präsident und Generalsekretär der Deutschen Gesellschaft für Chirurgie. „Nach einer Operation können Kranke viel früher mobilisiert werden, oft schon nach ein paar Tagen aufstehen und die Narben sind deutlich kleiner. Wir haben gelernt, gewebeschonender zu operieren, die Zugänge zu verkleinern und die negativen Begleitumstände der Operation zu verringern.“ Das sind unbestrittene Fortschritte zum Nutzen der Patienten.

Bauer war lange Jahre Chefarzt in Altötting und erinnert sich, dass die Patienten bis in die 1980er-Jahre eine Woche oder gar zehn Tage lang das Bett hüten mussten, wenn ihnen die Gallenblase oder ein Leistenbruch operiert worden war – damit die Wundnaht nicht wieder aufplatzte. Komplikationen durch lange Liegezeiten sind nach dem Aufstieg der endoskopischen Operationen deutlich seltener geworden. Dazu haben neben der frühen Mobilisierung auch die verbesserte Schmerztherapie und eine optimierte Ernährung beigetragen.

„In den frühen 1990er-Jahren hat sich die Endoskopie ja ausgebreitet wie ein Flächenbrand. Da haben die Chirurgen mit den Hufen gescharrt, sodass die Hersteller mit den Instrumenten nicht nachkamen“, erinnert sich Bauer. „Anfangs wurde geradezu jedes Organ endoskopisch operiert. Es ist ein bekanntes Motto: Wer einen neuen Hammer hat, für den sieht alles wie ein Nagel aus.“

Unnötige Umwege in den Körper

Die technische Entwicklung der Endoskopie hat zu absurden Zugangswegen in den Körper geführt, angesichts derer sich die scherzhafte Beschreibung „von hinten durch die Brust ins Auge“ wie die schnellstmögliche Verbindung anhört. Unter dem Schlagwort „Notes“ („Natural Orifice Transluminal Endoscopic Surgery“, also Zugang über natürliche Körperöffnungen) wird beispielsweise mit dem Endoskop durch das hintere Scheidengewölbe die Gallenblase operiert, transvaginal der Magen entfernt oder bei einer Magenspiegelung die Magenwand durchstoßen, um den Wurmfortsatz zu entfernen.

Wer sich die anatomische Lage der Organe vergegenwärtigt, der wird künftig jede Umleitung als kürzeste Strecke sehen. „Das sind groteske Wege und wird immer minimal-invasiver“, echauffiert sich Bauer. „Diese Methoden sind den herkömmlichen in keiner Weise überlegen, so etwas ist allein von technischen Innovationen und Experimentierfreude getrieben, nicht vom Nutzen für Patienten.“

Ähnlich verhält es sich mit der „Single-Access Laparoscopic Surgery“. Der komplizierte Name bedeutet, dass die endoskopischen Instrumente durch einen einzigen Zugang im Bauchnabelgrund in den Körper eingeführt werden und nicht – wie sonst üblich bei der Laparoskopie – durch zwei oder drei Öffnungen für die Optik und die Instrumente, die auch nur einen Durchmesser von fünf Millimetern aufweisen. „Vorteile hat das nicht, aber den Patienten wird es als narbenfreie Operation aufgeschwatzt“, sagt Bauer. „Das ist oftmals reine PR.“ In Brasilien ist die Technik

offenbar sehr beliebt, bikinitaugliche Narben sind Vergangenheit, stattdessen gibt es gar keine sichtbaren Narben mehr.
Den erfahrenen Chirurgen Bauer ärgern solche Entwicklungen. „Da gibt es schauerliche Dinge“, sagt er. „Durch den Mundboden oder die Achselhöhle wird die Schilddrüse operiert, durch das Rektum der Magen. Das ist die Crux der Therapiefreiheit bei dieser Art von Neuland-Medizin.“ Mit dem Begriff Therapiefreiheit rechtfertigen Ärzte es gerne, wenn sie eine Behandlung ausprobieren, deren Nutzen nicht belegt ist. „Wütend werde ich, wenn behauptet wird, die Patienten fragen solche Operationsmethoden nach“, sagt Bauer. „Das ist völliger Quatsch, das wurde ihnen doch nur eingeredet.“

Inzwischen gibt es kaum noch ein Organsystem, das nicht minimalinvasiv angegangen wird, beklagt Hartwig Bauer, der bei allen Vorteilen und Erleichterungen für die Patienten auch die Exzesse seiner Zunft mit deutlichen Worten kritisiert: „Die Indikation muss stimmen – und das war und ist längst nicht immer der Fall. Manchmal hat man die Krankheit der Methode angepasst und nicht geschaut, was bei welchem Leiden am besten hilft und Kranken guttut.“

„Der Hype um die Endoskopie hat wohl auch etwas mit dem Stolz der Ärzte auf ihr technisches Können in der Miniaturisierung zu tun“, sagt Medizinhistoriker Cornelius Borck von der Universität Lübeck. „Vielleicht geht es auch um die angebliche Sauberkeit – operieren, ohne den Körper richtig zu eröffnen und ohne Blut, suppendes Gewebe und andere Körpersäfte. Damit verliert die Operation etwas von ihrer immer noch unheimlichen Körperlichkeit.“

Ungefähr zur selben Zeit wie endoskopische Operationen kamen Computerspiele auf. Medizinhistoriker Borck erinnert sich, wie die Technik während seiner ärztlichen Ausbildung eingeführt wurde. „Die Ähnlichkeit war erschreckend. Das Schwierigste für Chirurgen war es, zu begreifen, dass das Geschehen auf dem Bildschirm real war und von ihnen gesteuert ablief, dass also eine Blutung auf dem Bildschirm genauso bedrohlich ist wie eine spritzende Arterie im offenen Bauch, nur leider schlechter zugänglich.“

Dieser Faktor der Distanzierung durch den Bildschirm ist nicht zu unterschätzen. Ein Krieg oder die Bombardierung einer Rebellenstellung lässt sich auch leichter per Joystick oder per Knopfdruck vom Kontrollzentrum ausführen als Auge in Auge mit dem Kontrahenten. Am Bildschirm wirkt sowohl die kämpferische Auseinandersetzung als auch die Operation weniger brutal und bedrohlich.

Womöglich spielt neben technisch-utopischen Fantasien, den Körper zu erobern, Licht in jede Höhle zu bringen und mit einer Art U-Boot durch Blutgefäße zu flitzen, auch der Wunsch nach mehr Abstand zum Patienten eine Rolle. Diese Tendenz ist in der Medizin allgegenwärtig, nicht nur während Operationen. In der Sprechstunde fixiert der Arzt den Bildschirm, während der Kranke vor ihm sitzt, Schreibkram und Dokumentation lassen die Zeit mit Patienten immer knapper werden. „Verschiedene Techniken verschaffen Ärzten Distanzgewinn", sagt Borck. „Da muss man sich fragen: Wo sind heute noch die heilenden Hände Teil der ärztlichen Praxis?"

Der Siegeszug der endoskopischen Eingriffe ist besonders bemerkenswert angesichts der Skepsis der Chirurgen zu Beginn. Als der Kieler Arzt Kurt Semm, der kein Chirurg, sondern ein Gynäkologe war, erstmalig 1980 einen entzündeten Wurmfortsatz endoskopisch entfernte, sollte ihm noch die Approbation entzogen werden. „Etablierte, sichere OP-Verfahren zugunsten waghalsiger L'art-pour-l'art-Techniken aufzugeben, erschien damals ethisch unlauter", sagt Ulrich Mechler von der Medizin- und Pharmaziehistorischen Sammlung der Universität Kiel. „Für erfahrene Chirurgen war die Technik zudem Neuland, ihre Sinne waren ja nicht mehr gefragt, andere Visualität, keine Haptik, kein Geruch, außerdem neue Instrumente mit anderer Handhabung. Kurz: Das ganze Handwerk musste neu gelernt werden." In diesen Pioniertagen der Endoskopie will man nicht Patient gewesen sein, wie Chirurgen heute zugeben.

Wenn heute artistische Operationen mit ab- oder umwegigen Zugängen durchgeführt werden, kann das verschiedene Motive haben. „Zumeist geht es darum, den Eingriff sicherer zu machen, indem etwa besonders sensible anatomische Bereiche umgangen oder natürliche Körperöffnungen genutzt werden", sagt Mechler. „Es gibt aber auch seit jeher die immanente Tendenz in der Medizin, die Grenzen des Machbaren um der bloßen Machbarkeit willen auszuweiten." Die verwegene oder wenigstens besondere Operation lässt sich gut publizieren und erregt Aufsehen, auch wenn sie nicht ernsthaft als Standardmethode in Betracht gezogen wird.

ETLICHE SCHLÜSSELLOCH-OPERATIONEN WIRKEN NICHT BESSER ALS PLACEBO

Wenn Chirurgen zum Skalpell greifen, können sie häufig beeindruckende Erfolge vorweisen. Sie retten Leben, lindern Schmerzen, befreien Kranke von schlimmer Pein. Allenfalls Feuerwehrleuten, Polizisten und Bergrettern werden ähnlich heldenhafte Auswirkungen ihrer Arbeit zugestanden. Umso überraschender das Urteil von Medizinern aus Oxford über das Tun der professionellen Aufschneider. Sie wiesen nach, dass bei Dutzenden Eingriffen und Operationsmethoden in der Hälfte der Fälle keinerlei Unterschied zu einer Scheinbehandlung festzustellen war[34].

Dieser erstaunliche Befund bedeutet nicht, dass Patienten nach der Operation keine Linderung verspürt hätten oder sich nicht besser fühlten. Die erfreuliche Wirkung war jedoch nicht auf den Eingriff oder das handwerkliche Geschick des Operateurs zurückzuführen, sondern wurde bei Kranken in der Placebo-Gruppe in ähnlichem Ausmaß beobachtet. Wer das Gefühl hatte, dass ihm vom Arzt geholfen wurde, dem ging es anschließend besser, egal ob er spezifisch therapiert wurde oder die Doktoren nur so taten, als ob er eine Behandlung bekäme.

Die Oxford-Forscher nahmen 53 chirurgische Interventionen unter die Lupe. Dabei handelte es sich zumeist nicht um mehrstündige Eingriffe wie die Implantation eines neuen Hüftgelenks. Häufiger waren endoskopische Eingriffe aus dem Bereich der modernen Chirurgie, „bei denen man kaum noch unterscheiden kann, ob sie zur konservativen Medizin gehören oder invasiv sind“, wie es die Autoren feinsinnig ausdrücken.

So untersuchten die Forscher die Folgen eines Shunt-Abflusses bei Alzheimer, die Injektion von Eigenfett bei Inkontinenz, die Übertragung fötaler Hirnzellen bei Parkinson und diverse endoskopische Verfahren und Laserbehandlungen bei blutenden Magengeschwüren, Krampfadern der Speiseröhre, Endometriose oder chronischem Sodbrennen. Die Auswirkungen einer Versteifung der Wirbelsäule und der Deaktivierung sogenannter Triggerpunkte bei Migräne wurden ebenfalls analysiert.

Nur bei 26 der 53 Verfahren erwies sich der chirurgische Eingriff als überlegen, „doch dieser Vorteil fiel im Allgemeinen sehr gering aus“, sagt Karolina Wartolowska, die Erstautorin der Untersuchung. Bei 27 Operationsmethoden erging es den Patienten anschließend jedoch nicht besser als jenen Teilnehmern, die nur zum Schein behandelt worden waren und bei denen nur die Haut eingeritzt oder das Endoskop eingeführt, aber nicht bedient wurde. „Chirurgen haben immer gesagt, dass man operative Verfahren nicht mit placebokontrollierten Studien untersuchen kann“, sagt der Bremer Gesundheitswissenschaftler Norbert Schmacke. „In dieser Untersuchung zeigte sich, dass es doch geht – und dass eine erstaunlich große Anzahl von Interventionen den Patienten keinerlei Vorteile bringt.“

Die Medizin kennt das Phänomen der Scheinbehandlung seit Jahrtausenden: Kranken geht es allein durch die Hoffnung auf Genesung und ihre Erwartungshaltung besser. Früher setzten Heiler den Placebo-Effekt (der lateinische Ausdruck „placebo“ bedeutet „ich werde gefallen“) sogar gezielt ein. Sie verordneten ihren Patienten Kuren, die – wie wir heute wissen – im besten Fall pharmakologisch unwirksam, im schlechtesten Fall gefährlich waren, und betonten theatralisch deren Wirksamkeit. Willig schluckten Kranke deshalb Arsen, bleihaltige Tinkturen oder Urin – und hatten, sofern sie es überlebten, das Gefühl, durch eine wundersame Arznei wieder genesen zu sein.

Heute sehen viele Ärzte im Placebo-Effekt allenfalls eine nebulöse Nebenwirkung, die sich nicht steuern lässt und nur die Beziehung von Ursache und Wirkung stört. Für viele Patienten ist der Begriff Placebo negativ besetzt und gleichbedeutend mit wirkungslos. Inzwischen wissen Forscher, dass Placebos nicht mit fehlender Wirkung gleichzusetzen sind, im Gegenteil. Bis zu 30 Prozent Linderung können Placebos erreichen, wenn die Patienten überzeugt sind, ein Schmerzmittel bekommen zu haben, tatsächlich aber Zuckerpillen lutschen. Für den Effekt spricht auch, dass Scheinbehandlungen im Hirnstoffwechsel reale Spuren hinterlassen. „Die sozialen und psychischen Reize durch Placebos wirken häufig an denselben Rezeptoren und über dieselben Mechanismen wie Medikamente", sagt Fabrizio Benedetti, Neuroforscher aus Turin.

Das Beispiel einer Scheinoperation am Knie wurde bereits erwähnt: Jeder zehnte Erwachsene klagt über Beschwerden mit dem größten Gelenk seines Körpers. Ärzte empfehlen Patienten dann häufig eine Arthroskopie, dabei wird der Innenraum des Knies gespült, Knochenwülste werden abgefräst und Knorpel glatt gehobelt. Der Orthopäde Bruce Moseley hat 2002 gezeigt, wie fragwürdig dieses Verfahren ist – und dass sich ein Erfolg auch ohne Eingriff erzielen lässt.

Ähnliche Ergebnisse gab es mit Herzkranken schon in den 1950er-Jahren. Patienten mit Angina Pectoris – dem Engegefühl in der Brust bei verengten Herzkranzgefäßen – wurde seinerzeit oft eine Arterie unterbunden, die an der Innenseite des Brustbeins verläuft. Die Unterbrechung des Gefäßes sollte mehr Blut in die verengten Arterien lenken, was wiederum die Symptome lindern sollte.

An zwei US-Kliniken wurden Scheinoperationen vorgenommen, um die Methode zu überprüfen. Die Hälfte der Patienten bekam nur die Haut eingeritzt, bei der anderen wurde die innere Brustarterie unterbunden. Das Ergebnis war in beiden Patientengruppen gleich, wie unabhängige Wissenschaftler zu ihrer Überraschung feststellten.

Rituelle Chirurgie und Micmac-Operationen

„Man muss sich fragen, was unter die Rubrik ‚rituelle Chirurgie' fällt und längst abgeschafft gehört – und was Teil der normalen Lernkurve in der Medizin ist", sagt Günther Jonitz, Chirurg und lange Jahre Präsident der Berliner Ärztekammer. „Früher war ein Riss der Achillessehne ein akuter Notfall, heute weiß man, dass die konservative Behandlung genauso gute Ergebnisse bringt."

Wir haben zu bestimmten Zeiten der Ausbildung von „Micmac-Chirurgie" gesprochen, erinnert sich Jonitz. „Minimal-invasiv mit maximalen Komplikationen. Da gab es zu viele Vorschusslorbeeren für viele Verfahren." Aber der Glaube an eine neue Methode ersetzt nicht das kritische Hinschauen und den seriösen Beleg der Vorteile für Patienten. Auch in der britischen Analyse wurden hauptsächlich neuere Verfahren untersucht, die bald in der Kritik standen oder hinterfragt wurden. Auch das Reizwort „minimal-invasiv" gehört auf den Prüfstand. Bisher ist es nur positiv konnotiert und mit hohen Erwartungen bei Ärzten wie Patienten versehen. Jetzt zeigt sich, dass nicht jede Glasfaseroptik, die in Patienten geschoben wird, zu deren Vorteil ist und dass viele als elegant gepriesene Operationstechniken erst in hochwertigen Studien ihren Nutzen beweisen müssen, bevor sie flächendeckend zur Anwendung kommen.

Die Wissenschaftler aus Oxford wollten mit ihrer Untersuchung nicht die Chirurgen düpieren und ihnen vorwerfen, fahrlässig Eingriffe vorzunehmen. Vielmehr ist ihre Analyse ein Plädoyer dafür, dass auch in den operativen Disziplinen mehr placebokontrollierte Studien geplant werden sollten. „Das Killerargument der Chirurgen lautete immer, placebokontrollierte Studien seien ethisch nicht zu verantworten, weil man Patienten sonst notwendige Behandlungen vorenthalten würde", sagt der Gesundheitswissenschaftler Norbert Schmacke. „Das Gegenteil ist der Fall: Placebokontrollierte Studien erhöhen die Sicherheit für Patienten und wenden Schaden von ihnen ab." Unnötige Prozeduren bleiben Kranken dann erspart.

Höchste Zeit, dass es in Deutschland mehr solcher hochwertigen Analysen gebe, fordert Schmacke. Während Orthopäden und

Unfallchirurgen von Englands Eliteuniversität Oxford kritisch die Folgen ihres Tuns untersuchen, sei eine derartige Studie deutscher Universitätskliniken schwer vorstellbar.

Für Günther Jonitz stellt sich in der Medizin die Frage, wie Ärzte lernen. Durch Irrtum ist der schmerzhafteste Weg. Ideologie statt Wissen ist bequem, aber gefährlich. „Man muss sich immer wieder Rechenschaft ablegen über sein Tun und über die Ziele", sagt der Chirurg. „Das ist eine Tugend, die man erst wieder entdecken muss." Die Reaktionen aus der schneidenden Zunft sind denn auch bezeichnend: Die Kritik an der Kniespiegelung fand sich nach der beschriebenen Studie Moseleys kaum in der Fachliteratur wieder; immerhin fassten einige Fachgesellschaften die Indikation enger und empfahlen den Eingriff nur noch bei mechanischen Problemen wie Gelenkblockaden.

Etliche Wirbelsäulenchirurgen haben die starken Nebenwirkungen, die eine Versteifung der Knochenkette mittels Zement (Vertebroplastie) mit sich bringt, hingegen nicht davon abgehalten, sie Patienten weiterhin angedeihen zu lassen. Die Befürworter dieser OP-Technik geben zwar zu, dass ihr Verfahren zu gefährlichen Komplikationen führen könne, berufen sich aber auf Beobachtungsstudien ohne Kontrollgruppe, die angeblich zeigen, dass ihre Methode nützlich sei. „Mit diesem Argument bestreiten sie den Wert placebokontrollierter Studien und vernachlässigen die Möglichkeit, dass es bei der Wirbelsäulenversteifung Placebo-Effekte geben könne", sagen die Autoren um Andrew Carr.

Für Gesundheitswissenschaftler Schmacke hat die Oxford-Studie noch andere Implikationen. „Das wirkt sich auch auf die Arzt-Patienten-Kommunikation aus und auf die Frage, wie die Teilnehmer solcher Studien eigentlich aufgeklärt werden", sagt der Arzt. „Es reicht jedenfalls nicht mehr, Patienten ein paar Zettel zur Unterschrift hinzulegen. Man muss vielmehr mit ihnen reden und erklären, was Placebos alles bewirken können – und dass auch die Chirurgie nicht allmächtig ist."

Zudem sollte der Nutzen eines Eingriffs erst erwiesen sein, bevor er flächendeckend zum Einsatz kommt. „Das ist in Deutschland nicht der Fall, hier kann jede Klinik machen, was sie will", sagt Schmacke. „Vermutlich werden viele Hoffnungen der modernen Chirurgie zerschellen. Aber das ist nicht schlimm. Man muss es nur kommunizieren." Die Sicherheit der Patienten erhöht das nur. Und Ärzte sind besser vor dem Vorwurf geschützt, gefährliche Dinge mit Patienten zu tun.

DER ARZT TAUGT NICHT ALS VORBILD

Ärzte sind auch nur Menschen. Trotzdem ist es erstaunlich, wie groß die Unterschiede zwischen dem sind, was Ärzte empfehlen, und dem, was sie für sich selbst oder ihre Liebsten in Anspruch nehmen. Gerade bei Operationen und anderen invasiven Eingriffen halten sich die Mediziner auffällig zurück – sie zögern, wenn sie selbst unters Messer sollen. Ihre Impfbereitschaft war lange Jahre nicht besonders hoch, was sich erst mit der Corona-Pandemie änderte, durch die sie als Erstversorger allerdings auch besonders gefährdet waren. Für Ärzte gelten offenbar andere Kriterien als für ihre Patienten.

Peter Ubel von der Duke University im amerikanischen Durham hat gezeigt, dass Ärzte bei Therapien für sich selbst oft anders gewichten[35]. Während sie Patienten mit Kolon-Karzinom die Behandlung mit den besseren Überlebenschancen empfehlen würden, wären sie selbst für die Therapie mit weniger Nebenwirkungen, auch wenn diese prognostisch nicht so günstig abschneidet. Irrationale Abwägungen und Ängste spielen eine stärkere Rolle für die eigene Entscheidung. Der Rat für andere richtet sich hingegen nach der Statistik.

Die mittlerweile klassischen Studien des Schweizer Sozialmediziners Gianfranco Domenighetti hatten schon vor Jahren belegt, dass Ärzte und ihre Angehörigen sich deutlich seltener operieren lassen als Laien. Ärzte wissen, dass manche medizinischen Eingriffe zu oft stattfinden, und sind dann womöglich noch vorsichtiger.

Misstrauen und Skepsis sowie die detaillierte Kenntnis der Nebenwirkungen lassen Ärzte im Zweifel lieber auf eine Therapie verzichten – oder sich nur dort behandeln, wo sie die Qualität beurteilen können. So wie Köche auch nur dort essen gehen, wo sie wissen, dass es gut ist. Für Patienten leitet sich daraus ab, dass sie ihren Arzt bei etwaigen Zweifeln immer fragen sollten, ob er sich selbst genauso behandeln lassen würde.

DAS DILEMMA DER VORSORGE

Klar, regelmäßig kommt Obst und Gemüse auf den Tisch. Und zehntausend Schritte wollen täglich auch mindestens zurückgelegt werden. Rauchen ist tabu, Alkohol wird natürlich nur deshalb gelegentlich erlaubt, weil es die Gefäße elastisch hält und gut für das Herz ist. Auf die Work-Life-Balance zu achten, versteht sich von selbst. Unnötiger Streit und Stress werden mit Achtsamkeitsübungen und Entspannungsprogrammen abgepuffert. Den Schlaf vor Mitternacht nicht zu vergessen, täglich eine kräftige Dosis frische Luft, ein Sitzball für den Rücken – das gesunde Leben kann zwar anstrengend sein, aber wie gut es tut, etwas für sein Wohlbefinden zu tun!

Der Nutzen von Vorsorge im Alltag wird kaum hinterfragt. Es scheint offensichtlich zu sein, dass jeder etwas dafür tun kann, um möglichst lange gesund zu bleiben. Aus diesem Grund genießen Vorsorgeuntersuchungen in der Medizin auch einen nahezu unbegrenzten Vertrauensvorschuss. „Lieber einmal zu viel als zu wenig", „lieber früher als später" – so ähnlich lauten die Erwartungen an die Prävention. Früher erkannt, schneller behandelt, länger leben. Dieser Dreischritt leuchtet ein, erweist sich aber oft als Trugschluss. Wenn es nur so einfach wäre! Aber leider vergrößern etliche Präventionsbemühungen nur das Leiden der Menschen, statt es zu verhindern.

DER STREIT UM DIE PROSTATA: PSA-SCREENING

Wer sich für eine Untersuchung entscheidet, der will etwas wissen. Ein veränderter Blutwert kann auf Krankheiten hinweisen, ein Röntgenbild bedrohliche Engstellen zeigen, ein endoskopischer Blick Gewebeveränderungen im Frühstadium aufdecken. Medizinische Tests beruhigen oder legen umgekehrt eine Veränderung des Lebensstils, vielleicht auch eine Therapie nahe. Ist nichts von alledem der Fall, taugt die Untersuchung hingegen wenig. Dieses Zeugnis gilt beispielsweise für den Test auf das prostataspezifische

Antigen (PSA), zumindest wenn es um Männer geht, bei denen kein Verdacht auf einen Krebs der Vorsteherdrüse besteht. Oftmals verunsichert das Untersuchungsergebnis Männer nur und zieht konkrete körperliche Schäden nach sich.

Zu diesem Ergebnis kamen unabhängige Fachleute immer wieder. Im Januar 2020 hat das Institut für Qualität und Wirtschaftlichkeit im Gesundheitswesen (IQWiG) dies erneut bestätigt. Experten haben die Studienlage ausgewertet und schließen in ihrem 86-seitigen Bericht daraus, dass die gesetzliche Krankenversicherung kein Screening auf PSA anbieten und erstatten sollte. Einige Männer haben zwar Vorteile von der Untersuchung, insgesamt übertrifft der Schaden den Nutzen aber bei Weitem. Das IQWiG erstellt umfangreiche Gutachten zu Nutzen und Nachteilen medizinischer Tests und Therapien für den Gemeinsamen Bundesausschuss (G-BA). Dieses Gremium entscheidet wiederum, ob die gesetzliche Krankenversicherung die Kosten übernimmt.

Sprachliche Mogelpackung: Früherkennung – nicht Vorsorge

Der Begriff Vorsorge suggeriert, durch umsichtiges Verhalten Unheil zu verhindern. In vielen Alltagssituationen trifft das zu. Wer beispielsweise eine Rolle Toilettenpapier im gehäkelten Sichtschutz auf der Hutablage mitführt, wird vor gewissen Unpässlichkeiten bewahrt. Krebsvorsorge ist jedoch ein irreführender Ausdruck, denn die Tests und Untersuchungen verhindern keinen Krebs, sondern machen ihn gegebenenfalls eher sichtbar. Der bessere Begriff wäre daher Früherkennung oder Screening. Das zeigt bereits das Dilemma, denn allein die frühere Diagnose muss für Patienten noch keine Vorteile bieten. Dies ist beispielsweise dann der Fall, wenn ein Tumor so harmlos ist, dass er gar nicht behandelt werden muss – oder sich so aggressiv ausbreitet, dass jedes therapeutische Bemühen vergeblich ist. Manchmal bedeutet diese Art Vorsorge also lediglich, dass die Sorgen vorverlegt werden.

Jedes Jahr trifft etwa 58.000 Männer in Deutschland die Diagnose Prostatakrebs. Etwa 14.000 Männer sterben jährlich an den Folgen des Karzinoms. Wenn ein Krebs wächst, kann ein Protein im Blut –

das PSA – ansteigen. Befürworter des PSA-Screenings versprechen sich deshalb von einem Screening, den Krebs in einem frühen Stadium zu entdecken, sodass weniger Männer daran sterben. Zudem sollen Folgebeschwerden wie Schmerzen durch Metastasen in den Knochen vermindert werden.

Der Eiweißstoff PSA gilt als Tumormarker. Er wird jedoch auch von Gesunden produziert und kann bei einer gutartigen Prostatavergrößerung ebenfalls erhöht sein. Die Messung des PSA ist unspezifisch, der Wert steigt manchmal auch nach Radtouren, Entzündungen oder Sex an. Auch aus diesem Grund wird die Untersuchung nicht von den Kassen erstattet. Viele Urologen bieten ihn dennoch als Selbstzahler-Leistung („IGel") an.

In der IQWiG-Auswertung hat sich zwar gezeigt, dass ein PSA-Screening einigen Männern nützt, indem es ihnen einen metastasierten Krebs erspart oder den Beginn verzögert. Durchschnittlich profitieren aber nur 3 von 1000 Patienten innerhalb von zwölf Jahren davon. Die Gesamtsterblichkeit ändert sich durch den Test nicht, was wohl daran liegt, dass Männer, die durch ein PSA-Screening vor dem Krebstod bewahrt werden, meist älter sind und bald aus anderen Gründen sterben. Im Durchschnitt erkranken Männer mit 72 Jahren an dem Krebs, vor dem 50. Lebensjahr tritt das Karzinom kaum auf.

Mögliche Schäden durch das PSA-Screening sind vielfältig, zumeist handelt es sich um Folgen von Überdiagnose und Übertherapie. „Für die überdiagnostizierten Männer stellt allein die Diagnose einer potenziell tödlichen Erkrankung einen Schaden dar", so das IQWiG. Schließlich haben sie keinen Tumor – oder der Krebs wächst so langsam und ist so harmlos, dass er keiner Behandlung bedarf. Zudem müssen mehr Männer wegen Überdiagnosen und Übertherapie mit dauerhafter Inkontinenz und Impotenz rechnen. Sie werden unnötig bestrahlt oder operiert; dabei lassen sich Schäden an den nahe der Prostata verlaufenden Nerven nicht immer vermeiden. Hinzu kommen Belastungen durch die nicht notwendige Prostatabiopsie, die bei 2 Prozent der Männer Komplikationen mit sich bringt.

Nachteile des PSA-Tests

Der Wunsch ist verständlich: etwas tun zu wollen gegen drohenden Krebs. Nicht abzuwarten, bis der Tumor ausbricht. Die Motivation, sich auf frühe Anzeichen eines Krebses untersuchen zu lassen, entsteht oft durch Erkrankungen in der Familie oder dem Freundeskreis. Wer das Leid, die Ungewissheit, die Belastung durch Operation, Bestrahlung oder Chemotherapie miterlebt hat, will sich ein ähnliches Schicksal ersparen.

Dem naheliegenden Impuls, die Krankheit früh zu entdecken, steht manchmal die Wissenschaft entgegen. Im Falle eines der häufigsten Tumore des Mannes, dem Prostatakrebs, kommen medizinische Fachgesellschaften aber seit Jahren zu einem alarmierenden Schluss: Früherkennung mittels PSA-Screening ist nicht geeignet, das Leben der Männer zu verlängern, den Krebs zu verhindern oder ihnen die Krankheit erträglicher zu machen. Kanadische Ärzte wiesen detailliert nach, warum der Bluttest auf das prostataspezifische Antigen mehr Schaden als Nutzen mit sich bringt[36].

Prostatakrebs ist zwar häufig, die Prognose aber meist sehr gut. Weil der Großteil der Tumoren sich gemächlich ausbreitet, wenig bösartig und daher meist nicht lebensbedrohlich ist, überleben 95 Prozent der Männer die ersten zehn Jahre nach der Diagnose. Bei einem Drittel der 50-Jährigen und der Hälfte aller 80-Jährigen ließen sich Krebsnester in der Vorsteherdrüse entdecken, wenn Ärzte danach fahnden würden. Die meisten der Männer sterben nicht an, sondern mit dem Tumor.

Der mögliche Schaden durch einen PSA-Test ist hingegen beträchtlich: Weil die Untersuchung störanfällig ist, werden 11,3 bis 19,8 Prozent der Männer, bei denen der Bluttest auf Krebs hinweist, durch Fehlalarme verunsichert: Der Test zeigt eine falsch-positive Diagnose an, also einen Tumor, obwohl keiner da ist. 40 bis 56 Prozent der Männer werden nach positivem PSA-Test unnötigerweise invasiv behandelt. Sie unterziehen sich Bestrahlung, Operation oder Chemotherapie gegen eine Krankheit, von der sie nie etwas gespürt hätten. Das hat Folgen, denn auch geübte Ärzte können Komplikationen nicht immer verhindern. Weil Nerven bei Operation oder Bestrahlung geschädigt werden, sind 17,8 Prozent der operierten Männer inkontinent und 23,4 Prozent impotent. Bei 11 bis 21 Prozent der Männer kommt es zu Infektionen.

Die kanadische Taskforce für Prävention kommt in ihrer Metaanalyse zu dem Schluss, dass der PSA-Test für Männer nicht zu empfehlen ist, weil es keine Belege gibt, dass dadurch Leben gerettet oder andere Vorteile erzielt werden, während der Schaden auf der Hand liegt. „Viele Leute sind der Ansicht, dass Männer auf Prostatakrebs mittels PSA untersucht werden sollten", sagt Neil Bell, der an der Studie beteiligt war. „Die Beweislage zeigt das Gegenteil." Weil viele medizinische Fachgesellschaften – auch in Deutschland und den USA – seit Jahren vom PSA-Screening abraten, zahlen die Kassen den etwa 30 Euro teuren Test nicht. Dennoch bieten ihn viele Urologen besorgten Männern zum Selbstzahlen an.

Die gravierenden Nebenwirkungen der Therapie sind oft nicht reversibel. Dauerhafte Inkontinenz nach der Behandlung infolge eines nicht erforderlichen PSA-Screenings trifft 3 von 1000 Männern; 25 von 1000 bleiben dauerhaft impotent. Männer, bei denen der PSA-Test auf einen Tumor hinweist, obwohl keiner vorliegt („falsch-positives Ergebnis"), haben vom Screening ebenfalls Nachteile. Sie erfahren ein besorgniserregendes Untersuchungsergebnis, das Gewebeproben nach sich zieht. Der Anteil der Screeningteilnehmer, bei denen der PSA-Test erhöhte Werte zeigt, aber kein Prostatakarzinom bestätigt wird, liegt zwischen 22 und 26 Prozent. Für einen medizinischen Test ist das eine miserable Quote. Ein Viertel der Männer wird also mit einer Krebsdiagnose verunsichert, die sich später als falsch herausstellt.

„Screeningmaßnahmen können erhebliche Schäden nach sich ziehen", sagt der Leiter des IQWiG, Jürgen Windeler. „Beim PSA-Screening kommt es zu einer beträchtlichen Zahl von Überdiagnosen, die an sich schon belastend sind, vor allem aber Übertherapien nach sich ziehen und zu schwerwiegenden und lang anhaltenden Komplikationen führen können. Männern ohne Verdacht auf Prostatakrebs sollte deshalb gegenwärtig kein organisiertes Prostatakarzinom-Screening mittels PSA-Test angeboten werden."

An den hochwertigen Studien, die in die Auswertung eingegangen sind, haben mehr als 400.000 Männer zwischen 55 und 70 Jahren teilgenommen. Die Kritik an der Untersuchung fußt also auf einer großen Datenbasis. Ein Einzelfall ist das IQWiG-Fazit auch nicht, im Gegenteil. Weltweit sprechen sich etliche Fachgesellschaften und Gesundheitsbehörden gegen ein bevölkerungsweites PSA-Screening aus.

Im urologischen Alltag zeigt sich diese kritische Haltung allerdings nicht. So werden in der Hälfte von 14 untersuchten deutschen Patienteninformationen Vor- und Nachteile des PSA-Screenings „nicht ausreichend neutral beschrieben", bemängelt das IQWiG. Zudem „scheint es allgemein an der Kompetenz und richtigen Einstellung zu mangeln, um das Konzept der gemeinsamen Entscheidungsfindung umsetzen zu können", also das individuell beste Vorgehen mit dem betroffenen Mann zu besprechen.

SCHEITERN MIT ANSAGE – VORURTEILE BEEINFLUSSEN DIE THERAPIE VON PROSTATAKREBS

Das Prostatakarzinom lässt sich in der Mehrzahl der Fälle gut behandeln. Es hat die für einen Tumor angenehme Eigenschaft, meist sehr langsam zu wachsen. Viele Patienten merken nichts davon, bei anderen kommt die Diagnose oft zufällig, zum Beispiel nachdem ein erhöhtes PSA gemessen wurde. Deshalb kann es einem Mann mit niedrig maligner Verlaufsform nach zehn Jahren noch genauso gut gehen wie seinem Kollegen, der sich mit der gleichen Diagnose hat bestrahlen oder operieren lassen. Vermutlich geht es ihm sogar besser, weil ihm die mit 15 bis 30 Prozent häufigen Komplikationen einer Operation oder der Strahlentherapie – nämlich Inkontinenz oder Impotenz – erspart geblieben sind.

Das hart anmutende Urteil, für eine offene Entscheidungsfindung nicht kompetent genug zu sein, bestätigten die Urologen in

Deutschland vor wenigen Jahren selbst. In einer umfangreichen Studie, die mit 23 Millionen Euro von Krankenkassen und Deutscher Krebshilfe unterstützt wurde, sollte an 7600 Männern die beste Therapie für die häufigste und harmloseste Form von Prostatakrebs ermittelt werden. Beim niedrig malignen Prostatakarzinom gibt es vier Optionen: operieren, von außen bestrahlen, mit implantierten Strahlenkörnern von innen bestrahlen oder aktiv überwachen – also regelmäßige Kontrolle ohne eingreifende Therapie.

Es könnte sein, dass die vier Optionen gleichwertig sind. Es könnte auch sein, dass eine Vorteile für den Patienten bietet. Genau das sollte wissenschaftlich erforscht werden. 2013 startete die sogenannte „Prefere-Studie", bis 2017 sollten jährlich 1500 Patienten dafür gewonnen werden. Der Name spielt darauf an, dass Patienten die Wahl haben sollten und zwei Therapieoptionen zunächst ausschließen durften, bevor sie per Zufallsprinzip mit einer der beiden verbliebenen Methoden behandelt wurden. Wieso sich bestrahlen oder operieren lassen, wenn regelmäßige Kontrolle auch eine Wahlmöglichkeit ist, mögen sich manche Männer gedacht haben. Für andere war es hingegen schwer nachzuvollziehen, beginnenden Krebs in sich zu tragen und nicht operiert oder bestrahlt zu werden. Nichtstun sollte eine Option sein?

Die Studie scheiterte kläglich, bis Ende 2016 waren gerade mal 343 Männer aufgenommen worden. Die Finanzierung wurde daraufhin eingestellt, der Abbruch war besiegelt. Eine groß angelegte Untersuchung zur optimalen Behandlung von Prostatakrebs in seiner Frühform gelangte damit zu einem Ende, bevor sie richtig begonnen hatte. Wäre es mit der Rekrutierung der Patienten weitergegangen wie zuvor, hätte die Studie noch 80 Jahre gedauert.

Was war geschehen? Viele Urologen boykottierten die Studie oder waren voreingenommen, wie das Leiden zu therapieren sei. Den Patienten konnte anscheinend nicht vermittelt werden, dass die Frage nach der besten Therapie wissenschaftlich nicht beantwortet ist und also die Bevorzugung der einen gegenüber der anderen Therapie nicht fundiert wäre. Die Doktoren lehnten die Studie ab – oder meinten schon vorher zu wissen, was das Beste für den Mann ist und wie das Leiden behandelt werden soll.

Das zeigt sich an der Behandlungsstatistik: In Deutschland werden 50 Prozent der Patienten mit niedrig malignem Prostatakarzinom operiert, 40 Prozent bestrahlt – aber nur 10 Prozent aktiv überwacht. Würden Urologen die Behandlungsarten als gleichwertig ansehen, wäre der Anteil der Therapien ähnlicher. Doch Verfechter der invasiven Therapiemethoden verhinderten eine ergebnisoffene Untersuchung. Das Beharrungsvermögen der Urologen war stärker. Auch am PSA-Screening halten viele Vertreter der Zunft trotz umfangreicher Kritik weiterhin fest.

„Ich finde es sehr, sehr bedauerlich, dass Prefere nicht ins Rollen gekommen ist", sagt Jürgen Windeler, Chef des IQWiG. „Viele Seiten haben zum Scheitern beigetragen. Dabei hätte man über eine Anpassung des Studiendesigns reden können." Die Protect-Studie gab Anlass dazu[37]. Sie hat 1643 Männer mit niedrig malignem Prostatakrebs entweder Operation, äußerer Bestrahlung oder Überwachung zugeführt. Nach zehn Jahren waren nur 17 Männer gestorben, die Unterschiede zwischen den Gruppen nicht signifikant. Allerdings hatten Männer in der Überwachungsgruppe doppelt so viele Metastasen und ihr Tumor war weiter fortgeschritten.

„Immerhin haben mehr als 80 Prozent der Männer über zehn Jahre keine medizinische Intervention gebraucht, das ist doch was", sagt Windeler. „Daraus kann man machen, dass aktive Überwachung vertretbar ist. Man kann daraus aber auch Vorteile von Operation und Bestrahlung ableiten, weil dann der Krebs nach 15, 20 Jahren nicht so weit fortgeschritten ist." Es bleibt bei einer individuellen Entscheidung der Patienten – die klärenden Antworten bleiben ihnen jedoch aufgrund der Voreingenommenheit vieler Urologen vorerst versagt.

DER STREIT UM DIE BRUST: MAMMOGRAFIE-SCREENING

Die Kardiologen sind gescheitert: Die wahren Bedrohungen werden noch immer falsch eingeschätzt. Wenn Frauen um ihre Gesundheit bangen und Siechtum und frühen Tod fürchten, denken sie kaum an Herzleiden, sondern vor allem an Brustkrebs. Die tatsächlichen Verhältnisse sehen anders aus. „Krankheiten von Herz und Kreislauf gelten als Problem der Männer und Brustkrebs wird von Frauen als das viel größere Thema angesehen", sagt die Kardiologin Susanna Price aus London. „Dabei bringen Herz-Kreislauf-Leiden die meisten Frauen in Europa um und verursachen 51 Prozent der Todesfälle – im Vergleich dazu sterben an Brustkrebs 3 Prozent der Frauen."

Doch Statistik und Epidemiologie sind eine Sache, Ängste und Sorgen eine andere. Schließlich ist bei Brustkrebs ein Organ betroffen, das wie kein zweites das Selbstverständnis von Frauen beeinflusst und mit Attraktivität, Weiblichkeit, Erotik und Mutterschaft verbunden wird. Deshalb sind es nicht allein rationale Argumente, die Frauen dazu bewegen, am Mammografie-Screening teilzunehmen.

„Nachdem meine Schwägerin mit 53 Jahren an Brustkrebs gestorben ist, hilft mir die Untersuchung, die Angst vor Brustkrebs zu minimieren", nennt eine Frau als Grund, warum sie am Mammografie-Screening teilnimmt. „Über Nutzen und Schaden der Untersuchung bin ich mir nicht im Klaren." Dass sie doch „etwas dagegen tun muss", als sie erfuhr, dass ihre beste Freundin erkrankte, gibt eine andere Frau als Grund dafür an, dass sie ihre Brust alle zwei Jahre röntgen lässt.

Die Ängste der Frauen nimmt auch die Gesundheitswissenschaftlerin Alexandra Barratt aus Sydney ernst. Sie zeigte, mit welchen hohen Erwartungen das Mammografie-Screening in etlichen Ländern in den 1980er- und 1990er-Jahren eingeführt wurde[38]. Dass sich das Risiko, an Brustkrebs zu sterben, mithilfe der Mammografie um 30 Prozent senken lasse, legten frühe Untersuchungen nahe. Bei einer solchen Bilanz würde der Nutzen klar den Schaden durch Strahlen oder unklare Testergebnisse überwiegen.

Inzwischen ist Ernüchterung eingekehrt. Wer Daten aus seriösen Untersuchungen zur Kenntnis nimmt, muss feststellen, dass der Nutzen der Mammografie weitaus geringer ist und der Schaden erheblich sein kann – auch wenn sich nicht alle Skeptiker dem pointierten Urteil des Kopenhagener Epidemiologen Peter Gøtzsche anschließen, demzufolge „der wirksamste Weg für eine Frau zu verhindern, dass sie zur Brustkrebspatientin wird, darin besteht, nicht zum Screening zu gehen."

Mehr Brustkrebs durch mehr Screening

Mit der Einführung des Screenings in einigen Ländern stieg dort – auf den ersten Blick paradoxerweise – die Häufigkeit von Brustkrebs um 2 bis 10 Prozent an. Mehr Untersuchungen brachten schlicht mehr Tumore zutage. Im optimalen Fall, so die Hoffnung, würden nach Jahren regelmäßiger Reihenuntersuchung aber immer weniger fortgeschrittene Krebsformen und hauptsächlich die frühen Tumore entdeckt werden. Diese Erwartungen erfüllten sich jedoch nicht.

Im Gegenteil, die Häufigkeit der fortgeschrittenen Krebsformen stagniert bis heute. Allerdings stieg die Rate der als „Ductales Carcinoma in situ" (DCIS) bezeichneten Frühformen von 1983 bis 2003 um 500 Prozent. Diese frühen Zellveränderungen machen inzwischen 20 bis 30 Prozent der mittels Screening entdeckten Brustkrebse aus – wobei unklar ist, ob der Begriff „Krebs" in diesem Fall angemessen ist, weil sich längst nicht aus allen diesen Veränderungen ein Tumor entwickelt. Wäre dies so, müsste ja – gerade weil so viele DCIS entdeckt werden – die Zahl der invasiven fortgeschrittenen Karzinome kontinuierlich abnehmen, aber das ist nicht der Fall.

Es ist eine unangenehme Erkenntnis, aber mit dem Mammografie-Screening werden hauptsächlich die frühen Formen von Brustkrebs aufgespürt, die mit einem niedrigen Risiko einhergehen, nicht wuchern und die niemals zur Bedrohung für die betroffene Frau heranwachsen. Werden solche harmlosen Erkrankungen ent-

deckt und behandelt, sprechen Ärzte von „Überdiagnose“ oder „Übertherapie“. Leider lässt sich selten genau sagen, ob eine Tumor-Frühform tatsächlich irgendwann gefährlich wird oder nicht. In England werden 99 Prozent der Frauen, bei denen während des Screenings ein Krebs diagnostiziert wird, auch operiert. 70 Prozent bekommen zusätzlich Bestrahlung und Chemotherapie.
„Man kann bei 20 Prozent der diagnostizierten Krebse davon ausgehen, dass sie Überdiagnosen sind“, sagt Barratt. „Das heißt, dass 20 Prozent dieser Frauen gegen eine Krankheit behandelt werden, von der sie ohne Screening nie etwas gespürt hätten.“ Diese Daten basieren auf den größten und methodisch besten Studien. In anderen Untersuchungen wird der Anteil an Überdiagnosen etwas geringer, manchmal aber auch auf bis zu 50 Prozent geschätzt.

Für Frauen, die vor der Entscheidung stehen, sich untersuchen zu lassen, ist es schwierig, Vor- und Nachteile zu gewichten. Aus der Fachliteratur lässt sich ein Rechenmodell ableiten. Wenn 1000 Frauen im Alter zwischen 50 und 70 zehn Jahre lang – in den meisten Screening-Programmen alle zwei Jahre – an der Mammografie-Reihenuntersuchung teilnehmen, sterben während dieser Zeit 3 von ihnen an Brustkrebs.

In dieser Dekade werden zudem 150 von 1000 Frauen mit einem Fehlalarm konfrontiert, einer falsch-positiven Diagnose: Die Mammografie ergibt einen Krebsbefund, der sich erst bei weiteren Untersuchungen als falsch herausstellt, weil eine harmlose Verdichtung oder Zyste zu Irritationen geführt hat. Der Fehlalarm ist nicht mit einer Überdiagnose zu verwechseln. Während im ersten Fall kein Tumor vorliegt, gibt es im zweiten sehr wohl krebsartige Veränderungen, doch die führen zeitlebens nie zu Beschwerden.

Im Vergleich zur Bilanz des Screenings sind die Folgen des Nichtstuns schneller erklärt. Unter jenen Frauen zwischen 50 und 70, die nicht am Screening teilnehmen, ist damit zu rechnen, dass in 10 Jahren 4 von 1000 an Brustkrebs sterben. Die Mammografie-Reihenuntersuchung rettet also einer von 1000 Frauen das Leben. Manche Studien kommen zu etwas anderen Ergebnissen, zu 2 oder

5 von 1000 geretteten Frauen. In der Größenordnung unterscheiden sich die Daten aber kaum.

Doch ob 1, 2 oder 5 von 1000 Frauen gerettet werden, wer will entscheiden, ob dieser Nutzen 150 Fehlalarme und 20 Prozent Überdiagnosen aufwiegt? Oder sollten die Milliarden, die weltweit in das Screening gesteckt werden, medizinischen Leistungen vorbehalten bleiben, deren Nutzenbilanz eindeutiger ausfällt?

Forscher aus Oxford um Ann Van den Bruel berichteten 2015 von 1000 Erwachsenen, die sich zu zwei Szenarien äußern sollten[39]. Könnte Screening 10 Prozent der Krebstodesfälle verhindern, fanden die Befragten zwischen 100 und 150 Überdiagnosen unter 1000 Teilnehmern akzeptabel. Ließen sich gar 50 Prozent der Todesfälle verhindern, würden die Befragten sogar bis zu 300 Überdiagnosen unter 1000 Teilnehmern hinnehmen. „Wie viele Überdiagnosen als akzeptabel gelten, hängt vom Nutzen des Screenings ab“, sagt Van den Bruel.

Dieser Nutzen wird aber massiv überschätzt. Die eingangs erwähnte Studie erbrachte in einer Erhebung für Deutschland, dass Frauen im Mittel auf 237 gerettete Leben tippen, wenn sie angeben sollen, welchen Nutzen 1000 Frauen vom Mammografie-Screening haben. Es sind, großzügig gerechnet, maximal 5. Für Alexandra Barratt folgt daraus, genauer über Vor- und Nachteile aufzuklären. Dazu sind auch bessere Studien nötig. Zudem sollten die entdeckten Frühformen weniger aggressiv behandelt werden, da etliche Überdiagnosen darunter sind. Ob das Screening auch auf Frauen bis 75 ausgedehnt werden sollte, stellt die Medizinerin infrage. „Die Teilnehmerquote am Screening ist kein Beweis für die Qualität eines Gesundheitswesens“, sagt Barratt. „Dazu wissen wir inzwischen zu viel über die Schäden einer Überdiagnose bei symptomfreien Frauen.“

ES WIRD SCHON HELFEN: ANGST UND ANDERE IRRATIONALE MOTIVE FÜR DAS SCREENING

„Wenn meine Mutter zur Früherkennung gegangen wäre, würde sie noch leben", sagt eine Frau. Eine andere hat bei Bekannten erlebt, dass der Krebs durch das Screening entdeckt wurde: „In den letzten drei Jahren sind vier Frauen bei der Mammografie positiv getestet worden. Sie sind sofort behandelt worden! Sie erhielten so die Chance, den Krebs zu besiegen! Die Vorsorgeuntersuchung finde ich sehr gut!" Danach gefragt, wie viele Brustkrebs-Todesfälle verhindert werden, wenn 1000 Frauen vom 50. Lebensjahr an sich alle zwei Jahre einer Mammografie unterziehen, entgegnet eine andere Frau: „Darüber denke ich nicht nach. Einer genügt. Wenn es auch nur wenigen nutzt, dann ist es sinnvoll."

Alle diese Einschätzungen stammen aus dem Gesundheitsmonitor von Barmer GEK und Bertelsmann-Stiftung 2014. Mehr als 1800 Frauen haben an der Erhebung teilgenommen, in der es darum ging, ihre Kenntnisse, aber auch ihre Erwartungen gegenüber der Mammografie zu erfassen. „Die Befragung zeigt, dass Frauen den Nutzen des Brustkrebs-Screenings massiv überschätzen und die Schadenspotenziale erheblich unterschätzen", sagt der Gesundheitswissenschaftler Norbert Schmacke von der Universität Bremen, der mit Marie-Luise Dierks die Untersuchung geleitet hat. „Die Fälle von Kylie Minogue, Anastacia oder Sylvie Meis geben dem Risiko einer Erkrankung und der positiven Bewältigung prominente Gesichter", sagt Schmacke. „Das Risiko der Früherkennungsmethoden bleibt hingegen seltsam gesichtslos."

Es ist verständlich, wenn Laien medizinische Statistiken nicht kennen oder nicht verstehen. Erstaunlicherweise können aber auch viele Ärzte die Zahlen nicht richtig interpretieren. Dieses Defizit ist keine Lappalie, sondern kann Patienten in Gefahr bringen. Bekommen beispielsweise Frauen nach der Röntgenuntersuchung der

Brust einen auffälligen Befund mitgeteilt, sollte der Arzt schon einschätzen können, was das Ergebnis bedeutet. Wird Statistik falsch verstanden oder vermittelt, kann sie tödlich sein.

In einer Untersuchung gaben Frauenärzte irritierend unterschiedliche Antworten darauf, was ein auffälliger Befund in der Mammografie bedeutet und ob damit die Diagnose Brustkrebs wahrscheinlich ist. Nur jeder fünfte Frauenarzt wusste die korrekte Antwort, nämlich dass nur 1 von 10 Frauen Krebs hat, wenn die Röntgenuntersuchung ihrer Brust Auffälligkeiten zeigt. 9 von 10 der „positiven" Befunde sind hingegen Fehlalarme.

„Statistischen Analphabetismus“ hat Gerd Gigerenzer die Ignoranz vieler Ärzte genannt. Der langjährige Direktor am Max-Planck-Institut für Bildungsforschung in Berlin warnt in Artikeln und Büchern vor der Bedrohung durch falsch verstandene Zahlen, schlecht interpretierte Statistiken und die daraus resultierende mangelhafte Aufklärung der Patienten.

In Umfragen und Praxistests kommen Ärzte nicht gut weg, wenn sie typische Patientenfragen zu Risiken einer Krankheit oder den Nebenwirkungen einer Therapie beantworten sollen. Die Stiftung Warentest schickte vor Jahren Freiwillige als Patienten getarnt in die Praxis von Urologen. Sie sollten die Doktoren fragen, wie zuverlässig der PSA-Bluttest auf Prostatakrebs sei. Nur 10 Prozent der Fachärzte machten korrekte Angaben – nämlich dass der Test a) viele Krebsformen übersieht, b) oft Fehlalarm anzeigt, c) dass bei weitem nicht alle entdeckten Tumore behandelt werden müssen und d) die Behandlung oft mit dauerhaften Komplikationen wie Inkontinenz und Impotenz einhergeht.

Sogar in offiziellen Broschüren von Behörden oder Ministerien stehen oft verzerrte Angaben. Gelegentlich ist dort zu lesen, dass Frauen, die am Mammografie-Screening teilnehmen, ihr Risiko um 25 Prozent verringern, in den nächsten zehn Jahren an Brustkrebs zu sterben. Dadurch wird ein übertrieben positiver Eindruck erweckt, denn tatsächlich sterben mit Screening 3 von 1000 Frauen in der nächsten Dekade an Brustkrebs, ohne Screening sind es 4 von 1000, wie oben detailliert gezeigt wurde. Der reale Vorteil ist also marginal. Nun lässt sich die Verringerung von 4 auf 3 zwar als Risikosenkung um 25 Prozent bezeichnen. Als ausgewogene Information würde diese einseitige Darstellung jedoch nicht durchgehen.

Die Angabe von 25 Prozent bezeichnet die relative Risikosenkung. Die absolute Risikosenkung durch die Mammografie liegt hingegen bei 1 von 1000 – das sind 0,1 Prozent. Fair wäre es, beide Zahlen – absolute wie relative Risikosenkung – anzugeben, das gehört zum Einmaleins der Risikoberechnung und hilft Patienten wie Ärzten gleichermaßen, Nutzen und Gefahren von Untersuchungen oder Tests richtig einzuschätzen. Leider kennen etliche Ärzte die Unterschiede nicht oder fallen auf verzerrte Darstellungen herein – und bewerten die Wirkung einer Therapie oder Früherkennung falsch.

Das Vertrauen in die Früherkennung ist in Deutschland – wie in vielen anderen Ländern – ungebrochen: Für 90 Prozent der Frauen überwiegt klar der Nutzen der Mammografie; ein Drittel sieht die Bilanz bei 90 zu 10, ein weiteres Drittel bei 80 zu 20. Und 30 Prozent der Frauen im Gesundheitsmonitor sind fälschlicherweise gar der Meinung, dass die Mammografie verhindern kann, Brustkrebs zu bekommen. Danach gefragt, wie viele Brustkrebs-Todesfälle verhindert werden, wenn 1000 Frauen ab dem 50. Lebensjahr an der Mammografie teilnehmen, tippten die Teilnehmerinnen im Mittel auf 237 gerettete Leben, statt auf 5 von 1000.

Gesundheitsexperten sind weniger euphorisch. „Es kann vernünftig sein, sich am Brustkrebs-Screening zu beteiligen. Es kann aber ebenso vernünftig sein, sich nicht daran zu beteiligen, da das Screening sowohl nützen als auch schaden kann", wägt das Nordische Cochrane-Zentrum in Kopenhagen die Vor- und Nachteile ab. Eine große und gründliche Studie bestätigte 2014 die Skepsis[40]. Die kanadische Untersuchung, die über einen Zeitraum von 25 Jahren die Folgen des Mammografie-Screenings an 90.000 Frauen erfasste, kam zu niederschmetternden Ergebnissen: Die Todesfälle durch

Brustkrebs waren genauso häufig bei Frauen, die fünf Jahre lang jährlich zur Mammografie gingen wie bei jenen, die nie eine Röntgenuntersuchung der Brust anfertigen ließen.

In dem Vierteljahrhundert, das die Nachbeobachtung andauerte, stellten die Ärzte nicht nur keinen Nutzen der Mammografie fest, sondern sogar einen Schaden für etliche Frauen: Jeder fünfte Krebs, der mittels Mammografie entdeckt wurde, stellte keine gesundheitliche Bedrohung für die Frauen dar, die durch den Befund aber massiv verunsichert wurden. Als Überdiagnose und Übertherapie bezeichnen Mediziner solche durch immer intensivere Untersuchungstechniken entdeckten Tumore, von denen die Patienten nie etwas bemerkt hätten und die nie Beschwerden verursachen würden – und trotz ihrer Harmlosigkeit mitunter behandelt werden.

„Politiker und andere Entscheidungsträger sollten sich dringend überlegen, mit welcher Begründung sie weiterhin am Mammografie-Screening festhalten“, sagen die kanadischen Autoren. Diesem Fazit schließen sich Harvard-Mediziner um Mette Kalager an[41]. Wahrscheinlich sei der Anteil der Überdiagnosen in anderen Ländern mit Screening sogar noch höher als die in Kanada erhobenen 22 Prozent, vermutet Kalager. Schließlich wurden aus der aktuellen Untersuchung Frauen mit sogenanntem „duktalem Karzinom in situ“ ausgeschlossen. Diese Krebsvorstufe, die langsam wächst und keine Metastasen bildet, macht ein Viertel aller in Screening-Programmen entdeckten Tumore aus. Frauenärzte sind uneins darüber, ob die auf die Milchgänge begrenzten Wucherungen überhaupt behandelt werden sollten, da nur ein Teil von ihnen – und das erst nach Jahrzehnten – in ein invasives Karzinom übergeht.

Risiko – was mit und ohne Screening droht

Das Mammografie-Screening kann, was das Risikoprofil betrifft, mit dem PSA-Test auf Prostatakrebs verglichen werden. Ein Zahlenbeispiel zeigt, wie ähnlich die Schaden-Nutzen-Bilanz ausfällt: Für eine 50-jährige Frau beträgt das Risiko 6,1 Prozent, in den folgenden 20 Jahren eine Brustkrebsdiagnose zu bekommen,

wenn sie am Screening teilnimmt – aber nur 5,0 Prozent, wenn sie es bleiben lässt. Nimmt sie am Screening teil, liegt das Risiko für eine Überdiagnose bei 22 Prozent. Das Risiko, in den folgenden 20 Jahren an Brustkrebs zu sterben, liegt mit Screening bei 1,5 Prozent, ohne bei 1,9 Prozent.
Für einen 50-jährigen Mann liegt das Risiko, in den folgenden 20 Jahren die Diagnose Prostatakrebs zu bekommen, bei 3,9 Prozent mit Screening – gegenüber 2,7 Prozent ohne Screening. Hier liegt die Rate der Überdiagnosen sogar bei erstaunlichen 45 Prozent.

Warum wird angesichts des zweifelhaften Nutzens beider Untersuchungen das Brustkrebs-Screening in vielen Ländern – auch in Deutschland – offiziell empfohlen, vom Screening auf Prostatakrebs aber abgeraten? „Es ist nicht einfach, politische Entscheidungen zurückzunehmen, wenn Regierungen, Forschungseinrichtungen, viele Wissenschaftler und Ärzte großes Interesse daran haben, dass alles bleibt, wie es ist", vermutet Kalager.

Etliche Frauen nehmen aus Unsicherheit und Sorge am Screening teil und nicht etwa, weil sie von den Pro-Argumenten überzeugt sind. Die typische Rechtfertigung einer Frau lautet so: „Ich bin mir nicht im Klaren über Nutzen und Schaden der Untersuchung. Nachdem meine Schwägerin aber mit 53 Jahren an den Folgen von Brustkrebs gestorben ist, hilft mir die Vorsorgeuntersuchung, die Angst vor Brustkrebs zu minimieren." Angst ist in Gesundheitsfragen ein schlechter Ratgeber. Ausgewogene Aufklärung würde viele Sorgen zerstreuen – und so manche unnötige Untersuchung verhindern.

Überflüssige Vorsorge an der Schilddrüse

Nein, nicht nötig. Das sollte die Reaktion auf das Screening auf Schilddrüsenkrebs sein. Die Reihenuntersuchung von Patienten ohne Symptome ist nicht sinnvoll, ein Nutzen nicht erwiesen, der Schaden überwiegt. Mit klaren Worten zeigte die US Preventive Services Task Force (USPSTF), ein unabhängiger Zusammenschluss von Ärzten und anderen Experten, im Jahr 2017, dass mehr Diagnostik die Menschen nicht gesünder macht.

Mehrere Beiträge zum Thema sind im Fachmagazin „JAMA“ erschienen. Die Autoren belegen, dass die frühere Diagnose eines Schilddrüsen-Karzinoms nicht dazu führt, dass Menschen besser oder länger leben. Wird ein Knoten getastet und mit Ultraschall bestätigt, wissen die Ärzte nicht genau, wie gefährlich der Tumor ist. Dennoch werden Patienten oft operiert, bestrahlt oder beides.

Der Krebs ist selten und hat eine „exzellente Prognose“, wie Experten betonen, sodass 98,1 Prozent der Betroffenen fünf Jahre überleben (bei einem auf die Drüse begrenzten Tumor sogar 99,9 Prozent). Daher kann eine Behandlung nicht viel verbessern. Trotzdem untersuchen Ärzte immer mehr Menschen auf den Tumor – und erheben Befunde. Mittlerweile werden in den USA 15,3 Fälle von Schilddrüsenkrebs pro 100.000 Einwohner diagnostiziert. 1975 waren es 4,9 pro 100.000. Kein Tumor hat solche Zuwachsraten. Dabei wird der Krebs nicht häufiger, sondern nur häufiger entdeckt.

Beispiel Südkorea. Dort begann in den 1990er-Jahren das Screening auf Schilddrüsenkrebs. Seitdem erhöhte sich die jährliche Quote von vier auf 69 Fälle pro 100.000 Einwohner. Inzwischen bekommen in Südkorea jedes Jahr 40.000 Menschen die Diagnose. Da der Krebs auch ohne Therapie meist harmlos bleibt, hat sich die Anzahl der Todesfälle aber nicht verändert. Etwa 400 Menschen sterben jedes Jahr in Südkorea an Schilddrüsenkrebs. So viele waren es vor Beginn des Screenings, so viele sind es immer noch – trotz Diagnostik und Therapie.

Nebenwirkungen nehmen hingegen zu. Zu den Komplikationen einer Operation gehören zu zwei Prozent Stimmbandlähmungen und zu elf Prozent eine Unterfunktion der Nebenschilddrüse mit Kalziummangel, Lähmungen und Krämpfen. Das ist alles andere als trivial. Es ist schlecht zu erkennen, aus welchen auffälligen Knoten sich ein bedrohlicher Krebs entwickelt – dieses Risiko wird auf sieben bis neun Prozent geschätzt. Zudem treten nach einer Bestrahlung mehr Zweittumore auf. Ein Screening, bei dem beschwerdefreie Schilddrüsenkrebse entdeckt und behandelt werden, schadet mehr, als dass es nutzt.

„In Deutschland werden jährlich 70.000 Menschen an der Schilddrüse operiert, obwohl nur 5000 einen Tumor haben und diese mit einer guten Prognose einhergehen“, sagt Hormonexperte Martin Reincke. „Das ist ein Beispiel für gut gemeinte Vorsorge, die katastrophale Folgen für die Gesundheit haben kann.“

SIND ALTERNATIVE BEHANDLUNGS-VERFAHREN BESSER?

Fasten habe ich lange als Marotte der Überflussgesellschaft gesehen. Dieses angebliche Gefühl der Reinheit. Diese vorgebliche Klarheit im Kopf, die ich vor allem für ein Durchblutungsproblem halte, das dem Mangelzustand des Körpers geschuldet ist. Fasten – ist das nicht einfach ein ideologisch verbrämter Spleen von Menschen mit Luxusproblemen? Ist das gesund und sinnvoll? Oder doch eher Aberglaube und Abzocke?

Schließlich bin ich Arzt, dazu Anhänger der Evidenzbasierten Medizin, und die Belege für den gesundheitlichen Nutzen des Fastens sind dünner als viele Fastenjünger. Außerdem bin ich auf dem Land aufgewachsen, mit Milch vom Bauernhof, Wurst aus Hausschlachtung, deftigen Mahlzeiten und fetten Saucen. Fasten – darauf wäre in meiner Kindheit niemand gekommen.

Aber was für Wunderdinge versprochen werden! Geläutert, leicht, klar und mit sich im Reinen – das verkünden Anhänger der kulinarischen Enthaltsamkeit. Die Kirchen sind leer, Ambulanzen voll, der Kult um die Gesundheit ist Religionsersatz geworden. Ein medizinischer Nutzen ist wissenschaftlich nicht belegt, andererseits fasten Menschen seit Jahrtausenden. Was also ist dran am Fasten? Fühle ich mich besser oder bin ich dann sogar wirklich gesünder und vitaler? Ich will den Entzug auf mich nehmen, auch wenn ich skeptisch bin. Deswegen muss dieser strenge Versuchsaufbau sein: neun Tage in der Fastenklinik, davon sechs mit nur 300 Kilokalorien am Tag.

FASTEN – ERFÜLLT VOM NICHTS

„Warten Sie ab, lassen Sie sich darauf ein“, sagt Françoise Wilhelmi de Toledo lächelnd, die Chefin der Fastenklinik am Bodensee. „Es ist umwerfend, den Metabolic Switch zu erleben. Alles fühlt sich ganz anders an.“ Anders ist schon der Beginn. Damit die Fastenkur gelingt, muss ich zunächst mit Glaubersalz abführen. Das ist mäßig vergnüglich. Den halben Liter runterkippen, ein Schluck Himbeersirup hinterher gegen den schlechten Geschmack – und warten. „Fasten beginnt mit einem Donnerschlag", schrieb Otto Buchinger, als er seine rheumatischen Schübe mit Fasten zu kurieren versuchte.

Aushalten kann man es hier. Traumhafte Hanglage, Blick über den Bodensee, davor die Insel Mainau, im Hintergrund Alpengipfel. 200 Gäste können hier untergebracht werden, ein Trakt wird hauptsächlich von Besuchern aus dem Nahen Osten und Übersee gebucht. Draußen dampft der 25-Meter-Pool in der Morgensonne. Betreutes Stoffwechseln auf Fünf-Sterne-Niveau. Ich bekomme ein kleines Heft, „Tagebuch zur Selbstbeobachtung und medizinischen Dokumentation".

Täglich soll ich Befinden, Schlaf, Beschwerden und meinen Seelenzustand auf einer Skala von 1 bis 10 eintragen. Ketonkörper im Urin, Blutdruck und Gewicht notiert die Schwester. Bei so viel Eigenbeobachtung muss man ja um sich selbst kreisen. Mein Vorurteil, dass ich-zentrierte Wohlstandsbürger hier lernen, ihren Körper zu spüren, scheint sich zu bestätigen.

Die Szenerie hat etwas vom Zauberberg, allerdings das gegenteilige Programm. In Thomas Manns Roman flößen sich von Schwindsucht ausgezehrte Patienten im Speisesaal schwere Suppen ein, um zu Kräften zu kommen – hier treffen sich die Zweifler an Fülle und Wohlstand und üben bei dünner Bouillon Verzicht, um endlich Klarheit zu erreichen. Klar, es zeugt von Disziplin, sich in einer Weltgegend, in der alle theoretisch (und die meisten praktisch) genug zu essen haben, mit wenig oder nichts zu begnügen. Entsagung gilt als Leistungsversprechen.

Zum Fasten gehört der Einlauf. Sagen die Fastenexperten. Angeblich werden abgeschilferte Darmzellen und Nahrungsreste hinausgespült und man fühlt sich leichter. Es nervt langsam mit dieser Leichtigkeit. Ich bin skeptisch. Medizinisch ist kein rechter Nutzen erwiesen, manche Ärzte sprechen von einer unnötigen Tortur, weil man die Bakterien im Darm für die Verdauung braucht.

Am Abend folgt die Vorstellungsrunde der Gäste. Sie alle sind mit der Zuversicht der Gläubigen in der Fastenklinik. Ein Mann aus Schwaben sagt, er sei „jedes Mal runderneuert". Eine Frau aus dem Rheinland fühlt sich „im Paradies und geschützt und getragen". Eine ältere Dame aus Karlsruhe schreibt es „dieser Klinik zu, dass ich überhaupt noch am Leben bin". Hans-Joachim aus Münster hält diesen Ort gar für „beseelt von Liebe und Zuversicht". Ein heiliger Ernst durchwirkt die Klinik.

Entgiften wie auf der Sondermülldeponie

Saniert und auf null gesetzt, wie nach gedrückter Reset-Taste, von Grund auf gesäubert und klar fühlen sich die Menschen beim Fasten – solche Begriffe fallen immer wieder. Von Entschlacken, Detox und Entgiften ist die Rede, dabei gibt es das gar nicht im menschlichen Körper. Schlacken existieren nur in der Erzverhüttung. Es offenbart ein seltsames Verständnis vom eigenen Körper, wenn sich Menschen als eine Sondermülldeponie verstehen, die ständig von schlimmen Stoffen befreit werden muss. Dabei hat sich die körpereigene Abfallbeseitigung über Niere und Darm seit Menschengedenken bewährt, das reicht vollkommen. Aus den Heilserwartungen vieler Fastenfreunde spricht ein TÜV-geschulter Glaube, dass sich der Körper generalüberholen ließe. Dazu kommt die romantische Überhöhung von allem, was Durchblick, Reinheit und Klarheit verspricht.

Was fühlen sich alle gut hier! Andererseits kann man sich hier tatsächlich ohne Weiteres gut fühlen. Die Umgebung, die Rundumbetreuung, das entfaltet einen Sog. Zwar hat jeder viel Zeit für sich, trotzdem entwickelt sich ein Gemeinschaftsgefühl. Zudem bin ich stolz darauf, wie schnell bei mir die Pfunde purzeln, dass ich wirklich keinen Hunger habe, mich trotzdem leistungsfähig fühle und guter Dinge bin. Nur diese spirituelle Prahlerei hier geht mir etwas auf den Geist, dieses Getue um permanente Entspannung.

Fastenkliniken werben damit, dass Nahrungsverzicht gegen rheumatische Leiden, Hautkrankheiten und Altersdiabetes helfe. Mit der Beweislage ist das so eine Sache. Die meisten Patienten fühlen sich beim Fasten besser, aber Studien dazu gibt es wenige. Und jene, die es gibt, genügen kaum seriösen Ansprüchen, denn die meisten protokollieren die Befindlichkeit ihrer Gäste, die vor positiver Erwartung kaum anders können, als sich besser zu fühlen.

Neuerdings schließen Fastenforscher aus Tierversuchen auf gesundmachende Effekte, was in der Pharmaforschung nie als Nutzenbeweis reichen würde. Oder sie postulieren steile Hypothesen, wonach Zellen „runderneuert" würden und Fasten die Bildung der Mitochondrien stimuliere. Neue Zellen bilden jedoch auch Raucher in der Kneipe oder Chemiearbeiter aus. Ein paar Mitochondrien wachsen immer.

Fairerweise muss man aber auch sagen, dass Studien zum Fasten kaum je gefördert wurden und jahrelang wenig Interesse daran bestand. Wer davon überzeugt war, brauchte keine wissenschaftlichen Beweise – und für große Studien nach höchsten Standards braucht es viel Geld, das Fastenkliniken nicht aufbringen und für das Pharmafirmen oder andere Industriezweige sich nicht begeistern. Eine Verzichtkur ohne ein Produkt, das sich verkaufen lässt, wäre ja nicht gut fürs Geschäft.

Dass man sich in den Fasten-Herbergen gut fühlen kann, würden auch Skeptiker nie bezweifeln. Morgens im Pool, nachmittags Wanderung – dazwischen Lektüre oder Entspannung. Und jeden Tag schwinden weitere 600 bis 800 Gramm. Aber würde ich mich nicht genauso besser fühlen, wenn ich statt in der Fastenklinik zwei Wochen im Kloster verbrächte oder in einer Berghütte? Allein sein, zu sich kommen, sich auf das konzentrieren, was zählt. Klar, in dieser Wellness-Oase entsagt es sich besser als in einer Mönchszelle. Diese Erfahrungen würde ich aber wohl auch auf dem Jakobsweg machen oder während einer Radtour. Regelmäßige Bewegung erzeugt oft diesen tranceartigen Zustand, diesen Rhythmus aus Sich-Bewegen und Für-sich-Sein.

Ja, doch, es geht mir gut. Gleich zeigt die Tai-Chi-Stunde mit Jutta, wo es spirituell während des Fastens langgeht: Jutta zeigt „fünf

Übungen, da werden in 30 Minuten alle Energiebahnen durchlaufen". In der Woche Fastenklinik, die zwischen 2000 bis 4000 Euro und mehr kostet, ist ein Gutschein eingepreist, der Kurse wie Osteopathie, Atemtherapie, Craniosacral-Therapie oder Massage als Inklusiv-Schnäppchen erscheinen lassen – normalerweise kosten sie Geld. Hans-Joachim bleibt 23 Tage lang und wird mit 6100 Euro veranschlagt, bei ihm entspricht der Gutschein 800 Euro, da kann er etliche Kurse buchen, die sonst jeweils zwischen 45 und 115 Euro kosten.

Fastenkliniken verkaufen die spirituelle Komponente als Teil des Gesamtpakets. Den Glauben an heilsame Wirkungen bringen die meisten Gäste mit. Fernöstliche Lehren und Entspannungstechniken auf leerem Magen sollen das Bewusstsein erweitern. Und was viel kostet, muss auch helfen, das weiß die Placebo-Forschung schon lange. Je teurer ein Angebot, desto mehr sind Anwender überzeugt, dass es hilft.

Zum Fastenbrechen wechsle ich aus dem „Salon" ins Hausrestaurant. Die erste feste Mahlzeit besteht aus einer kleinen Schüssel mit warmem Apfelmus, dazu gibt es eine Mandel. Am Abend wird Reis mit gedünstetem Gemüse serviert, kalorienreduzierte Schonkost. Als Belohnung für meine erfolgreiche Fasterei wird auf meinem Tisch eine Kerze angezündet. Ich bekomme eine Urkunde dafür, dass ich durchgehalten habe. Sechs Kilogramm habe ich abgenommen.

Jetzt, zum Abschluss, muss ich feststellen: Ja, in den ersten Tagen danach war ich ruhiger, aber das bin ich nach einem Urlaub am Meer auch. Ich bin kein anderer geworden. Psychisch habe ich mich auch vorher halbwegs stabil gefühlt. Françoise Wilhelmi de Toledo hatte mir den „Juvenation-Effekt" nach der Fastenkur angekündigt, eine Neuprogrammierung der Zellen. Wie nach einem Bad im Jungbrunnen fühlen wir uns nicht, als ich eine Woche später in München einen Fastenkollegen treffe. Wir bestellen im Restaurant Fisch und Salat.

In „Asterix und der Arvernerschild" muss Majestix zur Kur nach Vichy, weil ihm das Schlemmen während der Festmahlzeiten zugesetzt hat. Der Häuptling der Gallier trinkt dort nur Wasser, hält sich an die „In-Wasser-gedünstetes-Gemüse-Diät“ und nimmt massiv ab. Schon in dem Comic-Band von 1968 gelang es Goscinny und Uderzo, den typischen Verlauf nach dem Fasten im Bild festzuhalten: „Auf der Rückreise kommt Majestix wieder zu Kräften, denn er besucht dieselben gastronomischen Stationen wie auf dem Hinweg.“ Der Bauch unter seinem Wams spannt bei seiner Rückkehr genauso wie vor der Fastenzeit. Meine sechs Kilo sind inzwischen auch wieder drauf.

KÜGELCHEN & CO

Was den Gesundheitswissenschaftler auf die Palme bringt, ist das falsche Spiel mit der Hoffnung. „Ich kenne kein alternatives Verfahren, das den Verlauf von Krebs positiv beeinflusst, auch wenn dies Vertreter von Homöopathie & Co. gebetsmühlenartig behaupten“, empört sich Norbert Schmacke. „Dass alternative Heiler schaden, indem sie zum Teil von wirksamen Therapien abraten, ist bitter bis kriminell.“

Doch an immer mehr Instituten und Universitäten werden alternative Heilmethoden, Komplementärmedizin, Integrative Medizin und Naturheilverfahren beforscht. Norbert Schmacke findet deutliche Worte. „Leider ist auch die akademische Welt auf die Rutschbahn der Esoterik gelangt“, so der Mediziner. „Man darf gespannt sein, wann der medizinische Fakultätentag und die Fachgesellschaften endlich aufwachen.“

Unter Universitäts-Medizinern ist die Skepsis ebenfalls groß. Es finde sich viel „Unsinniges“ unter dem Begriff Komplementärmedizin, zudem dürfe das Vertrauen der Patienten nicht aus Profitsucht oder ideologischer Überzeugung ausgenutzt werden. In der Bevölkerung sind homöopathische und naturheilkundliche Ansätze schließlich populär, 40 bis 80 Prozent der Krebspatienten nutzen „komplementäre“ Methoden.

Wissenschaftler konnten allerdings bisher nicht belegen, dass die oft pauschal als „sanft" titulierten Behandlungen über den Placebo-Effekt hinausgehen. Die verbreitete Haltung „Schaden kann es aber auch nicht" hat sich als gefährlich erwiesen, da oft wirksame Therapien unterlassen werden, wenn die Skepsis gegenüber herkömmlicher Medizin ausgeprägt und der Vertrauensvorschuss in alternative Verfahren groß ist.

Gefährliche Ignoranz bei Krebs

2018 hat eine Untersuchung gezeigt, wie sich Krebspatienten verhalten, die auf alternative Verfahren setzen[42]. Von den Tumorkranken, die komplementäre Behandlungen zuließen, verweigerten sieben Prozent eine empfohlene Operation, 34 Prozent eine Chemotherapie und 53 Prozent eine Bestrahlung, während in der Vergleichsgruppe fast alle Patienten den Therapien zustimmten, wenn ihnen dazu geraten wurde. „Patienten mit heilbaren Tumoren können wichtige Behandlungen versäumen, wenn sie auf komplementäre Verfahren setzen", so die Autoren. „Das geht mit schlechterer Prognose einher und Ärzte sollten eindringlich davon abraten."
Deutlicher wird Sven Mahner, Chef der Unifrauenklinik München. Bei Frauen mit Brustkrebs und anderen gynäkologischen Tumoren sei der Wunsch nach ergänzenden Behandlungen zwar verbreitet. „Allerdings gibt es wenige Bereiche in der Medizin, in denen sich Therapieempfehlungen auf eine so fundierte Basis aus großen Studien stützen, wie in der Krebsmedizin", so der Frauenarzt. „Wer dann zu alternativen Behandlungen greift, spielt, salopp gesagt, mit seinem Leben."
Zudem könne es zu Wechsel- und Nebenwirkungen kommen. „Daher ist es wichtig, dass Frauen komplementäre Behandlungen gegenüber dem Arzt nicht verschweigen, um wenigstens dieses Risiko zu minimieren", sagt Mahner. Der Frauenarzt hat beobachtet, dass Frauen, die sich komplementärmedizinisch betreuen lassen, ein stärkeres Gefühl von Autonomie und Eigeninitiative erleben. Das Gefühl, selbst auf die Krankheit Einfluss nehmen zu können, mache die Verfahren so beliebt – und könne womöglich im günstigsten Fall den Verlauf positiv beeinflussen.

Für Norbert Schmacke überwiegt die negative Seite, wenn die Komplementärmedizin akademisch aufgewertet wird. „Man hört von

Anhängern alternativer Verfahren immer wieder, dass die Schulmedizin nur wenig gegen Krebs ausrichten könne und mit heftigen Nebenwirkungen einhergehe", so der Arzt. „Von Fortschritten der Onkologie etwa bei Leukämien und Lymphomen oder in der Darmkrebschirurgie abzulenken, ist eine Gemeinheit und gefährdet Patienten. Dass es andere Tumore gibt, bei denen Fortschritte gering sind, und dass es immer gilt, über die Nebenwirkungen einer Behandlung aufzuklären, ist richtig, spricht aber nicht für die Zauberei mit Zuckerkügelchen."

Gut gemeint, Geld versenkt

Manchmal sind Mitgefühl und Hilfsbereitschaft größer als die analytische Schärfe. So muss man wohl die Auswertung verstehen, die zeigt, dass mit Hilfe von Crowdfunding immer wieder fragwürdige Therapien finanziert werden[43]. Das Team um den Medizinethiker Arthur Caplan von der New York University konnte zeigen, dass für umstrittene Behandlungen viel Unterstützung über solche Plattformen gewonnen wird.

Die Wissenschaftler hatten auf GoFundMe, der größten Social-Media-Plattform, auf der um Spenden für Bedürftige oder Benachteiligte geworben wird, nach häufig aufgerufenen Behandlungsformen gesucht, die wissenschaftlich nicht belegt waren oder als gefährlich galten. Unter den Kampagnen, die untersucht wurden, gab es mehr als 1000, mit denen umstrittene Verfahren wie Homöopathie und Naturheilkunde gegen Krebs, die hyperbare Sauerstofftherapie bei Hirnschäden, die Stammzellbehandlung bei Verletzungen des Rückenmarks oder des Gehirns und die Dauergabe von Antibiotika bei chronischer Borreliose unterstützt werden sollten und die 6,7 Millionen Dollar einnahmen. Allein 474 Kampagnen hatten sich die homöopathische oder naturmedizinische Behandlung von Tumoren zum Ziel gesetzt. Diesen beiden Therapierichtungen kamen etwa 3,4 Millionen Dollar zugute. „Wir müssen annehmen, dass die Methode des Medical Crowdfunding für zahlreiche problematische Behandlungsformen verwendet wird", so die Autoren. „Offenbar sind derartige Initiativen erfolgreich." Den Spendern sei oft nicht bewusst, dass sie dubiose Verfahren und selbsternannte Heiler mit Millionenbeträgen unterstützen.

Die Methode ist immer ähnlich: Das Einzelschicksal nach einem Unfall oder bei schwerer Krankheit wird ausgebreitet und soll das Mitgefühl potenzieller Spender wecken. Häufig taucht in diesen Geschichten auch das Motiv auf, dass die Pharmaindustrie eine angeblich dringend erforderliche Therapie nicht bezahlen will oder andere Akteure im Gesundheitswesen ihre Hilfe verweigern. Deshalb brauche es die Solidarität der User im Netz. Tatsächlich gibt es Fälle, in denen Schwerkranke nach ihrer Entlassung aus Kliniken und Reha-Einrichtungen Unterstützung brauchen und auf Spenden angewiesen sind, um ihren Alltag bewältigen zu können. Nicht alle Umbauten für Behinderte und entsprechende Hilfsgeräte werden von den Kassen übernommen. Dann ist Hilfe sinnvoll und kann segensreich wirken. Bevor die Hilfsbereitschaft siegt, sollte aber ein kritischer Blick auf die Ziele der Kampagne erfolgen.

PRIVILEGIEN FÜR HOKUSPOKUS

Für vernunftbegabte Menschen ist die Homöopathie eigentlich eine intellektuelle Beleidigung. Da werden Kügelchen, Tropfen und Tinkturen verabreicht, in denen kaum Wirksubstanz enthalten ist. Nach Schüttelritualen und Verdünnungsschritten ist irgendwann kein Molekül mehr nachweisbar. Das schadet der Rezeptur aber nicht, im Gegenteil. Erst dadurch, so die homöopathische Erzählung, gelangt sie zur Entfaltung, das Mittel wird umso potenter.

Nach diesem magischen Muster wird das Volk seit mehr als 200 Jahren getäuscht. Das Lehrgebäude der Homöopathie ist starr und weitgehend unverändert, seit Samuel Hahnemann die Lehre begründet hat. Wissenschaftliche Belege? Fehlanzeige. Studien zum Thema sind von elender Qualität, für ernsthafte Forscher eine Zumutung. Dass sich die Homöopathie nicht logisch erklären lässt, stört ihre Anhänger allerdings kaum. Etwa 70 Prozent der Bevölkerung in Deutschland stehen dem Verfahren wohlwollend gegenüber.

Unter dem Motto „Stört nicht weiter, und wer es mag, soll damit glücklich werden“ wird die Homöopathie toleriert, auch wenn vom Gedächtnis des Wassers, Nano-Effekten und Quantenphänomenen schwadroniert wird. Die Schattenseiten der Magie mit dem Nichts hat Gesundheitswissenschaftler Norbert Schmacke in einem Buch gründlich aufgedeckt[44].

Anders als die Mehrzahl der Homöopathen behauptet geben etliche von ihnen sehr wohl vor, auch bei schweren Krankheiten Hilfe und Heilung zu bieten. Seit Jahrzehnten steht die Homöopathie unter dem Schutz von Politik und Gesetzgebung und entgeht so der Pflicht, der jedes andere Medikament und Heilmittel unterliegt: den Beweis eines Nutzens über den Placebo-Effekt hinaus nachvollziehbar zu machen und akribisch zu belegen.

„Ich war entsetzt, weil es einfach nicht stimmt, dass Homöopathen nur ergänzende Therapien anbieten, wie sie immer behaupten“, sagt Schmacke. „Sie versprechen Schwerkranken Heilung. Das System lebt davon, unseriöse Versprechungen zu machen.“ Man muss betonen, dass Norbert Schmacke kein einseitiger Anhänger der „Schulmedizin“ ist, sondern manche Usancen der Pharmaindustrie sowie Exzesse des Gesundheitswesens regelmäßig geißelt.

Mit seiner Kritik ist er nicht allein. Im „Mayo Clinic Book of Alternative Medicine“ heißt es, Homöopathie sei zwar populär, „aber es fehlen gute Studien, die den Nutzen belegen“. Zudem gebe es Risiken: „Geld für etwas auszugeben, das nicht funktionieren könnte, und auf bewährte Behandlungen zugunsten der Homöopathie zu verzichten.“ NHS Choices, die britische Informationsseite zum Gesundheitssystem, betont nüchtern, es gebe „keinen Beleg für die Idee, dass Verdünnen und Verschütteln von Substanzen in Wasser diese in Medizin verwandeln können“. Gesundheitsbehörden in Australien warnen gar: „Homöopathie sollte nicht verwendet werden, um chronische oder ernste Probleme zu behandeln. Wer Homöopathie anwendet, kann die Gesundheit gefährden, wenn Behandlungen abgelehnt oder verzögert werden, für die es gute Nutzen- und Sicherheitsbelege gibt.“ Kein Wunder, dass der Medizinkritiker Ben Goldacre in seinem Buch „Bad Science“ fragt: „Warum glauben so viele kluge Menschen an so dumme Sachen?“

Anders als oft behauptet versprechen Homöopathen durchaus, wie Schmacke zeigt, die Heilung von Krebs – bei ausschließlicher Anwendung der Homöopathie. Dass sie ergänzend zu Chemotherapie und Bestrahlung die Lebensqualität verbessern, davon sind sie sowieso überzeugt. So behaupteten die Clinica Santa Croce im Tessin und dort tätige Ärzte Heilerfolge bei Krebs. Schmacke zeigte, wie dilettantisch die Fälle dokumentiert sind und dass sich ein Therapieerfolg daraus nicht ableiten lässt. Selbst die angeführten akademischen Kronzeugen für eine Heilung distanzieren sich auf Nachfrage Schmackes von den angeblichen Erfolgen. „Man könnte das als Einzelfälle abtun, aber die Heilversprechen ziehen Kreise, man beruft sich aufeinander in der Homöopathie-Szene und lockt weitere Patienten an", sagt Schmacke.

Kritik perlt ab. Entweder wird die Wissenschaft kurzerhand als unzulänglich erklärt, um das Gefüge der Homöopathie erklären zu können. Oder die Forschung sei noch nicht so weit. Schon oft habe sich ja gezeigt, dass große Geister, die zunächst unverstanden blieben, am Ende recht behielten. Ein wasserdichtes System, das auch von Skepsis aus den eigenen Reihen nicht angekratzt wird. Die Inhaberin des ersten Stiftungslehrstuhls für Komplementärmedizin in Deutschland, Claudia Witt, sagte 2015 im Interview: „Die wichtige versorgungsrelevante Information ist: Es konnte nicht gezeigt werden, dass homöopathische Arzneimittel besser wirken als Placebo."

Gesetzlicher Schutz für Unbewiesenes

Trotz der erdrückenden Beweise für die Nichtigkeit der Methode steht die Homöopathie – wie auch die anthroposophische Medizin und die Phytotherapie – unter massivem Schutz. Der Gesetzgeber räumt den Verfahren einen Sonderstatus als „besondere Therapierichtung" ein. Derartige Arzneimittel müssen nicht – wie konventionelle Pharmaka – in klinischen Studien ihren Nutzen beweisen, um erstattet zu werden. Ihre Bewertung erfolgt stattdessen im „Binnenkonsens" von Vertretern der jeweiligen Therapierichtung. „Es ist absurd, in Gesundheitsfragen mit zweierlei Maß zu messen. Die Politik blendet die doppelte Buchführung aus",

sagt Schmacke. „Man stelle sich vor, Orthopäden befinden unter sich über die meist nutzlose Kniespiegelung und heißen sie verbindlich für die Kassen gut. Es gäbe einen Aufschrei!“
Schmacke ist es leid, dass zwischen „Schulmedizin“ (ein von Homöopathen 1876 erfundener Kampfbegriff) und „Komplementärmedizin“ unterschieden wird: „Es gibt gute und schlechte Medizin, und die sollte nach denselben Kriterien beurteilt werden“, so der Arzt. Zudem sei es fatal, dass immer mehr Medizinfakultäten Nischeninstitute für „alternative“ Verfahren einrichten. „Diese populistische Bewegung adelt nur die Homöopathie und der Laie denkt sich: Muss ja was dran sein, wenn die Unis sich damit beschäftigen.“

Die Homöopathie immer wieder als Magie zu entlarven, ist eine Sache. Wichtig ist aber auch, was sich daraus ableitet: Alle Menschen wollen wissen, was ihnen im Falle schwerer Krankheit hilft. Für Laien ist kaum zu durchschauen, wer seriös Hoffnung macht und wer lügt. Wenn sie krank werden, suchen Menschen nicht nur Diagnose und Therapie, sondern auch Erklärung, Zuwendung und Verständnis. Auf diese Bedürfnisse gehen Ärzte oft zu wenig ein – und diese Lücke besetzen pseudomedizinische Angebote wie die Homöopathie.

ALLES SO SCHÖN SANFT HIER

Nach zwei Stunden fing die Haut an zu brennen. Dann bildete sich eine handflächengroße Blase, unter der sich trübe Flüssigkeit ansammelte. 16 Stunden dauerte die Tortur. So lange blieb das Pflaster auf dem Rücken des Patienten kleben. „Je trüber der Inhalt und je größer die Blase, desto größer der Erfolg“, sagt Thomas Rampp von der Abteilung für Naturheilkunde und Integrative Medizin an der Universität Duisburg-Essen. Am Ende der Behandlung wurde die Blase punktiert und abgesaugt oder die Oberhaut komplett abgelöst, sodass der Inhalt abfließen konnte.

„Wir erzeugen Verbrennungen zweiten Grades mit Canthariden-Pflastern", sagt Rampp. Das Reizgift Cantharidin ist Inhaltsstoff der „Spanischen Fliege", die keine Fliege, sondern ein Käfer ist. In Essen wurden 28 Patienten, die an einer Verengung des Wirbelkanals im Lendenbereich leiden, mit dem aggressiven Pflaster behandelt. Angeblich ließ bei den Kranken mit dem chronischen Rückenleiden zwei Wochen lang der Schmerz nach. Wie es den Patienten nach zwei Monaten oder einem Jahr ging, „haben wir natürlich nicht verfolgt", sagt Rampp. Ob die Patienten mit Wirbelkanalstenose längere Strecken gehen konnten – entscheidend für ihre Lebensqualität und den Erfolg der Therapie –, wurde auch nicht untersucht.

Wozu auch? Der Vertrauensvorschuss, den Naturheilkunde und komplementäre Verfahren genießen, ist ungebrochen hoch. Die Begeisterung für alles, was sich nach sanft und dem Gegenteil von böser Schulmedizin anhört, steigt sogar noch. Es ist offenbar egal, dass Naturheilkundler Gift und Galle einsetzen, Homöopathen mit Arsen und Quecksilber hantieren. Nach Umfragen sind 60 bis 80 Prozent der Deutschen aufgeschlossen für alternative Heilverfahren. In den USA fördern die Nationalen Gesundheitsinstitute die Forschung dazu mit 130 Millionen Dollar jährlich. Inzwischen stehen 40 Prozent der US-Bevölkerung der Komplementärmedizin positiv gegenüber. 1990 waren es 2,5 Prozent. Alles so schön sanft hier – die Beispiele stammen vom „Kongress für Integrative Medizin", der vor Jahren in Berlin stattfand.

Die Liebe zur vermeintlich natürlichen Heilkunde und das Misstrauen gegenüber der verunglimpften konventionellen Apparatemedizin sind groß. Daher müssen Naturapostel und Kügelchendreher ihr Tun kaum rechtfertigen. „Ausleitende Verfahren" wie mit Cantharidin-Gift habe schon Hippokrates (460 bis 370 v. Chr.) theoretisch fundiert, erklärt Rampp, denn der Heilgrieche habe behauptet, „dass keine zwei Krankheiten zur gleichen Zeit da sein könnten". Und auf Paracelsus (1493 bis 1541) gehe die These zurück, dass „nur der den Namen Arzt verdiene, der mit Canthariden-Pflaster Gicht heilen könne".

Keine zwei Leiden gleichzeitig? Bei Millionen Diabetikern sind außerdem die Gefäße verkalkt und die Augen geschädigt. Krebskranke können Infarkt oder Schlaganfall bekommen. Wer Rheuma hat, leidet manchmal auch unter Fußpilz. Aber diese Widersprüche, eine dünne Datenbasis mit nur zwei Dutzend Cantharidin-Probanden, die trotz eines langwierigen Leidens nur zwei Wochen untersucht werden, und eine Theorie von der „Gegenwirkung" und der „artifiziellen Krise", die angeblich zur Genesung führen soll, scheren weder Heiler noch Patienten. Ähnlich mager sind bisher die wissenschaftlichen Beweise zur Wirksamkeit von Bach-Blüten, Homöopathie und all den anderen „alternativen" Heilverfahren. Dafür betonen ihre Vertreter auffällig oft, wie sich die Verfahren abrechnen lassen.

Auch finanzielle Verflechtungen scheinen Anhänger der Naturheilkunde nicht abzuschrecken. „Klar ist die Studie gesponsert, wir bekommen Geld vom Hersteller", sagt Rainer Stange, Vorsitzender der Ärztegesellschaft für Naturheilverfahren in Berlin-Brandenburg. Er beruft sich auf Dioskurides aus dem 1. Jahrhundert und Hildegard von Bingen aus dem Mittelalter und hat an wenigen Probanden untersucht, wie sich ein Lavendelpräparat auf Schlaf und Stimmung auswirkt. Jedem Kardiologen, Onkologen oder Psychiater, der sich – was oft vorkommt – die Studie vom Hersteller finanzieren lässt, würden Medizinkritiker zu Recht Interessenkonflikte vorwerfen und die Untersuchung um die Ohren hauen. Vor allem, wenn die methodischen Mängel so offensichtlich sind und die Studie nur so wenige Probanden umfasst. Es ist müßig, nach wissenschaftlicher Evidenz oder methodischer Genauigkeit zu suchen.

Trotzdem schlucken die Menschen vermehrt Naturheilpillen, homöopathische Kügelchen und anderes fragwürdiges Zeug, wenn bewährte Hausmittel nicht mehr weiterhelfen. Erlaubt ist, was sich nach ganzheitlich, pflanzlich und natürlich anhört. Mit dem Etikett „sanfte Medizin" lässt sich in Deutschland trotz aller Warnungen fast jeder Unsinn verkaufen.

DAS VERSAGEN DER KONVENTIONELLEN MEDIZIN

Dass sich der Nutzen dieser Pillen, Salben und Tinkturen oft nicht beweisen lässt, ist vielen Menschen egal. In Umfragen erklären regelmäßig bis zu drei Viertel der Deutschen, dass sie aufgeschlossen sind für Behandlungsversuche jenseits der konventionellen Medizin. Ob Bach-Blüten, Anthroposophie, Auspendeln, Irisdiagnostik oder Homöopathie – den Verfahren wird ein großer Vertrauensvorschuss entgegengebracht. Als sanft gelten sie sowieso, auch wenn Homöopathen Schlangengift und Arsen, Blei, Quecksilber und andere Schwermetalle verordnen. Die konventionelle Medizin wird hingegen unter Generalverdacht gestellt, engstirnig und industrienah zu sein und die wundersame Kraft der Naturheilverfahren weder beurteilen zu können noch zu wollen. Die moderne Medizin selbst wird mit den chronisch haftenden Klischees „böse Chemie“ und „kalte Apparatemedizin“ etikettiert.

Dabei sind gründliche Studien erschienen, die auch Anhänger unkonventioneller Heilverfahren zum Grübeln bringen sollten. Schweizer Forscher fanden heraus, dass Homöopathie nicht mehr bewirkt als Placebo – sprich: ein paar Zuckerkügelchen. In Akupunkturstudien wurde entdeckt, dass die Nadeln nicht die „Energielinien“ im Körper treffen müssen, um Schmerzen geringfügig zu lindern. Es ist offenbar egal, wohin gepiekst wird. In Analysen der Stiftung Warentest wurde nachgewiesen, dass sich für kaum eine alternative Therapie ein Wirksamkeitsnachweis erbringen lässt. Ändert sich deswegen die Einstellung der Menschen zu diesen Heilversuchen? Der Glaube ist stärker als jede Rationalität.

Dass sich angebliche Wirksamkeitsbeweise der alternativen Medizin verflüchtigt haben wie homöopathische Verdünnungen, könnte einen Triumph der konventionellen Medizin bedeuten. Doch Anhänger sanfter Methoden berufen sich darauf, dass sich die Wirkung ihrer Glaubenslehre nicht innerhalb des wissenschaftlichen Weltbildes erklären lasse. Und die konventionelle Medizin versteht es nicht, aus der dürftigen Beweislage der alternativen Therapiemethoden Folgerungen und Vorteile für ihre Arbeit zu ziehen. Sie erkennt nicht, was die Patienten selbst bei den fragwürdigsten Heilanbietern suchen: die „Droge Arzt", das verständnisvolle Gespräch – das Gefühl, mit den eigenen Ängsten ernst genommen zu werden. Wer an den Einfluss des Mondes auf die Gesundheit glaubt, will nicht vom Arzt über molekulare Details belehrt werden.

Von der Medizin verschreckte Patienten ziehen sich zurück – und wechseln zu anderen Heilslehren. Die konventionelle Medizin hat auf den Liebesentzug ihrer Klientel nicht angemessen reagiert. Schließlich sieht sich jeder im Gesundheitswesen Beschäftigte einem Paradox gegenüber: Es gibt immer mehr Gesunde mit Befunden ohne Bedeutung und immer mehr Kranke ohne Befund. Das Heer derer wird größer, die sich – etwa mit unklaren Rücken-, Herz- oder Bauchschmerzen – krank fühlen, bei denen Ärzte aber nichts Krankhaftes feststellen können. Das Heer derjenigen, die sich – versehen mit Diagnosen und Tabletten, aber ohne Beschwerden – nur noch gesund auf Probe fühlen, wächst auch. Dass etwa die Homöopathie nicht besser wirkt als Placebo, bedeutet denn auch nicht, dass sie gar nicht wirkt. Bis zu 30 Prozent Heilerfolg kann eine Placebowirkung ausmachen, wie oben ausführlich gezeigt, wenn Patienten an etwas glauben und von dem, der sie behandelt, auch darin bestärkt werden.

Die Schulmedizin kommt für die meisten Therapieformen auf eine weitaus bessere Heilungsrate. Stehen die Patienten hinter Behandlung und Behandler, sind die Erfolgsquoten noch eindrucksvoller. Doch leider glaubt der modernen Medizin zu oft keiner. Leider findet sie zu selten Antworten, die Patienten zufriedenstellen – und in Zeiten knapper werdender Ressourcen wird sich das künftig kaum ändern. Das kennzeichnet die Schwäche der modernen Medizin. Gleichzeitig ist dies der Grund dafür, warum sich so viele Menschen anderen Heilverfahren zuwenden. Dabei suchen die meisten Menschen keine Alternative zur, sondern innerhalb der Schulmedizin.

STRUKTUREN, PROBLEME, FEHLENTWICK-LUNGEN

DAS DILEMMA DER DIAGNOSE

Manche Patienten leiden an idiopathischen Erkrankungen. Oder an essenziellen Störungen. Oder sie sind von funktionellen Leiden betroffen. Häufig haben die Beschwerden aber auch eine somatoforme Komponente. Diese sperrigen diagnostischen Begriffe hören sich seriös und einschüchternd an – sie bedeuten aber lediglich, dass der Arzt auch nicht weiß, was dem Patienten fehlt. Doch das Leiden der Kranken ist mit einem Fachbegriff versehen, auch wenn der mit dem subjektiven Erleben der Patienten oft nichts zu tun hat. Die Beschwerden sind mit einem Etikett versehen und damit ist nach traditioneller Auffassung eine ärztliche Aufgabe erfüllt.

„Diagnosen sind Namen für ein unbekanntes Drama", hat Thure von Uexküll gesagt, der die Psychosomatik im 20. Jahrhundert mit geprägt hat. Die verborgenen Wirklichkeiten hinter den diagnostischen Zuschreibungen sind allerdings vielfältig. Was Diagnosen verraten – und zwar sowohl über den Patienten als auch über den Arzt und den Zeitgeist –, lohnt sich zu erkunden, denn die medizinische Diagnose ist längst nicht immer passend für eine Krankheit. Häufig handelt es sich dabei um eine „interessengeleitete Konstruktion", wie der Frankfurter Chirurg Bernd Hontschik in seinen Texten und Vorträgen deutlich gemacht hat.

„Diagnosen sind längst nicht mehr rein medizinisch motiviert, sondern ökonomisch, politisch-kulturell oder historisch", so Hontschik. „Um besser abrechnen zu können, werden Diagnosen übertrieben und verzerrt. Was man nicht mit einer Ziffer verschlüsseln kann und als Code zur Abrechnung eintragen, das gibt es nicht mehr in der Medizin, das fällt unter den Tisch." Längst werden niedergelassene Ärzte und Krankenhausmitarbeiter darin geschult, Beschwerden eines Kranken mit möglichst vielen Diagnosen zu versehen. Hontschik zeigt die vier- bis sechsstelligen Ziffernfolgen, die sich über Dutzende Zeilen hinziehen, mit denen er beispielsweise die Behandlung eines Patienten mit einer schmerzhaften Kontraktur der Hand sowie die folgende Operation abgerechnet hat.

Das Beispiel zeigt, warum sich hinter Fachbegriffen und Abrechnungsziffern die Lebenswirklichkeit der Patienten oft nicht wiederfindet. Der von Hontschik beispielhaft geschilderte Patient ist Zahntechniker. Für ihn ist es existenziell, feinmotorische Detailarbeiten ausführen zu können. Für andere Patienten mit einer ähnlichen Kontraktur der Hand ist es vielleicht wichtiger, keine Schmerzen mehr zu haben oder weiterhin einfache Lasten heben zu können.

Die gleiche Diagnose, aber eine völlig unterschiedliche Lebenswirklichkeit. „Was haben zehn Diabetiker gemeinsam außer einem gestörten Zuckerstoffwechsel?", sagt Hontschik. Anders gefragt: Gibt die Medizin den unterschiedlichen Bedürfnissen und Behandlungszielen der Patienten überhaupt genügend Raum oder gehen hinter den Diagnosen Lebensschicksale verloren?

„Es gibt eine Geschichte der Krankheit, die zumeist technisch-naturwissenschaftlich erfasst wird – und die ist oft eine ganz andere als die Geschichte des kranken Menschen", sagt die Frankfurter Allgemeinmedizinerin Gisela Volck. „Und in der Beziehung zwischen Arzt und Patient wird wieder eine neue Geschichte daraus." Was das in der Praxis bedeutet, zeigen Beispiele wie dieses: Ein Patient kommt mit Kniebeschwerden zum Arzt, dabei wird sein Blutdruck gemessen. Der Patient ist unruhig, der Druck erhöht. Fortan wird im Arztbrief die Diagnose „Arterielle Hypertonie" festgehalten, bei einem späteren Aufenthalt im Krankenhaus wie auch beim Facharzt taucht sie immer wieder auf. Die Kniebeschwerden sind längst verschwunden, doch der Mann ist Hochdruckpatient geworden – und irgendwann wird er auch dagegen behandelt, es steht ja seit Jahren in seiner Akte.

Zunehmend tauchen in den Diagnose-Listen, die oben in den Arztbriefen stehen, Begriffe auf, die keine Krankheit und keine Beschwerden widerspiegeln, sondern nur auf auffällige Laborbefunde oder Normabweichungen im Röntgenbild hinweisen. „Hyperurikämie" bedeutet beispielsweise, dass der Harnsäurespiegel erhöht ist, irgendwann könnte sich daraus Gicht entwickeln. Könnte, muss aber nicht. Deshalb sollte man auch nicht von einer Krankheit sprechen. Ähnlich die Hypercholesterinämie, womit erhöhte Blutfette bezeichnet werden. Das allein ist aber noch keine Krankheit, muss auch keine werden – denn immerhin hat die Hälfte aller Patienten mit Herzinfarkt normale Cholesterinwerte.

Teuer und schlecht

Geld macht nicht gesund und mehr Geld macht nicht gesünder. Viele Ärzte wissen das, Betriebswirte und Controler in Kliniken nicht, obwohl diese Erkenntnisse immer wieder eindrucksvoll belegt werden. So zeigten Harvard-Wissenschaftler 2018, dass die teuersten Gesundheitssysteme der Welt nicht die besten sind und die Menschen dort weder länger noch besser leben[45].

Ökonomen hatten die Gesundheitssysteme in 11 wohlhabenden Ländern untersucht und anhand von 98 Kriterien nicht nur Ausgaben erfasst, sondern auch Lebenserwartung, Lebensqualität und andere Parameter. In den USA fließen 17,8 Prozent des Bruttoinlandsproduktes in das Gesundheitswesen; Deutschland liegt mit 11,3 Prozent nach der Schweiz (12,4 Prozent) und Schweden (11,9 Prozent) auf Platz vier. In der Lebenserwartung findet sich Deutschland unter den analysierten OECD-Ländern allerdings auf dem vorletzten Platz und liegt 2,3 Jahre hinter der Schweiz zurück. Nur die USA schneiden hier noch schlechter ab.

Auch andere Ergebnisse der Auswertung sind kein Ruhmesblatt für die Medizin in Deutschland. So hat die Bundesrepublik die dritthöchste Müttersterblichkeit unter den 11 Ländern und schneidet bei der Kindersterblichkeit nur wenig besser ab als der Durchschnitt. Was den Anteil der Raucher an der Bevölkerung und die Menge des Alkoholkonsums angeht, wird Deutschland nur von Frankreich übertroffen. „Die enormen Ausgaben führen nicht dazu, dass die Gesundheit der Menschen besser wird", sagt Harvard-Forscher Ashish Jha, der an der Studie beteiligt war. „Manchmal ist sie trotz hoher Kosten sogar schlechter als in Ländern, in denen weniger bezahlt wird."

Deutschland kann sich in einigen Disziplinen mit dem fragwürdigen Titel Weltmeister schmücken. In keinem Land wird Frauen so oft die Gebärmutter entfernt, in keinem Land werden so viele Kernspinuntersuchungen angefertigt und so häufig verengte Herzkranzgefäße aufgedehnt. Auch beim Gelenkersatz ist Deutsch-

land weit vorne und wird nur von der Schweiz (Hüfte) und den USA (Knie) in der Häufigkeit übertroffen. Kein Wunder, dass die Zahl der Krankenhausaufenthalte nirgendwo sonst höher ist.
Zu viele Operationen, zu häufige Untersuchungen – das könnte ein Grund sein, dass es Menschen in Deutschland schlechter geht als in anderen Ländern (mit Ausnahme der USA), die von der Bevölkerungsstruktur und der Krankheitshäufigkeit vergleichbar sind. Zudem gehen Menschen in Deutschland mehr als doppelt so oft zum Arzt wie Schweden, Dänen und Schweizer, die jedoch trotzdem – oder deshalb? – länger leben und gesund bleiben.
Überhöhte Preise, unsinnige Behandlungen, falsche Anreize – der 2017 gestorbene Gesundheitsökonom Uwe Reinhardt hat oft vor Auswüchsen des Systems gewarnt. Er sah mit Sorge die Entwicklung einer Medizin, die nicht Bedürfnisse der Patienten, sondern Verlockungen des Marktes in den Mittelpunkt rückt.

Am Beispiel der immer wieder gesenkten Grenzwerte für Blutdruck, Fettstoffwechselstörungen und Übergewicht zeigt sich, wie die Ausweitung der Diagnosen Menschen flächendeckend krank macht. Nimmt man die Obergrenzen für Cholesterin und Blutdruck ernst, würden derzeit drei Viertel aller Erwachsenen darüber liegen. Als die US-Gesundheitsbehörden Ende der 1990er-Jahre die Grenze zum Übergewicht vom Body-Mass-Index 27,5 auf 25 absenkten, wurden auf einen Schlag allein in den USA 40 Millionen Gesunde zu potenziellen Risikoträgern.

Der Sozialmediziner David Klemperer von der Technischen Hochschule Regensburg weist darauf hin, dass der Sachverständigenrat im Gesundheitswesen den „nicht indikations- und situationsbezogenen Einsatz medizinischer Leistungen als zentrales Problem der Medizin“ bezeichnet hat, zumindest in wohlhabenden Ländern. Auf Deutsch: Es gibt zu viel falsche und zu viel überflüssige Medizin. Klemperer kennt absurde Beispiele für Über- und Fehlversorgung, etwa dass im Emsland die Gebärmutter doppelt so häufig entfernt wird wie im nicht weit davon entfernten Aurich. Leistenbrüche werden an der Mosel viermal häufiger im Krankenhaus operiert als in

Regensburg und in Siegen und Lüchow-Dannenberg werden vier- bis fünfmal so viele Bypässe gelegt wie in Nordfriesland, Jena oder im Schwarzwald.

„Ärzte überschätzen oft den Nutzen einer Behandlung", sagt der Sozialmediziner. „Zu viel Medizin droht besonders dann, wenn eine Therapie neu und teuer ist, früher beginnt und technisch komplex erscheint." Derartige Denkmuster sind bei Ärzten wie Patienten verbreitet – dazu zählt auch: Mehr ist besser als weniger, behandeln ist besser als nicht behandeln. „Das richtige Maß muss das Ziel sein, auch wenn das nicht einfach ist", sagt Klemperer. „Es gibt aber fast immer zwei Optionen, und darüber sollten Patienten fair aufgeklärt werden."

Diagnosen wandeln sich zudem, wenn sich technische Neuerungen durchsetzen. Beispiel Herzinfarkt: Kurzatmigkeit, der linksseitige Brust- und Schulterschmerz und Engegefühl wurden inzwischen weitgehend ersetzt durch eine Troponin-Erhöhung im Blut und die in der Koronarangiografie sichtbare Verengung des Kranzgefäßes. Dass dem Bild mehr geglaubt wird als tausend Worten der Patienten und dies zu mancher Überdiagnose führt, haben Medizinkritiker als „okulostenotischen Reflex" der Kardiologen bezeichnet: Kaum sehen sie eine Engstelle, ist das für sie gleichbedeutend mit der „gesicherten" Diagnose.

Das Erleben der Kranken und die Zuschreibungen der Ärzte passen oft nicht zueinander. Patienten finden sich nicht in dem wieder, was der Arzt diagnostiziert. Leiden findet in der Parallelwelt statt. Manche Ärzte fordern deshalb, in Arztbriefen eine Rubrik für das subjektive Erleben der Kranken einzuführen und danach zu fragen. „Wir müssen uns mehr überlegen, was für den Patienten im Mittelpunkt steht und welche Ziele er mit der Behandlung erreichen möchte", sagt der Chirurg Hontschik.

Neue Diagnosen, neue Krankheiten

Die Beliebigkeit von Diagnosen zeigt sich besonders am Beispiel etlicher „moderner" Krankheiten. Als „Behandlung auf der Suche nach einer Diagnose" bezeichnete der Medizinsoziologe Elmar Brähler das Aufkommen von Versteifungsoperationen der Wirbelsäule. Es gab eine neue Operationstechnik, von der Ingenieure und Orthopäden begeistert waren. Sie erlebte einen Boom, auch wenn der Nutzen für die Patienten nicht erwiesen war (und sich auch später nicht zeigen sollte). Ähnliche Interpretationen gibt es zum Aufstieg der Diagnose ADHS und dem exorbitanten Ritalin-Verkauf, der in der Folge einsetzte. Manche Diagnosen gibt es zudem exklusiv nur in Deutschland. Das Schleudertrauma kennen andere Länder überhaupt nicht – und niedriger Blutdruck gilt anderswo nicht etwa als Krankheit, sondern wird mit einem niedrigeren Versicherungsbeitrag sogar belohnt.

Weil das Leiden immer seltener in den Diagnosen abgebildet wird, hat sich eine paradoxe Situation entwickelt. Es gibt kranke Gesunde, die einen auffälligen, also „pathologischen“ Befund beispielsweise an der Wirbelsäule aufweisen, aber keinerlei Beschwerden haben.

Auf der anderen Seite stehen gesunde Kranke. Ihnen tut der Rücken weh, aber der Befund ist makellos und der Arzt kann keine Ursache finden. David Klemperer hält Rat für die Praxis bereit: „Patienten sollten nur dann Diagnosen bekommen, wenn sie einen Nutzen davon haben“, so der Internist. „Die Diagnose Demenz ist beispielsweise eine Katastrophe, weil bei der derzeitigen gesellschaftlichen Deutung des Leidens sofort die soziale Ausgrenzung damit verbunden ist.“ Da es keine Behandlung gibt, haben die Betroffenen keinerlei Vorteil davon.

STATISTISCHER ANALPHABETISMUS – UND DER HANG ZUR ÜBERTREIBUNG

Dass der Doktor dem Kranken lieber gute Nachrichten überbringt, ist menschlich verständlich. Allerdings führt dies dazu, dass Behandlungen und Tests in ihrem Nutzen oft überbewertet werden. „Es gibt bei Ärzten wie Patienten einen chronischen Überoptimismus”, sagt Gerd Antes, Gründungsdirektor des Cochrane-Zentrums in Freiburg, das die Qualität medizinischer Daten bewertet. Die möglichen Vorteile einer Behandlung oder Untersuchung würden überschätzt, eventuelle Risiken vernachlässigt.

Es klingt ja auch deutlich besser, wenn ein Medikament die Infarkthäufigkeit um 34 Prozent senkt, als zu erfahren, dass die Gefahr real von 3,9 auf 2,5 Prozent und damit gerade mal um 1,4 Prozent gesunken ist. Mehr als 80 Prozent der Ärzte sehen einen Therapieerfolg gegeben, wenn sie nur die relative Risikosenkung erfahren. In Kenntnis der absoluten Zahlen ist nicht mal ein Drittel von der Behandlung überzeugt.

Auch Politiker täuschen mit solchen Tricks. Rudy Giuliani, ehemaliger Bürgermeister von New York und in Donald Trumps Wahlkampfteam, ließ verkünden, dass er an Prostatakrebs gelitten habe, seine Chance auf Heilung in den USA aber immerhin 82 Prozent betrüge. In England hätten seine Aussichten nur bei 44 Prozent gelegen. In den USA werden die meisten Diagnosen durch den PSA-Test gestellt, in England oft erst, wenn die Männer Beschwerden haben. Wenn Patienten also mit 67 Jahren ihre Diagnose bekommen und mit 70 sterben, liegt ihre Fünf-Jahres-Überlebensrate bei null Prozent. Hätten sie mit 60 Jahren einen PSA-Test gemacht und wären mit 70 gestorben, läge ihre Überlebensrate bei 100 Prozent. Statistisch ist das korrekt, geht aber nicht mit einem Tag Lebensverlängerung einher.

Die Überlebensrate verfälscht also das Bild – umso mehr Männer mit harmlosen Tumoren getestet werden, desto besser fällt sie aus. Deshalb wirken die USA statistisch überlegen, obwohl in den USA ähnlich viele Männer an Prostatakrebs sterben wie in Großbritannien. In den Vereinigten Staaten wissen sie nur früher von der Diagnose.

Wer diese Tricks und Manipulationsversuche nicht kennt, lässt sich leicht täuschen. Ärzte in Deutschland sind leider anfällig für Fake News, denn 80 Prozent der Mediziner in Deutschland lesen keine englischsprachigen Fachzeitschriften wie das „New England

Journal of Medicine", „JAMA", „British Medical Journal" oder „The Lancet". Dort finden aber die kontroversen Diskussionen statt und werden wichtige neue Erkenntnisse publiziert, die zu einem Umschwung in Diagnostik und Therapie führen können. Etwa 99 Prozent der wichtigen medizinischen Ergebnisse kommen aus anderen Ländern, die Journale in Deutschland sind fast nur noch Zweitverwerter, beklagen Experten.

Dieser wissenschaftliche Analphabetismus ist eine Gefahr für Patienten. Ärzte können dann nicht bewerten, welche Nachteile eine neue Behandlung mit sich bringt. Sie können nicht einschätzen, wie aussagekräftig ein Testergebnis ist. Und sie wissen womöglich nicht, welche Nebenwirkungen bei einer Therapie zuletzt vorgekommen sind.

Zwar haben angloamerikanische Mediziner zu Beginn der neunziger Jahre die „Evidenzbasierte Medizin (EbM)" ins Leben gerufen. EbM heißt, die besten verfügbaren Beweise für die Patientenbetreuung einzusetzen. Ein Schlagwort lautet: Evidenz statt Eminenz. Ärzte können sich dann nicht mehr auf Rituale und „Das-haben-wir-schon-immer-so-gemacht" berufen, weil ihm mit den Methoden der EbM auch der medizinische Anfänger entgegnen kann, dass dieses Verfahren oder jene Untersuchungsmethode inzwischen obsolet sind. Auf diese Weise sind schon manche medizinischen Vorlieben als schädlich entlarvt und Glaubenssätze spektakulär widerlegt worden.

Ärzte müssen natürlich auch weiterhin erkennen und erfragen, was die Patienten tatsächlich beschäftigt, wovor sie Angst haben, was sie hoffen und welche Erwartungen sie mit einer Therapie verbinden. Dann gelingt die Behandlung besser, dann fühlen sich die Kranken bei ihrem Arzt aufgehoben. Aber dazu müssen die Mediziner die Grundlagen verstehen, die Zahlen und Statistiken. Wer diese nicht beherrscht, lässt sich sonst von Politik und Medizinindustrie leicht täuschen und untergräbt ungewollt auch das Arzt-Patienten-Verhältnis.

VERSUCH UND IRRTUM

Das Ausmaß des Unsinns in der Medizin hat erschütternde Dimensionen angenommen: Analysen im renommierten Fachmagazin „Lancet“ ergaben 2014, dass 85 Prozent der finanziellen Mittel für biomedizinische Forschung als Verschwendung bezeichnet werden können[46]. „Diese Forschung ist wertlos, die Ergebnisse sind nicht nutzbar. Es werden die falschen Forschungsfragen gestellt, die Methodik ist nicht angemessen und die Ergebnisse werden entweder gar nicht oder nur unvollständig publiziert“, beklagt die Hamburger Gesundheitswissenschaftlerin Ingrid Mühlhauser. Ein vernichtender Befund.

Seit 30 Jahren stemmen sich Ärzte und Forscher unter dem Motto der Evidenzbasierten Medizin (EbM) der Müll-Lawine in der Medizin entgegen und versuchen, in dem Wust von Tausenden Studien die besten Beweise für das zu finden, was Patienten tatsächlich hilft. „Es ist ein Skandal, dass überhaupt nur 50 Prozent aller Studien veröffentlicht werden und die andere Hälfte verschwindet“, sagt Gerd Antes, Gründungsdirektor des Freiburger Cochrane-Zentrums, das die Aktivitäten für eine bessere Medizin bündelt. „In der Medizin wird deshalb ein viel zu optimistisches Bild gezeichnet. Es wird nur der Nutzen gezeigt, Nebenwirkungen verschwinden in der Schublade.“

Die Liste der Schadensmeldungen durch schlechte Wissenschaft ist lang. Zur Behandlung älterer Menschen mit Diabetes forderten Ärzte beispielsweise jahrelang, den Blutzucker auf Werte abzusenken, wie sie gesunde Jüngere aufweisen. Senioren wurden mit täglichen Stichen zur Kontrolle des Blutzuckers, Insulininjektionen und Diätplänen traktiert. Allerdings „erholte“ sich nur der Laborwert, den älteren Menschen brachte die verschärfte Therapie keinen Nutzen.

„Diese Behandlungen waren nicht durch aussagekräftige Studien abgesichert, aber das übereifrige Absenken des Blutzuckers ging mit Risiken einher“, so Mühlhauser. Patienten gerieten zum Beispiel eher in den Unterzucker, was zu Bewusstlosigkeit führen kann. Als Folge der Stürze kam es häufig zu Knochenbrüchen. Auch ein Schlaganfall kann durch den Unterzucker ausgelöst werden. Die

Ärzte haben sich auf unsichere Urteile verlassen, anstatt selbst die Beweislage zu prüfen."

Zusätzliches Leid für Todkranke

Wolf-Dieter Ludwig, Vorsitzender der Arzneimittelkommission der Deutschen Ärzteschaft und lange Jahre Chefarzt für Krebsmedizin in Berlin-Buch, ist überzeugt, dass in der Medizin viel zu oft Masse statt Klasse vorherrscht. „Sogar wenn längst bekannt ist, dass eine Behandlung mehr schadet als nutzt, steht in Kliniken manchmal nicht das Patientenwohl im Vordergrund, sondern Erlösmaximierung und Bonuszahlungen dominieren", so der Internist. Wie sonst ist zu erklären, dass noch immer bei einem Teil der Krebspatienten eine „Chemotherapie am offenen Grab" stattfindet – einem Drittel der Tumorkranken werden auch dann noch Zytostatika verabreicht, wenn eine Heilung oder Linderung nicht mehr möglich sind. Das ist keine Petitesse, sondern eher Körperverletzung. „Eine Chemotherapie vier Wochen vor dem Tod gilt als Kunstfehler", so Ludwig.

Genauso fragwürdig ist es, dass die als Kyphoplastie bezeichnete Zementierung von Wirbelkörpern bei Patienten mit Osteoporose noch Anwendung findet, obwohl schon 2009 in einer der besten Fachzeitschriften weltweit gezeigt wurde, dass die Operation keine Vorteile bietet, Patienten aber hinterher sogar an mehr Schmerzen, mehr Zweitfrakturen und mehr Einschränkungen leiden. Das Verfahren ist etabliert, etliche Orthopäden und Chirurgen praktizieren es – obwohl Patienten mehr Nach- als Vorteile davon haben.

Und wie konnte eine Therapie gegen Bluthochdruck bei Zehntausenden Patienten angewendet werden, ohne dass deren Wirkung erwiesen war? Erste Versuche und schlechte Studien vor etwa 15 Jahren legten nahe, dass der Blutdruck sank, wenn das Nervengeflecht um die Nierenarterien verödet wurde. Theoretisch ist das keine schlechte Idee, da die Niere blutdrucksteigernde Hormone ausschüttet, wenn Nervenbahnen zu dem Organ zu intensiv feuern. In der Praxis zeigte eine Analyse aus dem Jahr 2014 jedoch, dass die aufwendige und teure Behandlung mittels Katheter keine Vorteile brachte. Der Blutdruck sank nach der „renalen Denervation" genauso dürftig wie bei Patienten, die nur Scheinmedikamente bekamen. Was für eine Misshandlung von Kranken und Verschwendung von Kosten – trotzdem geht der Wahnsinn weiter.

Der Missstand in der Medizin betrifft nicht nur die klinische Forschung, sondern auch die Grundlagenforschung oder verwandte Fächer wie die Psychologie. In Tierstudien wurde beispielsweise angegeben, dass 40 Mäuse untersucht wurden, aber nur 22 fanden sich in der Auswertung. Was war mit den anderen? Wurden Studien wiederholt, kommen komplett andere Ergebnisse heraus – als „Reproduktionskrise" ist dieser Missstand in der biomedizinischen Forschung bekannt. Wie kann das sein?

Besonders drastische Folgen haben schlechte klinische Studien, schließlich nehmen dafür Patienten an sinnlosen Untersuchungen oder Therapien teil. Die Behandlung wird zur Sackgasse. „Es kann Jahre dauern und viele Ressourcen verschlingen, bis die Nutzlosigkeit oder gar der Schaden eines solchen Verfahrens offensichtlich ist", sagt Mühlhauser. „Aussagekräftige Studien sind die Basis einer Evidenzbasierten Medizin. Aber wenn die Evidenz, auf die wir uns verlassen, keine Evidenz ist, dann steht die gesamte Versorgung der Patienten auf brüchigem Fundament."

„Wir wissen ja gar nicht, was wir alles nicht wissen", sagte ein Medizinstudent, der an einer Tagung für Evidenzbasierte Medizin teilnahm. „Schließlich lernen wir im Studium nicht, was gute Forschung ist, woran man sie erkennt, wie man wissenschaftlichen Fragen nachgeht und neue Erkenntnisse erfährt." Angesichts dieses Mankos in der Ausbildung ist es naheliegend, dass auch viele Ärzte nicht wissen, was Patienten hilft und was ihnen schadet. Sie bekommen schlicht nicht mit, wenn eine für nützlich gehaltene Therapie mehr Nebenwirkungen als vermutet mit sich bringt oder eine kaum beachtete Methode sich doch als segensreich erweist.

„Patienten erleiden Schaden, weil sie nicht die bestmögliche Behandlung erhalten. Sie bekommen zu viel, zu wenig oder die falsche

Therapie", sagt Mühlhauser. „Es ist fatal: Forschungsergebnisse führen in die Irre und dann werden Behandlungswege eingeschlagen, die sich als falsch herausstellen. Im schlimmsten Fall werden nutzlose Medikamente eingesetzt oder unnötige Operationen durchgeführt."

Weil EbM noch immer kein Standard für die Behandlung ist, sind Überfluss und Unsinn in der Medizin auch weiterhin an der Tagesordnung: 80 Prozent der Röntgenbilder bei Rückenschmerzen gelten als überflüssig, ebenso 80 Prozent der Kniespiegelungen und mehr als die Hälfte der Herzkatheter. Zwei Drittel der Patienten mit grippalem Infekt bekommen Antibiotika, obwohl die Mittel gegen Viren nicht helfen. Die Beispiele sind zahlreich und wurden in diesem Buch bereits ausgeführt.

Vertreter einer Evidenzbasierten Medizin sind in einer schwierigen Lage. Sie wissen es zwar besser, sie machen es oft besser, aber die Medizin bewegt sich in die entgegengesetzte Richtung. Kaum jemand hört auf die Mahner. Gegen mächtige Fachgesellschaften, die oft verbunden mit der Pharma- und Medizingeräteindustrie den Fortschritt feiern, ohne immer den Nutzen der Innovationen zu hinterfragen, hat die EbM wenig Chancen. Politik und Forschungsförderung bevorzugen tendenziell Großprojekte und Modeforschung und haben sich bisher selten zu Anwälten einer besseren Medizin gemacht. Und an Kliniken und Fakultäten dominieren gut ausgestattete Abteilungen für Innere Medizin, Chirurgie und Co., während die EbM in kleinen Fächern wie Statistik, Biometrie oder Epidemiologie untergebracht ist und selbst dort ein randständiges Dasein fristet.

WARUM TUT SICH DIE MEDIZIN MIT VERÄNDERUNGEN SO SCHWER?

Der Youtube-Clip dauert nur vier Minuten und 26 Sekunden. Zur Melodie von Pharrell Williams' Ohrwurm „Happy" tanzen und singen ein paar freundliche Menschen. Sie beschreiben, was gute Medizin ausmacht, nämlich nur sinnvolle und wirksame medizinische Prozeduren zuzulassen. „Es gibt Tests, Behandlungen und Eingriffe, die du wirklich nicht brauchst", heißt es in der ersten Strophe. „Manche sind ganz nützlich, andere im besten Fall irreführend." Ganzkörper-CT und jährlicher Check-up schaden beispielsweise mehr, als dass sie nutzen, Bildgebung bei kleinen Verletzungen, Antibiotika bei Erkältungen – all das macht eher krank als gesund. In dem Lied wird spielerisch erklärt, was die Choosing-Wisely-Kampagne bedeutet. Versmaß und Rhythmus werden gut eingehalten, als Refrain ertönt: „We´re choosing wisely."

Es ist keine neue Erkenntnis, dass medizinische Untersuchungen und Therapien nicht immer nutzen, sondern auch schädlich sein können. Gut gemeint ist nicht gut gemacht – und manchmal stehen andere Motive hinter den Eingriffen und Tests als Dienst am Nächsten. Ärzte müssen deshalb manchmal in ihrem Übereifer gebremst werden. Nicht, um an Patienten zu sparen, sondern um ihnen etwas zu ersparen.

Großbritanniens Ärzteverbände wollten 2015 in einer gemeinsamen Aktion überflüssige Tests und Therapien anprangern. Die Idee stammt aus den USA und wurde dort schon 2011 propagiert. Warum tut sich Deutschland so schwer damit?

Schon im alten Mesopotamien erließ der Herrscher Hammurabi ein Gesetz, wonach allzu ehrgeizige Chirurgen mit dem Verlust einer Hand oder eines Auges bestraft wurden. Das war im 18. Jahrhundert vor Christus. Und als um 1915 die vorbeugende Entfernung der Appendix, also des Wurmfortsatzes des Blinddarms, und in den 1930er-Jahren die präventive Operation der Mandeln häufiger wurden, fragte der Arzt Ernest Codman aus Boston, ob seine Chefarzt-Kollegen „überhaupt ihren Unterhalt verdienen können, ohne eine Menge Humbug anzustellen". Klinischer Alltag und medizinische Wissenschaft seien wohl auf Dauer nicht kompatibel, so sein Fazit.

Zu einem ähnlichen Schluss könnten die Verfechter einer strikt an den Bedürfnissen der Patienten orientierten Medizin auch heute noch kommen. Mehr denn je lassen sich mit immer genaueren Methoden Auffälligkeiten und Normabweichungen im Körper feststellen und detaillierte Einblicke in Organe, Gefäße und Gewebe gewinnen. Oft hat der Befund aber keine Bedeutung – weder für das Befinden des Patienten noch für das weitere medizinische Vorgehen. Der Mensch fühlt sich nicht krank und ist es auch nicht, wird aber trotzdem mit einer Diagnose versehen und behandelt.

Da die Mehrzahl solcher Normabweichungen nie zu Beschwerden führen oder das Leben verkürzen würde, sind Behandlung und Diagnose im besten Falle nutzlos, im schlimmsten Falle schädlich. Schließlich werden dabei Blutgefäße zerstochen, Schläuche in Körperhöhlen geschoben und Strahlen in das Innere des Menschen gelenkt. Oft folgen weitere Eingriffe, um „auf Nummer sicher" zu gehen. Hinzu kommt die Angst vor schwerem Leid und das Gefühl, nicht mehr gesund zu sein, was auf Dauer schädlicher sein kann als alle Spritzen, Katheter und Röntgenstrahlen.

Choosing Wisely – klug entscheiden in der Medizin

Um überflüssige und gefährliche Überdiagnosen und Übertherapien zu verhindern, wurde 2011 von Ärzten in Nordamerika die Choosing-Wisely-Kampagne begründet. Das Prinzip ist überzeugend: Vertreter der medizinischen Disziplinen stellen Top-5-Listen auf und beschreiben die Hitliste der überflüssigen Prozeduren, die ihr Fach zu bieten hat – und auf die verzichtet werden sollte. Allein in den USA haben sich kurz nach Gründung schon mehr als 60 Fachgesellschaften an der medizinischen Mülltrennung beteiligt (choosingwisely.org). 2015 stellten britische Ärztevereinigungen die Initiative vor, mit der sie Schaden durch „too much medicine" verringern wollten[47].

Längst war zu viel und vor allem zu viel falsche Medizin zu einer der größten Bedrohungen für Patienten geworden. Erstmals wollten Ärzte ihre Patienten in großem Umfang vor unnötiger Behandlung schützen und Überdiagnosen und Übertherapien vermeiden. Jede Kann-wegfallen-Empfehlung ist durch sorgfältige Studien begründet und belegt. Mittlerweile wurden mehr als 500 Verfahren aufgelistet, die unterbleiben sollten, darunter unnötige Bluttests, Bestimmungen von „Biomar-

kern", Hirn-Scans nach banalen Stürzen, Antibiotika bei viralen Infekten und Nebenhöhlenentzündungen, Gelenkspiegelungen „zur Orientierung" und vieles mehr. „Durch Choosing Wisely sind manche Leute erst darauf aufmerksam geworden, dass zu viel Medizin schaden kann", sagt Jeff Kullgren, der an der Diskussion beteiligt ist. „Wir haben so viele Belege dafür. Jetzt müssen wir unser Medizinsystem auch besser und effizienter machen." Immerhin habe sich das Bewusstsein verändert. Vor 20 Jahren sei es noch Ziel der Medizin gewesen, möglichst vielen Patienten möglichst viel Medizin zukommen zu lassen. In der gegenwärtigen Praxis weist allerdings vieles darauf hin, dass dieses Dogma noch immer dominiert – so wie auch andere veraltete Denkmuster unverrückbar erscheinen.
„Solche Kampagnen sind ein entscheidender Schritt, um die Patientenversorgung zu verbessern", sagt Gerd Antes, langjähriger Leiter des Deutschen Cochrane-Zentrums in Freiburg, das die Qualität medizinischer Studien bewertet. „Es ist wichtig, nur jene medizinischen Maßnahmen zu finanzieren, die erwiesenermaßen sinnvoll sind. Da die Mittel im Gesundheitswesen begrenzt sind, dürfen sie nicht für unwirksame Therapien vergeudet werden."

Während die USA, Kanada und Großbritannien die Kampagne für eine bessere Medizin früh unterstützt haben, hinkt Deutschland hinterher. Zwar haben auch hierzulande Internisten, Chirurgen und andere Fachverbände zur „weisen Auswahl" aufgerufen. „Es fehlt aber eine einheitliche Strategie der Fachverbände und Ärztekammern", sagt der Bremer Gesundheitswissenschaftler Norbert Schmacke. „Das sind Einzelinitiativen, aber kein großer Wurf."

Manchmal fragt man sich zudem, ob Aufrufe zur klugen Entscheidung in Praxis und Klinik ankommen, also dort, wo Patienten vor unnötigen Tests und Therapien geschützt werden müssen. Vielleicht verhallen sie manchmal so wie eine Erklärung der Menschenrechte im Bürgerkrieg – gelegentlich werden sie zwar befolgt und es gibt heldenhafte Vorkämpfer, im alltäglichen Kampf gehen sie jedoch unter.

Zwischen wichtigen Empfehlungen und Streichungen gibt es allerdings auch banale Ratschläge. „Dass Antibiotika bei Virusinfekten sinnlos sind, ist seit Jahren bekannt. Keine Protonenbestrahlung bei Prostatakrebs zu empfehlen, ist hingegen eine neue und bedeutende Ansage", so Schmacke. „Bei manchen Streichungen fragt man sich: Ist das nicht eigentlich selbstverständlich?"

Dass Patienten Leid erspart wird, wenn sich die Medizin besinnt, unnötige, fragwürdige oder gefährliche Eingriffe und Untersuchungen zu unterlassen, begrüßen viele Mediziner. Manche haben es seit Jahrzehnten ersehnt. „Man kann zwar darüber schmunzeln, dass etliche Ärzte erst jetzt darauf kommen, aber es ist eine sinnvolle Initiative", sagt Wolf-Dieter Ludwig, Vorsitzender der Arzneimittelkommission der Deutschen Ärzteschaft über das Prinzip Choosing Wisely. „In der Onkologie kann auf diese Weise viel Schaden von Patienten abgewehrt werden."

So würden Krebskranke im fortgeschrittenen Stadium oft zusätzlich zu ihrem Tumor an unnötiger Medizin leiden. Sie werden Strahlenbelastungen durch ein Kontroll-CT ausgesetzt oder mehrmals wird die Chemotherapie gewechselt, obwohl dies keine Aussicht auf Erfolg mehr hat. „Wenn die Krankheit nicht gut auf das erste und auf das zweite Behandlungsprotokoll angesprochen hat, ist es überflüssig, erneut die Chemotherapie zu wechseln", so Ludwig. „Das wird oft schlicht aus Unsicherheit gemacht – und um Gespräche zu vermeiden, in denen es um die Grenzen der Behandlung und um die Endlichkeit des Lebens geht."

Ärzte halten es manchmal für einfacher, weitere Therapieoptionen auszuprobieren, als Kranke und Angehörige mit dem nahen Tod zu konfrontieren. Ärzte sind immer noch so sozialisiert, dass es ihnen zudem oft als Versagen oder Niederlage erscheint, wenn keine heilende Behandlung mehr möglich und der Tod unausweichlich ist.

Der Widerstand gegen eine Medizin, die zuvorderst wirksam, nützlich und belegbar sein sollte, ist vermutlich in Deutschland auch deshalb größer als anderswo, weil nirgendwo sonst die Therapiefreiheit der Mediziner und die ärztliche Profession als „freier Beruf" von Ärztefunktionären so betont wird. Unter dem Schlagwort

Therapiefreiheit lässt sich fast jeder Eingriff rechtfertigen. „Es gibt nicht nur eine Therapiefreiheit, sondern auch Therapieverantwortung“, sagt Antes. „Man kann Schäden in der Medizin nie ausschließen, aber man muss versuchen, sie auf ein Minimum zu reduzieren.“

Aus Sicht von Norbert Schmacke haben sich ärztliche Fachgesellschaften „nicht mit Ruhm bekleckert, wenn es um die Kunst ging, Nutzen und Risiken für Patienten einzuschätzen. Es hat Jahrzehnte gedauert, bis die Urologen murrend zugestimmt haben, dass sich der PSA-Test nicht für das Screening auf Prostatakrebs eignet.“ Für Wolf-Dieter Ludwig hat der Aufruf gegen unnütze Medizin auch eine Komponente, die sich aus dem Lebenslauf und der Fähigkeit zur Selbstkritik ableiten sollte – es geht um so etwas Altmodisches wie Reife und Anstand: „Ab einem gewissen Alter muss man als Arzt doch auch zugeben, wie viel Blödsinn man macht und gemacht hat.“

LEIDEN IN DER PARALLELWELT

Immer häufiger kommt es in Kliniken wie Arztpraxen zu folgender Konstellation: Dem Patienten geht es schlecht, aber der Arzt kann keine Veränderung in Blut, Urin oder anderen Körpersäften feststellen, jedenfalls nichts, was die Beschwerden erklären könnte. Auch Röntgen, Kernspin, CT oder Endoskopie bringen keine Aufklärung. Der Kranke fühlt sich miserabel, der Arzt denkt: „Das kann doch gar nicht wehtun!“ Befund und Befinden passen nicht zusammen.

Der Umgang mit Leiden, bei denen keine körperlichen Ursachen festgestellt werden, ist nicht nur für Patienten, sondern auch für Ärzte schwierig: „Sage ich Patienten, sie haben nichts, sind sie enttäuscht, sage ich ihnen, sie haben etwas, sind sie auch enttäuscht. Deshalb sage ich: Wir finden keine Ursache, aber Sie haben trotzdem Beschwerden“, erklärt ein erfahrener Hausarzt das Dilemma. Denn wenig ist für Patienten schlimmer, als wenn ihnen die Legitimation für ihr Leiden abgesprochen wird. Wer leidet, will auch als krank anerkannt sein – und sich nicht nur krank fühlen.

Häufiger ist allerdings der umgekehrte Fall: Mit Untersuchungsmethoden, die immer ausgefeilter werden, entdecken Ärzte Normabweichungen, auffällige Befunde und messen Details, denen sie Krankheitswert zuschreiben, obwohl sich der Patient pudelwohl fühlt. Sagt der Arzt dann, der Befund sollte künftig regelmäßig kontrolliert werden, fällt der Patient aus allen Wolken. Ihm geht es doch gut – aber wie lange noch?

Viele Diagnosen sind nicht sinnlich, körperlich erfahrbar, sondern abstrakt. Das gilt für Bluthochdruck oder erhöhte Cholesterinwerte. Aber auch wenn in einer Gewebeprobe oder im Röntgenbild Krebsherde entdeckt werden, haben viele Menschen vorher nichts bemerkt. Die Patienten spüren das nicht, sie riechen oder schmecken keine Veränderung, sind häufig auch nicht weniger leistungsfähig – gerade dann, wenn der Tumor ein Zufallsbefund ist. Die erste Konfrontation spielt sich vor allem in der Vorstellungswelt der Kranken ab, die sich nicht krank fühlen, aber dennoch von einem Moment auf den anderen zu Patienten geworden sind.

Die kleinteilige Organisation der Medizin mit ihren vielen Unterdisziplinen trägt ebenfalls nicht dazu bei, dass sich Patienten mit ihrer Körperwahrnehmung gut aufgehoben fühlen. Die Medizin unterteilt kranke Menschen in Körpersegmente oder Organsysteme, wie die Kardiologie, die Gynäkologie oder die Urologie. Ein Arzt fürs Herz, einer für untenrum. Spötter sagen, es gebe heutzutage Ärzte, die können nur Ultraschall. Diese Aufteilung ist mit dem Erleben der meisten Kranken nicht vereinbar. Sie fühlen sich meist krank (oder trotz einiger pathologischer Befunde ganz gesund) – und nicht allein krank an Herz, Niere, Hirn oder Leber. Das macht ihr Befremden im Krankenhaus oder in der Praxis noch größer.

Was ist da los? Wollen die Patienten nur nicht wahrhaben, dass sie krank sind? Oder ist den Ärzten während des Siegeszugs der technischen Innovationen und des naturwissenschaftlichen Denkens das

Gespür dafür abhanden gekommen, was die Patienten wirklich belastet? Wer das Krankheitsverständnis der Ärzte und die subjektive Wahrnehmung der Patienten betrachtet, könnte auf die Idee kommen, dass Leiden in der Parallelwelt stattfindet.

Für eine im besten Sinne „ganzheitliche" Medizin sind nicht nur die physikalisch oder biochemisch bestimmbaren Vorgänge von Bedeutung. Laborwerte, Röntgenbilder und Tumormarker müssen zum Erleben des Einzelnen passen. Passt die Alltagswirklichkeit nicht, fühlt sich der Mensch nicht mehr gesund, auch wenn seine Blutfette, CT-Aufnahmen und das Abwehrsystem in Ordnung sind. Thure von Uexküll, der die Psychosomatik in Deutschland im 20. Jahrhundert entscheidend geprägt hat, hat Krankheit deshalb als „Passungsstörung" verstanden: Das Befinden passt nicht zu den Befunden, also zu dem, was im Labor gemessen oder den Patienten als Diagnose zugewiesen wird.

Manche Menschen werden beispielsweise mit erhöhtem Cholesterin 100 Jahre alt, andere sterben mit 50 am Infarkt, obwohl die Blutfette normale Konzentrationen aufweisen. Nur Ärzte, die ihre Profession als Ingenieurswissenschaft verstehen, stehen dann vor einem Rätsel. Messwerte und Röntgenbilder sagen eben nicht alles über das Befinden der Menschen aus. Auch deswegen überleben manche Patienten mit Krebs nur 15 Monate, andere hingegen 15 Jahre – obwohl ihre Diagnose zu Beginn doch ganz ähnlich ausfiel.

Zwar wird oft betont, wie wichtig die Arzt-Patienten-Kommunikation ist, aber dennoch gibt es etliche Mediziner, die in Schilderungen der Patienten vor allem lästige Sozialgeräusche sehen, nach dem Ärzte-Bonmot: Die Medizin wäre eine schöne Disziplin, wenn nur die Patienten nicht wären. Jenseits dieser ärztlichen Haltung liegen Gründe für die Unterschiede zwischen Befund und Befinden auch in der Mediziner-Ausbildung. Im Englischen gibt es „Disease", „Sickness" und „Illness". Begriffe, die verschiedene Perspektiven für das beinhalten, was wir im Deutschen lediglich „Krankheit" nennen, was nur wenig Differenzierungen zulässt.

„Disease“ meint das Konzept der Krankheit, wie es in Lehrbüchern steht – eben das, „was man Ärzte in ihrer Ausbildung zu sehen gelehrt hat“, sagt der Harvard-Psychiater und Anthropologe Arthur Kleinman. „Dieses Sehen erfolgt durch die Brille der theoretischen Sichtweisen ihrer speziellen Form klinischer Praxis. Das bedeutet, dass der Arzt die Probleme des Sich-krank-Fühlens seitens des Patienten und seiner Familie in abgeschlossene technische Sachverhalte umformt.“

Krankheit wird jedoch vom Leiden der Menschen bestimmt – und nicht durch Konzepte der Mediziner. Die Ängste der Patienten, die Bedeutung, die das Leiden für den Kranken und sein Umfeld hat, werden im Englischen durch „Illness“ erfasst, „Sickness“ beinhaltet zusätzlich die soziale Komponente, etwa die Abwesenheit am Arbeitsplatz.

Es liegt nicht nur an der Begrifflichkeit, wenn ärztliche Diagnosen und subjektives Leiden nicht zusammenpassen. Aber sollte man überhaupt von Krankheit sprechen, fragten Allgemeinmediziner aus Heidelberg und Erlangen im „Deutschen Ärzteblatt“, wenn von Bluthochdruck, Hypercholesterinämie oder Osteoporose die Rede ist? Eher handelt es sich hier doch um Risikofaktoren, denn der Patient spürt weder erhöhte Blutfette noch den Druck in den Adern und erst recht nicht eine verminderte Knochendichte. Die Trennlinie ist unscharf und „was als Krankheit und was als Risikofaktor für Krankheiten angesehen wird, unterliegt erheblichen Wandlungen im historischen Verlauf und kann dem Verdacht einer gewissen Willkür nicht entgehen“, schreiben Thomas Kühlein und seine Kollegen im „Deutschen Ärzteblatt“ [48].

Wenn Risikofaktoren zu Diagnosen werden

Ärztliche Diagnosen haben sich im 20. Jahrhundert vom Erleben der Patienten weg hin zu technisch erzeugbaren Befunden entwickelt. Der Bakteriologe Ludwik Fleck beschrieb diese Veränderung in seinem Standardwerk über „die Entstehung und Entwicklung einer wissenschaftlichen Tatsache“ schon 1935, in dem er nachzeich-

nete, wie die Syphilis nicht mehr nach Symptomen der Patienten definiert wurde, sondern danach, ob der 1906 entwickelte „Wassermann-Test“ die Geschlechtskrankheit nachweisen konnte oder nicht.
Kühlein und Kollegen führen etliche Beispiele auf: Die Angina Pectoris wurde lange ausschließlich klinisch – durch Engegefühl in der Brust – diagnostiziert. Inzwischen ist die Diagnose erst dann gesichert, wenn sich eine Engstelle in der Koronarangiografie zeigt, die längst zum zu häufig praktizierten Routineeingriff geworden ist. Oder der „oculostenotische Reflex“ der Kardiologen: Herzexperten sehen ein verengtes Kranzgefäß und sind vom Augenschein so beeindruckt, dass sie daraus auf die Diagnose schließen – unabhängig davon, wie sich der Patient fühlt. Nach dem gleichen Prinzip wird aus Angina Pectoris erst ein Herzinfarkt, wenn der Troponintest erhöhte Werte anzeigt.
Anders als es Patienten erleben, die sich gesund oder eben krank fühlen, werden Risikofaktoren, Frühformen von Krankheiten und manifeste Krankheiten in der Medizin gerne als zwangsläufige Entwicklung gesehen, als Stufenschema. Oft resultieren daraus Diagnosen ohne Nutzen. „Gesundheit, physiologische Alterungsprozesse, Risiken für Krankheit und eigentliche Krankheit verschwimmen zunehmend in Kontinuen“, wie Kühlein es ausdrückt.

Auch deswegen ist Früherkennung unter Ärzten so populär. So zeigte eine elf Jahre andauernde Studie, dass 1055 Männer untersucht und 37 behandelt werden mussten, um einen Tod durch Prostatakrebs zu verhindern. Viel Medizin und viel Leid für etliche Männer, um einen zu retten. Doch selbst dieser Erfolg trog: Die Gesamtsterblichkeit blieb in der Gruppe aller gescreenten Männer genauso hoch wie in der Gruppe derer, die sich nicht per PSA-Test untersuchen ließen. Ein Vorteil der Reihenuntersuchung konnte nicht belegt werden.

Man muss es betonen: Infolge der ärztlichen Untersuchungen zur Früherkennung stieg, wie schon am Beispiel der PSA-Tests gezeigt, die gemessene Krankheitshäufigkeit an, die Sterblichkeit blieb unverändert. Die Allgemeinmediziner um Kühlein führt das zu dem paradox anmutenden Fazit: „Mehr ärztliche Tätigkeit führt zu mehr Morbidität. Eigentlich müsste es umgekehrt sein." Ein anderer Schluss lautet: Die Medizin hat ein untaugliches Konzept von Krankheit – und damit ist auch der Maßstab falsch, nach dem Milliarden für Diagnostik und Behandlung zugeteilt werden.

Zwar gibt es den Ansatz, die Patientenperspektive in die Konzepte von Krankheit aufzunehmen und die Lebensqualität der Kranken stärker zu berücksichtigen. Doch in der durchökonomisierten Medizin haben diese Initiativen wenig Platz, zudem lassen sie sich in dem einzig nach codierbaren Diagnosen strukturierten Abrechnungssystem im ärztlichen Alltag kaum umsetzen.

Dieses System der Diagnosegläubigkeit hat Folgen. Es führt dazu, dass Patienten in Deutschland schnell einem Übermaß an Medizin ausgesetzt sind. Eine Untersuchung im Saarland zeigte, dass bei Patienten mit unkomplizierten Rückenschmerzen schon die Hausärzte zu viel bildgebende Diagnostik verwendeten und zu oft invasiv tätig wurden. Bei niedergelassenen Orthopäden waren Überdiagnostik und Übertherapie noch ausgeprägter, obwohl sie damit wider die Leitlinien des eigenen Fachverbandes handelten. Da Fachärzte pro Patient mehr abrechnen können und ihr apparativer Aufwand zusätzlich vergütet wird, bekommen sie dieses Fehlverhalten auch noch belohnt und sehen vermutlich wenig Anreiz, es zu ändern.

Die Allgemeinmediziner appellieren im „Deutschen Ärzteblatt" an ihre Kollegen, „diagnostische Unsicherheit auszuhalten", um Patienten unnötige Tests und Therapien zu ersparen. Es geht um die Kunst des Weglassens. „Dazu gehört, nach Ausschluss abwendbar gefährlicher Verläufe nicht primär nach Diagnosen zu suchen, sondern die Diagnose im Symptomhaften zu belassen und sich im aufmerksamen Abwarten zu gedulden." Gerade bei Patienten, die an mehreren Gebrechen leiden, ist es wichtig, medizinische Interventionen auf das Wesentliche zu beschränken. „Unterbleibt diese Begrenzung, auch dies ein merkwürdiges Paradox, droht der medizinische Fortschritt die Lebensqualität der Patienten erheblich zu senken."

WIR HÄTTEN DA NOCH WAS FÜR SIE: DAS GESCHÄFT MIT „IGeL“

Der 33-Jährige zahlt 400 Euro für ein Medikament „für die Darmkultur“ an seinen Allgemeinmediziner. Die Untersuchung auf Hörsturz beim HNO-Arzt kostet die 37-Jährige 600 Euro. Ein Orthopäde berechnet einer 60-Jährigen 170 Euro für eine „Ganganalyse“. Ob 479 Euro fürs „Einrenken der Wirbelsäule“, 450 Euro zur Therapie eines Fersensporns oder 646 Euro für eine „autologe conditionierte Plasmatherapie“ beim Orthopäden: Diese Fälle dreister Abzocke stammen alle aus der Analyse „Individueller Gesundheitsleistungen“ (IGeL) 2019. Das wissenschaftliche Institut der AOK (Wido) hat dafür repräsentativ mehr als 2000 Krankenversicherte zu ihren Erfahrungen der vergangenen zwölf Monate befragt.

Private Zusatzleistungen, wie IGeL auch genannt werden, wurden demnach rund 29 Prozent der gesetzlich Versicherten angedient. Die Kostenspanne lag zwischen 10 und 1000 Euro. Insgesamt wird mit IGeL-Angeboten mittlerweile ein Umsatz von einer Milliarde Euro pro Jahr gemacht, mindestens. Genaue Zahlen zum Marktvolumen gibt es nicht, weil über etliche Leistungen kein Vertrag und keine Dokumentation vorliegen. Nach der Einführung der oft fragwürdigen Leistungen in den 1990er-Jahren stieg der Anteil der Patienten, die sie angeboten bekamen, sprunghaft an. Seit dem bislang höchsten Wert von 33 Prozent 2015 ist der Anteil leicht zurückgegangen.

Die Zusatzleistungen werden nicht von Ärzten aller medizinischer Disziplinen gleich stark vertrieben. „Es gibt zwei klare Schwerpunkte, Ultraschall-Untersuchungen vor allem bei Frauen sowie Leistungen zur Glaukomfrüherkennung“, so Klaus Zok vom Wido, der die Studie geleitet hat. „Dem entspricht, dass vor allem Frauen- und Augenärzte besonders stark ‚igeln‘.“ Die beiden genannten Untersuchungen machen allein 45 Prozent des IGeL-Marktes aus; danach folgen Bluttests und Laborleistungen sowie Medikamente, deren Vorteile für Patienten nicht belegt sind.

Hochgerechnet haben fast fünf Millionen Versicherte im Jahr 2018 eine Ultraschall-Untersuchung als IGeL angeboten bekommen, deren Nutzen nicht erwiesen ist, vor allem Frauen über 30. Die angebliche Glaukom-Früherkennung erhielten 3,7 Millionen Versicherte, vor allem jenseits der 50 Jahre. „Viele Verfahren basieren nicht auf Studien, sondern auf dem Prinzip Hoffnung, zum Beispiel beim Ultraschallscreening", kritisiert Günther Jonitz, lange Jahre Präsident der Berliner Ärztekammer. „Wer in Sorge ist, Eierstockkrebs zu bekommen, erträgt lieber die Überdiagnostik als das Nichtstun." Aus etlichen Studien ist jedoch bekannt, dass die Untersuchung per Ultraschall bei dieser Art Tumor nichts für die Früherkennung bringt.

Weil ihr Nutzen selten erwiesen ist, gelten die Zusatzleistungen unabhängigen Ärzten als Ärgernis und Auswuchs des Gesundheitsmarktes – manche sehen die Praxis zum Basar verkommen. Sie beklagen den Verfall der Arzt-Patienten-Beziehung, wenn der Doktor zum Verkäufer ominöser Leistungen wird und der Patient zum Kunden. Schließlich sind IGeL überwiegend umstritten oder sogar schädlich. Sie werden nicht von den Krankenkassen erstattet, weil ihr Nutzen nicht seriös belegt werden konnte und manchmal Folgeschäden bekannt sind. Orientierung gibt der „IGeL-Monitor" (www.igel-monitor.de), in dem über die meisten Angebote und ihre fehlenden oder nur dezent vorhandenen Vorteile aufgeklärt wird. Von A wie Akupunktur über Biofeedback, Eigenblut, Hyaluronsäure-Spritzen ins Knie bis hin zu Ultraschall-Tests werden hier mehr als 50 Angebote einer kritischen Bewertung unterzogen.

Nur wenige ausnahmslos sinnvolle Ausnahmen wie die Raucherentwöhnung und tauch- oder reisemedizinische Untersuchungen fallen in die Kategorie IGeL. Dabei geht es jedoch um medizinische Leistungen, die zwar nützlich sind, von den Kassen aber nicht übernommen und – für Freizeitaktivitäten wie Tauchen oder Bergsteigen – nicht von der Solidargemeinschaft finanziert werden müssen. In der Analyse 2019 machten diese angemessenen IGeL lediglich 11,5

Prozent aus. „Wenn man richtig mit ihnen umgeht, etwa bei Impfungen vor Tropenreisen, sind IGeL in Ordnung", sagt Jonitz. „Allerdings ist Missbrauch verbreitet." Augenärzte und Frauenärzte „igeln" im Durchschnitt sieben- beziehungsweise fünfmal so oft wie Allgemeinmediziner, gefolgt von Orthopäden, Hautärzten, Urologen.

IGeL auf Wunsch der Patienten?

Gegen das Vorurteil, dass Patienten von sich aus nach Zusatzleistungen fragen würden, sprechen die Zahlen des Wissenschaftlichen Institutes der AOK (Wido). Nur 24 Prozent der Kranken in der Arztpraxis haben sich selbst danach erkundigt. In drei Viertel der Fälle sprechen die Ärzte und das – manchmal in Kursen extra dafür geschulte – Praxispersonal die Patienten darauf an und versuchen, die Zusatzleistung als medizinisch notwendig zu verkaufen. Frauen bekommen deutlich öfter IGeL angeboten als Männer, einkommensstarke Patienten eher als die weniger gut gestellten Versicherten.

Zwar gibt es eindeutige Rechtsvorschriften für Ärzte. So haben sie ihren Patienten eine Rechnung über die Privatleistung zu erstellen, die jene aus eigener Tasche bezahlen sollen. Dennoch erhielten laut jüngster Analyse zehn Prozent der Patienten keine Rechnung. Auch ein schriftlicher Behandlungsvertrag ist Pflicht; dieser wurde jedoch nur mit 46,6 Prozent der Patienten zuvor abgeschlossen. Jonitz erinnert an die Broschüre der Bundesärztekammer gemeinsam mit dem Netzwerk Evidenzbasierte Medizin zum richtigen Umgang mit IGeL.

Neben den finanziellen Verlusten und dem oft nicht vorhandenen Nutzen der IGeL sehen Kritiker besonders das Arzt-Patienten-Verhältnis bedroht. In der Wido-Analyse 2019 zeigte sich, dass sich nur die Hälfte der Patienten gut über Zusatzleistungen aufgeklärt fühlte und dennoch nicht wusste, ob das angebotene Verfahren notwendig, sicher und zuverlässig ist – oder eben nicht. Kein Wunder bei dieser fehlenden Transparenz, dass fast drei Viertel der Befragten eine Verschlechterung des Arzt-Patienten-Verhältnis durch die „Igelei" befürchten. „Für das Vertrauensverhältnis zwischen Arzt und Patient ist ein offener Umgang mit Selbstzahlerleistungen unverzichtbar", fordert Klaus Zok. „Dazu zählt auch die Information über die Gründe, warum die gesetzliche Krankenversicherung diese Leistungen nicht finanziert."

Doch statt aufzuklären, auf welch unbefestigtem Grund die meisten IGeL-Angebote stehen, machen manche Ärzte Patienten ein schlechtes Gewissen, wenn sie zögern oder Zusatzleistungen ablehnen. „Ein besonderes Ärgernis sind Verzichtsformulare, auf denen Patienten ihr Nein zu einer Leistung schriftlich bestätigen sollen", empört sich Kai Helge Vogel vom Verbraucherzentrale Bundesverband. „Das schürt unnötigen Druck und Angst beim Patienten." Er beklagt, dass es noch keine wirksamen Sanktionen gibt, wenn Ärzte gegen die Vorgaben verstoßen. In der Broschüre der Bundesärztekammer steht schließlich eindeutig: „Der Arzt darf nicht darauf drängen, dass Sie IGeL in Anspruch nehmen sollen. Wenn Sie meinen, dass dies der Fall ist, informieren Sie die zuständige Ärztekammer."

Wo fürsorgliche Beratung endet und Überredung anfängt oder sich die Besucher einer Arztpraxis gar bedrängt fühlen, findet in einer kommunikativen Grauzone statt. Die drohend vorgebrachte Äußerung des Arztes, wonach der Patient selbst wissen müsse, wie viel ihm seine Gesundheit wert ist („Ihr Auto bringen Sie ja auch zur Inspektion"), kann bereits als Nötigung empfunden werden. Die Aufforderung der Fachangestellten, vor dem Gespräch mit dem Arzt müsse erst der Augendruck gemessen werden, ohne über den fraglichen Nutzen dieser Untersuchung aufgeklärt zu sein oder einen Vertrag zu sehen, widerspricht eindeutig der Checkliste der Bundesärztekammer.

Doch falsche Anreize erhalten das System aufrecht. „Wenn man bedenkt, dass für IGeL teilweise mehr bezahlt wird, als ein Kassenarzt für die gesamte Behandlung im Quartal bekommt, ist die Motivation, solche Leistungen aus finanziellen Gründen durchzuführen, zwar nachvollziehbar, aber falsch", sagt Günther Jonitz. Und Verbraucherschützer Vogel fragt, was dagegen spreche, offenzulegen, wenn Mediziner Verfahren ohne Evidenz anbieten und sich nicht an die Vorschriften halten. „Das würde nicht nur dem Wohl der Patienten dienen, sondern wäre auch für die Vielzahl seriös praktizierender Ärzte ein Gewinn“, sagt Vogel.

CORONA – IM KAMPF GEGEN DIE KRISE

Rechthaberei war während der gesamten Pandemie eine lästige Nebenwirkung der Seuche. Die medikamentöse Therapie gegen Covid-19 hat bis zum Sommer 2021 nur wenig Fortschritte gemacht. Anfangs kräftig angepriesenen Mitteln erging es oftmals wie Hydroxychloroquin, das besonders aufgrund der fragliche Reklame im Mittelpunkt stand, die Donald Trump für das Medikament machte. Bald zeigte sich immer deutlicher, dass der Schaden größer war als der potenzielle Nutzen. Insgesamt galt für viele Therapiehoffnungen, dass die Datenlage dünn blieb, ein Nutzen nicht gesichert war und Ärzte zur Vorsicht rieten. Lediglich das Corticoid Dexamethason konnte seinen Ruf wahren, dass es bei Krankenhauspatienten die Wahrscheinlichkeit für schwere Verläufe senkt.

Die Bedrohung durch das Virus förderte die Extreme, das galt leider auch für die Fachpublizistik. Wahrscheinlich war es nie so einfach wie während der Pandemie, in angesehenen medizinischen Fachzeitschriften zu publizieren. Artikel mit den Schlagwörtern Sars-CoV-2 oder Covid-19 wurden schnell veröffentlicht. Jedes Fachblatt wollte seinen Teil zum Wissenszuwachs beitragen. Zudem standen sie in Konkurrenz zu Preprint-Servern, auf denen Rohfassungen noch nicht begutachteter Artikel zugänglich waren.

Während der Corona-Pandemie erwies sich das zeitliche Dilemma als besonders groß: Die Welt wartete angesichts von Hunderttausenden Toten und einer unklaren Dauer der Seuche dringend auf neue Erkenntnisse zu Covid-19. Andererseits warfen falsche Ergebnisse die Forschung zurück, begünstigten politische Fehlentscheidungen oder gefährdeten Menschen. Dem Ringen um eine bessere Medizin kam diese Entwicklung nicht zugute.

Streit entbrannte auch darum, ob die Warnungen und die daraus folgenden Gegenmaßnahmen angemessen waren. Immer wenn die Inzidenzzahlen und Intensivbelegungen rückläufig waren, wurde besonders heftig um die Bewertung gestritten. So hatte die ideologische Aburteilung auf Twitter bereits begonnen, kaum dass Autoren um Matthias Schrappe im Mai 2021 ihre Stellungnahme zur intensivmedizinischen Versorgung in Deutschland veröffentlicht hatten. Schrappe war früher stellvertretender Vorsitzender des Sachverständigenrates Gesundheit. Seine Mitstreiter, darunter Franz Knieps und Gerd Glaeske, haben ebenfalls tiefen Einblick in das hiesige Medizinsystem. Kaum war das 32-seitige Papier der Gesundheitsexperten erschienen, wurden unter #DiviGate in sozialen Medien bereits Fehlinterpretationen hochgejazzt.

Die Autoren kritisierten, dass „in keinem Land im Vergleich zur Melderate so viel Infizierte intensivmedizinisch und in keinem Land so viel hospitalisierte Infizierte auf Intensivstation behandelt" würden. Deutschland habe die höchste Zahl an Intensivbetten – und die, das sollte man sich wohl mitdenken, wollen belegt sein. Im Jahr 2020 wurden durchschnittlich zwar nur 2 Prozent der stationären und 4 Prozent der intensivmedizinischen Kapazitäten zur Behandlung von Covid-Patienten genutzt. Als Ausgleichszahlungen seien an Krankenhäuser jedoch 10,2 Milliarden Euro und als Prämien für knapp 11.000 zusätzliche Intensivbetten 530 Millionen Euro geflossen – pro frei gehaltenem Bett etwa 50.000 Euro.

Die Datenlage über Intensivpatienten sei nach wie vor mangelhaft, beklagten die Experten, sodass „eine fachliche Fundierung der offiziellen Kampagne und der Interventionen einiger Fachgesellschaften nicht abgeleitet werden" könne. Die Alarmrufe der Deutschen Interdisziplinären Vereinigung für Intensiv- und Notfallmedizin (DIVI) während der Seuche hätten demnach keine seriöse Datenbasis gehabt. Waren der Aufruf „Zustände wie in Bergamo" zu vermeiden und die Ankündigung drohender Triage also übertrieben und Panikmache?

Man konnte Schrappe und seine Co-Autoren so verstehen, dass vor allem aus Lobbyinteresse Angst vor überfüllten Intensivstationen geschürt wurde. Dazu passe, dass die Daten zum Altersdurchschnitt der Intensivpatienten, die erst seit Frühjahr 2021 vorlagen, „keine Abnahme des mittleren Alters intensivmedizinisch behandelter Covid-19-Patienten" zeigen. Auch die Datenlage zu Pflegekräften sei nicht belastbar. Dass Intensivkräfte den Beruf scharenweise verlassen hätten, lasse sich nicht nachweisen; in den Erhebungen seien Mitarbeiter der Altenpflege mit aufgeführt.

Es ist eine schwierige Gemengelage; kaum eine Branche hat während der Pandemie so viel Lob erfahren wie das Gesundheitswesen, besonders die Pflegekräfte und Ärzte. Trotzdem geben Klinikchefs intern zu, dass viele Krankenhäuser „seit Corona" schwarze Zahlen schreiben und sich immer noch die Beatmungsgeräte in Klinikkellern stapeln. Einem Intensivarzt aus Norddeutschland ist es gar „peinlich", dass er im Winter 2020/21 eine Corona-Zusatzprämie von 1500 Euro bekam, obwohl er „doch nur seine Arbeit erledigt" habe. Und natürlich weiß jeder Klinikarzt, dass Fallpauschalen für Intensivpatienten um ein Vielfaches über denen von Normalstationen liegen. Kliniken als Hauptmotiv Raffgier zu unterstellen, wäre allerdings auch unzutreffend. Zwar profitiert das Krankenhaus, wenn ein Kranker länger „auf Intensiv" liegt. Doch bei dem unberechenbaren Verlauf einer Covid-19-Erkrankung haben auch die Patienten etwas davon, wenn sie engmaschiger überwacht und versorgt werden.

„Die Hilferufe aus der Intensivmedizin im Frühjahr 2021 waren real und kein Fehlalarm", sagt Clemens Wendtner, Chef der Infektiologie der München-Klinik Schwabing. „Tageweise waren nur wenige Reanimationsbetten in München verfügbar. Zum Schluss war die Versorgung der Patienten nicht gefährdet, aber es war ein Kraftakt." Nach Wendtners Überzeugung wäre das System intensivmedizinisch ohne Lockdown in der zweiten wie in der dritten Welle überlastet gewesen.

Zwar habe Deutschland viele Intensivbetten, allerdings liege der Anteil der Covid-Patienten an allen Intensivpatienten je nach Region stellenweise bei fast 50 Prozent. Die Sterblichkeit bezogen auf die Zahl der Infizierten sei im europäischen Vergleich daher für Deutschland günstiger ausgefallen – dank einer leistungsstarken Intensivmedizin. Für das Personal kam zur physischen Anstrengung von Wechselschichten und Personalengpässen eine Dauerbelastung, die als psychisch gravierender empfunden wurde als die Behandlung von Non-Covid-Patienten.

Die Ärzte und Funktionäre der DIVI waren von den Aussagen Schrappes und seiner Co-Autoren „empört". In einer gemeinsamen Stellungnahme mit dem Marburger Bund – der Vertretung der Krankenhausärzte – und der Deutschen Krankenhausgesellschaft (DKG) – der größten Lobbyvereinigung für Kliniken – weisen sie „die irreführenden Vorwürfe vom Spiel mit der Angst, der Manipulationen offizieller Statistiken und sogar die Unterstellung, rein aus finanziellem Interesse Patienten intensivmedizinisch zu behandeln, aufs Schärfste zurück". Auch die Behauptung, Krankenhäuser hätten zu Unrecht Fördergeld für nie aufgebaute Intensivbetten kassiert, sei nicht haltbar. Viele Anwürfe Schrappes würden „auf Fehleinschätzungen und mangelnder Kenntnis der tatsächlichen Lage in Kliniken basieren". Ziel sei einzig die optimale Versorgung Schwerkranker: „Es ging nie um Panik oder Angstmache, sondern immer um Vorsicht."

Den richtigen Weg in einer schweren Krise zu finden, ist schwer. Es stimmt wohl beides: Die Menschen in Deutschland haben der Medizin und dem Gesundheitswesen während der Corona-Pandemie viel zu verdanken. Gleichzeitig wurden Finanzierungshilfen ausgenutzt und mancherorts diente die Notlage auch dazu, frühere Defizite auszugleichen oder auf Kosten der Allgemeinheit Profit zu machen, wie illegale Maskendeals und der Betrug in Testzentren zeigen. Die Medizin ist für solche Angriffe anfällig. Um das Wohl der Patienten ging es auch während der bisher größten gesundheitlichen Krise weltweit nicht immer.

Statt polternder Fortschrittsrhetorik, die seit Jahren den Siegeszug der naturwissenschaftlichen Medizin feiert, täte zudem mehr Demut gut. Zwar wurden in der Rekordzeit von nicht mal einem Jahr Impfstoffe gegen Sars-CoV-2 entwickelt, doch ansonsten ist die Medizin trotz verbesserter Therapien weitgehend machtlos gegen Covid-19, kann zwar lindern und helfen, schwere Verläufe mit tödlichem Ausgang aber oft nicht verhindern. Und die Krankheit selbst hält mit ihrer Symptomvielfalt immer wieder Überraschungen bereit, die Pathogenese ist längst nicht im Detail verstanden.

Die Seuche stellt die Menschen auf eine harte Probe, das haben Krisen so an sich. Noch bleibt Hoffnung – auf mehr Impfstoff, auf Herdenimmunität oder darauf, dass sich das Virus vielleicht abschwächen könnte. Und wenn dann alles vorbei ist und ungefähr so wie vorher, setzt hoffentlich die Erkenntnis ein, wie fragil das alles ist und wie bedroht – die Gesundheit, das Leben und der dünne zivilisatorische Firnis, der uns zusammenhält.

WEGE AUS DER KRISE

EINFACH MAL ABWARTEN

Innehalten, Abstand gewinnen, sich besinnen und das eigene Tun überdenken: Das täte vielen Menschen im Beruf gut. Diese Empfehlung gilt auch für Ärzte, die längst nicht immer wissen, was zuverlässig hilft. „Medizin ist die Kunst, den Patienten die Zeit zu vertreiben, während der Körper mit der Heilung beschäftigt ist", lautet ein Bonmot unter Ärzten. Was als unmittelbarer Nutzen einer Therapie angesehen wird, beruht manchmal lediglich auf Zufall oder dem natürlichen Genesungsverlauf. David Casarett von der University of Pennsylvania hat daher im wichtigsten Fachblatt der Medizin seine ärztlichen Kollegen dazu aufgerufen, nicht der „Illusion der Kontrolle" zu erliegen und leichtfertig den Nutzen der von ihnen angebotenen Therapien zu überschätzen[49].

„Der Glaube vieler Ärzte, dass ihre Handlungen wirksamer sind, als sich beweisen lässt, führt zu zahlreichen unnötigen und teuren Therapien", sagt Casarett. „Man muss diese Illusion zerstören, um rationalere Entscheidungen in der Medizin zu treffen." Es sei zwar menschlich, die Auswirkungen des eigenen Handelns zu überschätzen, führt der Arzt aus. Das Phänomen sei auch von Spielern bekannt, die sich beim Zocken absurde Rituale angewöhnen und überzeugt sind, damit Glücksspiele zu beeinflussen.

In der Medizin verhält es sich Casarett zufolge trotz aller Fortschritte ähnlich. Egal ob bei der Behandlung von Rückenschmerzen oder einer Chemotherapie: Ärzte glauben gerne, ihre Interventionen seien der Grund dafür, dass es Patienten besser geht. Eine zufällige Verbesserung der Blutwerte wird als Kausalität missverstanden, auch wenn längst erwiesen ist, dass viele Krankheitsverläufe eine Eigendynamik entwickeln. So rät die US-Gesellschaft für Orthopädie von der Gelenkspiegelung und -spülung des Knies bei Arthrose ab. Trotzdem ist die Methode, wie schon gezeigt, auch in Deutschland weit verbreitet; dabei gelten bis zu 80 Prozent der Eingriffe als überflüssig. Beschwerden im Knie kommen und gehen, doch die Symptomlinderung nach dem Eingriff schreiben viele Ärzte ursächlich der Intervention zu. Erst seit Kurzem wird die Spiegelung bei Arthrose nicht mehr von Kassen erstattet.

Ähnliches gilt für die Behandlung auf der Intensivstation. Wiederholt haben Studien gezeigt, dass die komplette künstliche Ernährung in den ersten sieben Tagen nicht zu empfehlen ist. Der Körper erholt sich offenbar besser, wenn er auf eigene Reserven zurückgreift. Trotzdem wird die Nahrungszufuhr über die Vene oft praktiziert. Dem Patienten kommt das zwar meist nicht zugute, für den „Erfolg" der Behandlung halten dann Ersatzkriterien her, etwa ein ausgewogenerer Elektrolythaushalt, der Volumenstatus oder die Konzentration an Präalbumin, einem Eiweißstoff im Blut. Man fühlt sich an den Ausspruch erinnert: Operation gelungen, Patient verstorben.

„Das segensreiche Arsenal der Medizin gekonnt und mit Augenmaß einzusetzen und einzufordern, wird zu einer immer größeren Herausforderung angesichts von Kommerz und irrealen Versprechungen", sagt Gesundheitswissenschaftler Norbert Schmacke. „Ein Beleg ist auch die Schwierigkeit, mit der die Palliativmedizin immer noch um ihren Platz im Versorgungsalltag ringt." Aber auch die sanft daherkommende „Alternativmedizin" habe dazu beigetragen, das Leben zu pathologisieren. „Schon Kinder werden daran gewöhnt, dass es für jedes Wehwehchen passende Kügelchen gibt", sagt Schmacke. „Abwarten ist in der Medizin fast ein Fremdwort geworden."

Es ist nicht leicht für Ärzte, in der Gemengelage von Helfen-Wollen, der Erwartung der Angehörigen, finanziellen Anreizen und der Angst vor rechtlichen Konsequenzen auseinanderzuhalten, was auf Kausalität beruht, was auf Zufall, was wahrscheinlich ist und was unwahrscheinlich. Schon im Medizinstudium wird Wert auf intellektuell reizvolle, aber in der Praxis kaum anzutreffende Diagnosen gelegt. Jungen Ärzten muss erst wieder beigebracht werden, dass sie bei Hufgetrappel an Pferde denken sollten, nicht an Zebras. Diesem im Angelsächsischen populären Mediziner-Bonmot entspricht im Deutschen: Häufiges ist häufig, Seltenes ist selten – eine Weisheit, die im ärztlichen Alltag längst nicht so banal ist, wie sie vielleicht klingen mag.

Der Gesundheitswissenschaftler David Klemperer von der Hochschule Regensburg plädiert dafür, populäre medizinische Denkmuster zu hinterfragen: Ist Behandeln tatsächlich immer besser als Nichtbehandeln? Ist Aktivismus besser als Abwarten? „'Wir haben da noch was für Sie' ist der typische Satz von Ärzten, wenn sie Patienten eine weitere Therapie anbieten", so Klemperer. Mit der verständlichen ärztlichen Sehnsucht nach Erfolg sei auch die Überzeugung zu erklären, neue Therapien wirkten besser als alte und teure besser als billige. Was viel kostet, müsse schließlich gut sein. „Mehr ist besser als weniger, früher behandeln ist besser als später. Das sind alles intuitive Annahmen, die in vielen Fällen nicht bewiesen sind, aber dazu führen, dass wir Ärzte den Nutzen überbewerten", folgert Klemperer.

Was hilft gegen Überdiagnostik und Selbstüberschätzung?

Gegen Überdiagnostik, Übertherapie und Überschätzung des Erfolgs könnte helfen, sich folgende Denkmuster anzugewöhnen. Erstens: Bevor man als Arzt eine Behandlung für wirksam hält, sollte man sich überlegen, ob es nicht andere Erklärungen für vermeintliche Therapieerfolge geben könnte. Nimmt etwa ein älterer Patient an Gewicht zu, nachdem er eine Ernährungssonde bekommen hat, könnte dies auch daran liegen, dass er sich aufgrund der Krankheit weniger bewegt hat oder eine auszehrende Infektion eingedämmt wurde.

Zweitens: Sieht ein Arzt Beweise für einen Erfolg, sollte er trotzdem nach Hinweisen suchen, dass seine Behandlung versagt hat. Um beim Beispiel der Ernährungssonde zu bleiben: Der Patient mag zwar an Gewicht zugenommen haben, gleichzeitig hat er als Komplikation vielleicht eine Aspirationspneumonie entwickelt oder leidet jetzt an einem Dekubitus, den bei bettlägerigen Patienten gefürchteten Druckgeschwüren.

Von vielen Ärzten – und in vielen Studien – wird vorab festgelegt, nach welchen Kriterien der Nutzen einer Behandlung zu bemessen ist. Wird beispielsweise als Erfolg einer Chemotherapie die verringerte Konzentration der Tumormarker im

Blut und das progressionsfreie Intervall gewählt, also die Zeit, in der sich der Krebs nicht weiter ausbreitet, lassen sich womöglich beachtliche statistische Verbesserungen beobachten. Dies muss allerdings nicht damit einhergehen, dass der Patient mit der Behandlung besser oder länger lebt. „Alle Menschen unterliegen Kontroll-Illusionen und wir Ärzte sind empfänglich für die therapeutische Illusion", sagt Casarett.

SELBSTKRITIK UND HUMOR

Das Plakat im Wartezimmer der kanadischen Hausarztpraxis zeigt einen großen Hotdog. Zu sehen ist er kaum, denn Wurst und Brötchen sind von einem riesigen Berg Senf verdeckt. Ungenießbar das Ganze. „More is not always better", steht auf dem Poster, sodass Patienten schon vor der Sprechstunde erfahren, dass in der Medizin mehr nicht immer besser ist. In Kanada wirbt die oben vorgestellte Initiative „Choosing Wisely" auf diese Weise für eine Medizin, die auf überflüssige Behandlungen und Untersuchungen verzichtet. Jeder Hausarzt hat die Plakate bekommen.

In Neuseeland ist auf Postern ein Koffer zu sehen, der sich vor lauter Kleidern nicht schließen lässt. Ein anderes Motiv zeigt einen Kraftsportler mit zu viel Gewicht auf der Hantelstange. Die Botschaft ist klar und die Frage drängt sich auf: Warum funktioniert in diesen Ländern, was in Deutschland nicht klappt – weder auf Plakaten noch in der Praxis? Wieso gelingt es hier nicht, offensiv für das einzutreten, was in der Medizin als gut und richtig erkannt wurde? Weshalb schaffen es die ärztlichen Disziplinen nicht besser, Unnötiges zu unterlassen und ihr Handeln zuvorderst am Patientenwohl auszurichten?

Eine Tagung der Bertelsmann-Stiftung hat 2019 in Berlin thematisiert, wie weit die Bemühungen um eine bessere Medizin gediehen sind – und zugleich gezeigt, wie viel Deutschland in dieser Hinsicht noch lernen kann. Schon 2002 warnte das „British Medical Journal" in einem Sonderheft vor „zu viel Medizin“. Eine der größten Bedrohungen für die Gesundheit in wohlhabenden Ländern ist die systematische Überversorgung von Patienten. Sie werden mit überflüssigen Behandlungen und Untersuchungen traktiert. Von vielem ist längst erwiesen, dass es mehr schadet als nutzt.

Die Beispiele sind Klassiker ärztlichen Fehlverhaltens und in diesem Buch geschildert. Zu viele Röntgenbilder bei unklaren Rückenschmerzen, Antibiotika gegen grippalen Infekt, aber auch Computertomografien des Schädels nach banalen Stürzen, zu viele Antidepressiva für Senioren, zu viele Magensäureblocker für gestresste Menschen. Etwa 70 Prozent dieser Verordnungen gelten als medizinisch nicht notwendig. Auch Kaiserschnitte, Mandeloperationen, Arthroskopien und Gelenkersatz an Knie und Hüfte sind viel zu häufig.

„Und wieder ist Deutschland vorne dabei“, sagt Frederico Guanais. Er vergleicht für die OECD regelmäßig die Gesundheitssysteme und Parameter zum Befinden der Bevölkerung in 36 Mitgliedsländern. „Rückenoperationen, Klinikeinweisungen, Herzkatheter, künstliche Hüftgelenke – Deutschland belegt oft einen Spitzenplatz, wenn es um die Häufigkeit von Operationen und Untersuchungen geht.“

Rational ist dieser Interventions-Furor der Ärzte in Deutschland nicht zu erklären. „Gibt es hier eine andere Anatomie, andere Gelenke?“, fragt Guanais. Die unrühmlichen Spitzenplätze bei vielen medizinischen Eingriffen gehen nicht mit Vorteilen für die Menschen einher. Im Gegenteil, in punkto Lebenserwartung, Gesundheitszustand, Mobilität im Alter liegt Deutschland im europäischen Vergleich oft im hinteren Drittel.

Übertherapie an der Schilddrüse

Jährlich werden in Deutschland 70.000 Menschen an der Schilddrüse operiert, obwohl in 90 Prozent der Fälle keine bösartigen Veränderungen drohen, viele Eingriffe also vermieden werden könnten. In den Niederlanden finden bezogen auf die Bevölkerung nur ein Fünftel so viele Operationen an der Schilddrüse statt.

Auch bei Eingriffen am Eierstock zeigt sich, dass nur zehn Prozent der Frauen, die unters Messer kommen, unter einer bösartigen Erkrankung leiden. Die vielen unnötigen Operationen sind die Folge falscher Empfehlungen: Frauen ohne Risiko werden zum Screening gedrängt, auch wenn dies gegen Leitlinien verstößt.

Intensivmediziner John Bonning aus Neuseeland führt in eindringlichen Worten aus, wozu die Flut an Untersuchungen mit technisch immer besseren Geräten führt. „Im CT oder Kernspin liegt die Wahrscheinlichkeit bei 96 Prozent, auffällige Veränderungen zu finden, die weitere Tests nach sich ziehen, ohne dass Krankhaftes dahintersteckt." Die Medizin führe sich selbst ad absurdum, zudem steigt der Anteil diffuser Leiden. „Hochrisikopatienten müssen wir gut behandeln", so Bonning. „Patienten mit niedrigem Risiko hingegen vor Eingriffen bewahren."

Die Gründe dafür, dass etwas praktiziert wird, von dem man längst wissen kann – und Ärzte wissen müssten –, dass es nichts nützt, sind vielfältig. Zwar ist vielen Patienten das Problem der Überversorgung bewusst, sie fühlen sich selbst aber nicht davon betroffen, sondern sind in Sorge, eine Behandlung nicht zu bekommen. „Patienten haben oft die Defizitbrille auf und befürchten, dass an ihnen gespart wird", sagt Uwe Hambrock, der eine Umfrage im Auftrag der Bertelsmann-Stiftung geleitet hat.

Etwa der Hälfte der Bevölkerung ist zwar bewusst, dass in Kliniken und Arztpraxen oft unnötige Leistungen erbracht werden. Tiefeninterviews zeigten aber, dass manchen Patienten nicht klar war, dass sie selbst unnötige Behandlungen einfordern und sich damit vermeidbaren Risiken aussetzen. Im Zweifel nichts unentdeckt und unversucht lassen, so die verbreitete Einstellung, die den Aktionismus in der Medizin fördert – und die Rate der Komplikationen und Nebenwirkungen erhöht.

Ärzten und Patienten ist gemeinsam, dass sie Ungewissheit schwer aushalten und daher aktives Handeln bevorzugen. Zudem ist die Erwartungshaltung groß, wozu auch der digitale Wandel beiträgt. Fitnesstracker und die Informationsflut im Internet vermitteln eine Illusion von Wissen und Kontrolle, die von der Medizin jedoch nicht eingelöst werden kann. „Außerdem wollen Patienten vor allem, dass man sie ernst nimmt und sich um sie kümmert", sagt Hambrock. „Diagnostik und Therapie werden manchmal zum symbolischen Ersatz für Zuwendung und Fürsorge, was einen Teil der überflüssigen Untersuchungen und Behandlungen erklärt."

Ärzte befürchten schlechte Bewertungen oder gar juristische Folgen und behandeln deshalb lieber zu viel als zu wenig. Auch ökonomische Anreize führen manchmal dazu, dass schlechte Medizin belohnt wird. Viele Ärzte sind zudem der Ansicht, dass es zu lange dauert, Patienten aufzuklären und von unnötigen Untersuchungen abzubringen. „Gute Kommunikation braucht nicht mehr Zeit als schlechte", sagt David Klemperer, der sich seit 30 Jahren mit Überversorgung in der Medizin beschäftigt.

Wie grundlegend das Problem in allen wohlhabenden Ländern ist, zeigt Wendy Levinson aus Kanada, die Choosing Wisely International gegründet hat. „In meiner Ausbildung hat niemand mit mir über Überversorgung geredet", so die Ärztin. „Wir nehmen aber an, dass bis zu 30 Prozent der medizinischen Leistungen in westlichen Industrieländern auf Überversorgung entfallen." Dabei wache kein Arzt morgens auf und sage sich „Heute verordne ich einen Haufen unnötiges Zeug". Es gehe also darum, Motive, Hintergründe und Fehlanreize für schlechte Medizin zu erkennen, um Abhilfe zu schaffen.

Offenbar sind Beharrungskräfte in Deutschland besonders stark. Die Bundesärztekammer habe das Thema „lange geleugnet, vernachlässigt und missachtet", kritisiert Klemperer. In anderen Ländern nehmen sich Fachverbände und Politik offensiver des Themas an. In Deutschland verlieren sich Internisten und Allgemeinmediziner in Wortklaubereien, ob die Kampagne „Gemeinsam klug entscheiden" oder „Klug entscheiden" heißen soll und führen kleinteilige Methodendiskussionen über den Status der Leitlinien – an die sich viele Ärzte in der Praxis sowieso nicht halten.

Für originelle Plakate oder Aufklärungsseiten für Laien fehlen hingegen Ressourcen. „Wir haben großen Nachholbedarf mit dem Gang in die Öffentlichkeit", gibt Monika Nothacker selbstkritisch zu, die sich in der Arbeitsgemeinschaft wissenschaftlicher Fachgesellschaften um das Thema kümmert. „Vielleicht fehlt uns auch der Humor."

Dass Ärzte dazu animiert werden müssen, die Vorgaben von Choosing Wisely stärker zu befolgen, liegt auf der Hand. Der Weg dahin ist eigentlich klar und einfach: „Wir sollten uns erinnern, warum wir Ärzte geworden sind", sagt der holländische Chirurg Huib Cense. „Wir wollen Patienten auf bestmögliche Weise helfen. Das ist doch wohl intrinsische Motivation genug."

IST DAS ALLES NEU? UND WARUM ÄNDERT SICH NICHTS?

Die dreizehnte und letzte Regel des „House of God" ist für Anfänger besonders irritierend: „Ärztliche Betreuung besteht darin, so wenig wie möglich zu tun." Klingt zynisch, gehört aber für jeden Arzt, der etwas Erfahrung hat, zu den wichtigsten Weisheiten seines Berufsstandes. Wie gerade gezeigt, ist das Leiden an überflüssigen Behandlungen und unnötigen Tests eine der größten gesundheitlichen Gefahren, denen die Menschen im wohlhabenden Teil der Welt ausgesetzt sind.

Aufgestellt hat die Regeln für das House of God „der Dicke" (im Englischen: „The Fat Man"). Dieser alles vertilgende, alles wissende Stationsarzt ist der wichtigste Anker für die jungen Assistenzärzte, die ihr erstes Jahr in der Klinik ableisten und im Wahnsinn des Medizinbetriebs unterzugehen drohen. Vor gut 40 Jahren hat der Psychiater Stephen Bergman unter dem Pseudonym Samuel Shem im Roman „The House of God" seine Erfahrungen als junger Klinikarzt verarbeitet und damit das Standardwerk für jene Ärzte geschaffen, die noch an das Gute im Menschen glauben, nahezu täglich an der Medizin verzweifeln, aber nicht aufgeben und trotzdem weitermachen.

Mehr als drei Millionen Exemplare von „House of God" wurden verkauft und die Wucht dieses Buches rührt auch daher, dass die Beschreibungen der Zustände auf Station, die Leiden der Patienten und eben auch der jungen Ärzte aktueller sind denn je – und die Bedrohungen für eine gute Medizin eher zu- als abgenommen haben.

Shem hat am Beth Israel Hospital gearbeitet, einem der Universität Harvard angegliederten Krankenhaus in Boston, das bis heute als eines der besten der Welt gilt. Doch auch an Eliteuniversitäten und akademischen Lehrkrankenhäusern, die sich mit ihrem Anspruch auf Maximalversorgung brüsten, wird oft eine Medizin betrieben, die nicht den Patienten nutzt, sondern schadet.

Shem beschreibt ökonomische Fehlanreize, blinden Fortschrittsfuror und die Eitelkeit des Führungspersonals, die Patienten zum Opfer unnötiger Tests und Therapien machen. Weil die Attacken auf eine rationale, patientenorientierte Medizin immer heftiger werden, hatte das Fachmagazin „JAMA" das 40-jährige Jubiläum von „House of God" zum Anlass genommen, die drängendsten Probleme der Medizin aufzuzeigen – und die Belastungen nicht zu vergessen, denen Ärzte im Beruf oft ausgesetzt sind.

Tipps für Patienten[50]

- Notieren, was man wissen will. Denken Sie daran, nicht mit denselben Fragen in die Praxis hinein- und unbeantwortet wieder hinauszugehen.
- Fragen Sie den Arzt, was er bei sich oder seinen Liebsten machen würde, wenn er Ihnen zu einer Untersuchung oder Therapie rät.
- Geben Sie sich mit den Erklärungen und Antworten des Arztes erst zufrieden, wenn Sie sie tatsächlich verstanden haben – ansonsten: nachhaken.
- Bleiben Sie nur dann bei ihrem Arzt, wenn Sie sich bei ihm gut aufgehoben fühlen und den Eindruck haben, dass er Ihnen helfen kann.
- Sagen Sie es Ihrem Arzt, wenn Sie mit seiner Kommunikation oder seinem Umgang unzufrieden sind

- Verheimlichen Sie Ihrem Arzt nicht, wenn Sie psychische Beschwerden quälen. Denken Sie nicht, dass er schon danach fragen wird. Er kann nicht wissen, ob Sie Ärger mit Ihrem Partner haben oder im Job unzufrieden sind.
- Wenn Sie an den Empfehlungen Ihres Arztes zweifeln, fragen Sie nach einer zweiten Meinung – aber bitte erst, nachdem Sie die erste verstanden haben. Wenn Sie einen weiteren Arzt aufsuchen, fragen Sie zuvor nach Ihren Unterlagen, Befunden und Röntgenbildern.
- Erkundigen Sie sich gezielt nach den Konsequenzen, die Ihr Arzt aus Diagnosen, Befunden und Testergebnissen ziehen würde.
- Fragen Sie so lange hartnäckig nach, bis Sie eine Perspektive oder Lösung für Ihre Beschwerden und Schwiergkeiten gefunden haben.

Erst in jüngster Zeit wird erkannt, dass es in Kliniken auch um die Gesundheit des medizinischen Personals gehen sollte. Dabei lautet Regel Nummer acht im „House of God" bereits „Sie können dich immer noch mehr quälen" – und es ist klar, dass damit nicht nur die Patienten, sondern eher die Oberärzte, Chefärzte und das kaufmännische Personal der Krankenhäuser gemeint ist.

Kritikern der Medizin wie Shem wurde und wird Übertreibung, Sarkasmus oder die Abrechnung eines frustrierten Arztes mit dem System vorgeworfen. Darum handelt es sich keineswegs. Erst in den frühen 1990er-Jahren begann sich die Evidenzbasierte Medizin (EbM) mit ihren Cochrane-Zentren und Netzwerken zu etablieren und es hat bis 2011 gedauert, bis sich Dutzende Fachverbände in der Initiative Choosing Wisely zusammengeschlossen haben, um die unnötigen, gefährlichen und überflüssigen Usancen der Branche zu brandmarken. Immer noch kämpfen Vertreter von EbM und Choosing Wisely um Gehör, immer noch kämpfen sie einen ungleichen Kampf gegen die Profitgier vieler Klinikleitungen und die Lobbyarbeit der Berufsverbände und Krankenhausgesellschaften.

In „House of God" war das alles vor 40 Jahren schon zu lesen. „Die Dummen waren die Patienten, vor allem die Gomer", schreibt Shem, wobei Gomer die verwirrten Dauerpatienten meint und das

Akronym für „Get Out of My Emergency Room" ist, eine der unsterblichen Wortschöpfungen des Buches, die bis heute jeder Arzt kennt. „Je mehr ich unternahm, umso schlechter ging es ihnen." Shem schildert eine alte Dame mit Demenz, der es vor der Behandlung gut ging. Diese reizende Patientin, also eine LAD in GAZ („Liebe alte Dame in gutem Allgemeinzustand"), ist eigentlich gesund, nur hat sie das Pech, in einem Krankenhaus der Maximalversorgung gelandet zu sein.

„Nun wurde sie in den heißen Augustwochen im ganzen Haus herumgeschubst. Schädeluntersuchungen hier, Liquorpunktionen dort. Es ging ihr immer schlechter, viel schlechter. Unter dem Stress der Demenzuntersuchungen klappten ihre Organe eins nach dem anderen zusammen wie bei einem Dominospiel. Die radioaktive Kontrastflüssigkeit für ihre Hirnszintigrafie ließ ihre Nieren versagen und die Kontrastflüssigkeit für die Untersuchung ihrer Nieren überlastete ihr Herz. Die Medikamente für ihr Herz ließen sie erbrechen, wodurch ihr Elektrolythaushalt auf lebensgefährliche Weise gestört wurde. Dadurch verstärkte sich ihre Demenz und ihr Verdauungssystem setzte aus. Eine Kolonpassage war angezeigt, aber die dafür notwendige Darmreinigung dehydrierte sie und ließ ihre gequälten Nieren vollständig versagen. Das führte zur Infektion, zur Dialyse und zu Riesenkomplikationen bei all diesen Riesenerkrankungen."

Solche Überdiagnosen und Übertherapien kommen in der Hochleistungsmedizin unserer Tage regelmäßig vor. Das ist einer der Gründe, warum man zwischen 1980 und 2021 kaum seinen Dienst als Assistenzarzt in einer deutschen Klinik antreten konnte, ohne in einem Arztzimmer die Regeln des „House of God" an der Pinnwand zu finden. Nirgendwo findet sich so gut beschrieben, wie innerhalb kurzer Zeit aus idealistischen Ärzten zynische Wracks werden, die abstumpfen, überfordert sind und alles dafür tun, um nicht noch mehr Patienten mit unnötigen Interventionen traktieren zu müssen. Dass Patienten „geturft", also gar nicht erst aufgenommen oder auf andere Stationen abgeschoben werden, ist ebenso Teil des medizinischen Vokabulars geworden wie das „Bounce back“, also das Zurückprallen, wenn andere Abteilungen einen Grund zur Rückverlegung finden. Ärzte kennen diese Begriffe nicht nur, weil sie sprachlich treffend sind, sondern weil sie die traurige Realität wiedergeben.

„Im Fahrstuhl sahen die Leute mich an, versuchten, mein Namensschild zu lesen. Sie wussten, dass ich Arzt war. Ich war stolz auf mein Stethoskop, auf das Blut an meinem Ärmel“, so schildert Dr. Roy Bash, das Alter Ego des Autors, seine ersten Tage in der altehrwürdigen Klinik. Bash und seine jungen Kollegen betäuben sich mit Drogen, Alkohol und Sex im Gipsraum; jeder hat andere mäßig erfolgreiche Fluchtstrategien, einer der jungen Assistenzärzte begeht Suizid.

„Der Dicke“, dieser maßlose Seelenmensch, dessen Traum es ist, eine private Proktologenpraxis in Hollywood zu eröffnen („Durch den Enddarm zu den Sternen“), hilft Bash, das furchtbare Jahr zu überstehen, aber am Ende ist es die Freundin des jungen Protagonistin, die ihn rettet. Im richtigen Leben wurde die im Buch Porträtierte zur Ehefrau des Autors. „Es ist unmenschlich gewesen“, sagt sie. „Kein Wunder, dass Ärzte den bittersten menschlichen Dramen so distanziert gegenüberstehen. Die Tragödie liegt im Mangel an Tiefe. Die meisten Menschen haben irgendeine menschliche Reaktion auf ihre tägliche Arbeit. Ärzte nicht. Es ist ein unglaubliches Paradoxon, dass der Arztberuf so degradierend ist und gleichzeitig von der Gesellschaft so hoch eingestuft wird. In jeder Gemeinschaft sind die Ärzte die angesehenste Gruppe.“

Tipps für Ärzte

1. Vertrauen Sie Ihrer Intuition, wenn Sie Patienten behandeln. Ein ungutes Gefühl oder eine Irritation in der Schilderung der Beschwerden kann Hinweise geben, wie es dem Patienten wirklich geht.
2. Seien Sie aufmerksam, wenn etwas nicht „passt“, beispielweise wenn ein Patient mit einer Bagatellverletzung weint oder einem Patienten sein komplizierter Bruch fast gleichgültig ist.

3. Lassen Sie Patienten ausreden, besonders am Anfang. Dann sind offene Fragen besonders wichtig, denn die Patienten erwähnen, was sie am stärksten umtreibt.
4. Bedrängen Sie Patienten nicht, auf den Punkt zu kommen, wenn sie ihr Problem schildern. Die einfache Frage: „Wie geht es Ihnen mit Ihren Beschwerden?" lässt alle Richtungen offen.
5. Nehmen Sie die Eindrücke Ihres Teams wahr. Bemerkt eine erfahrene Helferin, dass ein Patient „heute schlecht dran" ist, kann das ein wertvoller Hinweis sein.
6. Lassen Sie eine Pause zu, sobald der Patient seine Schilderungen beendet hat. Oft gibt er nach einem kurzen Zögern weitere Informationen preis. Leise 21, 22, 23 … zählen
7. Zeigen Sie Patienten, dass Sie aufmerksam zuhören, beispielsweise durch Rückfragen wie: „Habe ich Sie richtig verstanden, dass …?"
8. Sie müssen Patienten Zufallsbefunde, die keine medizinische Bedeutung haben, nicht mitteilen. Das verunsichert nur.
9. Erklären Sie Patienten, was aus einer Untersuchung folgen könnte – und unterlassen Sie Tests, die keinerlei Auswirkung auf die weitere Therapieentscheidung haben.
10. Geben Sie bei Bedarf einen zeitlichen Rahmen für das Gespräch mit Patienten vor. In dieser Zeit sollten Sie aber ganz für den Patienten da sein und sich nicht durch Telefonate oder ständige Unterbrechungen von Mitarbeitern stören lassen.

Um die Schwärmer für eine gute Medizin, die lange Hoffenden und dann Enttäuschten, die sich trotzdem nicht abfinden wollen, dass die Ideale ihres Fachs mit Füßen getreten werden, zu ermutigen, hat Samuel Shem alias Stephen Bergman seine ärztlichen Kollegen von damals jüngst zusammengerufen. Die Gruppe der im Buch nur leicht fiktionalisierten Charaktere ist heute Mitte 70 und die für das Fachblatt „JAMA" erstellte Filmdokumentation zeigt, wie Medizin sein sollte. Bergman war später Harvard-Psychiater, seine Kollegen haben beachtliche Karrieren in der Medizin hingelegt – sie alle beklagen die entwürdigenden Umstände im Krankenhausbetrieb, die Habgier der Privat- und Belegärzte, die Ignoranz der Krankenhausleitungen und das ökonomische Diktat der Klinikketten und Gesundheitspolitiker.

Bergman kämpft auch jenseits der 75 weiter für eine humanere Medizin, erst kürzlich ist ein neuer Roman von ihm erschienen – darin geht es um eine Klinik, die vom „Dicken“ geleitet wird und in die ihm einige seiner ehemaligen Assistenten gefolgt sind[51]. Es geht um den Kampf gegen eine überbürokratisierte, korrupte Medizin, die endlich wieder den Patienten in den Mittelpunkt stellen soll. Und er will Ärzten wie Patienten die Augen dafür öffnen, dass elektronische Gesundheitsakte und Big Data in der Medizin nur der besseren Abrechnung im Krankenhaus dienen und als Investitionsschub für die IT-Branche – aber nicht den Kranken. „Fiktion als Widerstand“ hat er seine Methode genannt[52].

Regel Nummer vier erinnert die Ärzte in „House of God“ an die konventionelle Rollenaufteilung: „Der Patient ist derjenige, der krank ist“, und ermahnt sie, gemäß Regel drei, „Bei Herzstillstand zuerst den eigenen Puls fühlen.“ Das ist als Überlebensstrategie für junge Ärzte immer noch richtig. Mindestens so wichtig wäre es jedoch, eine Therapie für das Medizinsystem zu entwickeln. Wenn es nicht gelingt, Missstände abzustellen und die Medizin zum Besseren zu verändern, „sodass sie so großartig ist, wie sie sich selbst immer sieht“, wie der Harvard-Mediziner Jeremy Samuel Faust warnt[53], „dann wird die Kritik und die Popularität von ‚House of God‘ uns alle überdauern“.

ANHANG

LITERATURVERZEICHNIS

Im Folgenden sind jene Aufsätze, Fachartikel und Bücher in alphabetischer Reihenfolge angegeben, aus denen ich zitiert oder wichtige Hintergrundinformationen erhalten habe – und einige weitere hilfreiche Literaturhinweise mehr. Die Mehrzahl der hochwertigen Studien und Untersuchungen zu medizinischen, psychologischen und biologischen Themen wird in englischsprachigen Zeitschriften veröffentlicht, viele davon sind jedoch frei zugänglich.

Zu finden sind diese Texte auf verschiedene Weise: Besonders ergiebig ist die National Library of Medicine der USA in Bethesda, die allein mehr als 20 Millionen medizinische Fachartikel bereithält. Von den meisten ist ein Abstract, also eine kurze Zusammenfassung, die höchstens eine halbe Seite umfasst, kostenlos online erhältlich. Etliche Fachzeitschriften erlauben es aber auch, dass der gesamte Artikel unentgeltlich eingesehen und heruntergeladen werden kann. Mit einem Ausweis von Universitätsbibliotheken oder anderen großen Bibliotheken ist auch oft der digitale Zugang zu zahlreichen Fachzeitschriften verbunden.

Einige Passagen dieses Buches sind in veränderter Form in der „Süddeutschen Zeitung" erschienen.

Die Abkürzung der Literaturhinweise folgt den international üblichen Standards. So bedeutet die Angabe „Überflüssig V, Unnötig S, Gefährlich M: Is this still medicine? British Medical Journal 2021;279:131" beispielsweise, dass ein (fiktiver) Artikel der (womöglich tatsächlich existierenden) Autoren Überflüssig, Unnötig und Gefährlich in der renommierten Fachzeitschrift British Medical Journal erschienen ist. Er findet sich in einer Ausgabe des Jahres 2021 im Band 279 und beginnt auf Seite 131.

Al-Lamee R, Thompson D, Dehbi HM, Sen S, Tang K, Davies J, Keeble T, Mielewczik M, Kaprielian R, Malik IS, Nijjer SS, Petraco R, Cook C, Ahmad Y, Howard J, Baker C, Sharp A, Gerber R, Talwar S, Assomull R, Mayet J, Wensel R, Collier D, Shun-Shin M, Thom SA, Davies JE, Francis DP; ORBITA investigators: Percutaneous coronary intervention in stable angina (ORBITA): a double-blind, randomised controlled trial. Lancet 2018;391:31

Barnett ML, Linder JA: Antibiotic prescribing to adults with sore throat in the United States, 1997-2010. JAMA Internal Medicine 2014;174:138

Barnett ML, Linder JA: Antibiotic prescribing for adults with acute bronchitis in the United States, 1996-2010. JAMA 2014;311:2020

Barratt A: Overdiagnosis in mammography screening: a 45 year journey from shadowy idea to acknowledged reality. British Medical Journal 2015;350:h867

Bartens W: Heillose Zustände. Warum die Medizin die Menschen krank und das Land arm macht. München 2012

Bartens W: Körperglück. Wie gute Gefühle gesund machen. München 2010

Bartens W: Vorsicht Vorsorge. Wenn Prävention nutzlos oder gefährlich wird. Frankfurt a.M. 2008

Beard DJ, Rees JL, Cook JA, Rombach I, Cooper C, Merritt N, Shirkey BA, Donovan JL, Gwilym S, Savulescu J, Moser J, Gray A, Jepson M, Tracey I, Judge A, Wartolowska K, Carr AJ; CSAW Study Group: Arthroscopic subacromial decompression for subacromial shoulder pain (CSAW): a multicentre, pragmatic, parallel group, placebo-controlled, three-group, randomised surgical trial. Lancet 2018;391:329

Bell KJL, Doust J, Glasziou P: Incremental Benefits and Harms of the 2017 American College of Cardiology/American Heart Association High Blood Pressure Guideline. JAMA Internal Medicine 2018;178:755

Bell N, Connor Gorber S, Shane A, Joffres M, Singh H, Dickinson J, Shaw E, Dunfield L, Tonelli M; Canadian Task Force on Preventive Health Care: Recommendations on screening for prostate cancer with the prostate-specific antigen test. Canadian Medical Association Journal 2014;186:1225

Beral V, Peto R, Pirie K, Reeves G: Menopausal hormone therapy and 20-year breast cancer mortality. Lancet 2019;394:1139

Bergman S: Basch Unbound – The House of God and Fiction as Resistance at 40. Journal of the American Medical Association 2019;322:486

Blom MT, Oving I, Berdowski J, van Valkengoed IGM, Bardai A, Tan HL: Women have lower chances than men to be resuscitated and survive out-of-hospital cardiac arrest. European Heart Journal 2019;40:3824

Byars SG, Stearns SC, Boomsma JJ: Association of Long-Term Risk of Respiratory, Allergic, and Infectious Diseases With Removal of Adenoids and Tonsils in Childhood. JAMA Otolaryngology Head & Neck Surgery 2018;144:594

Carey TS, Freburger JK: Exercise and the Prevention of Low Back Pain: Ready for Implementation. JAMA Internal Medicine 2016;176:208

Carragee EJ: Psychological screening in the surgical treatment of lumbar disc herniation. Clinical Journal of Pain 2001;17:215

Carragee EJ, Barcohana B, Alamin T, van den Haak E: Prospective controlled study of the development of lower back pain in previously asymptomatic subjects undergoing experimental discography. Spine 2004;29:1112

Casarett D: The Science of Choosing Wisely – Overcoming the Therapeutic Illusion. New England Journal of Medicine 2016;374:1203

Domenighetti G, Casabianca A: Rate of hysterectomy is lower among female doctors and lawyers' wives. British Medical Journal 1997;314:1417

Domenighetti G, Luraschi P, Casabianca A, Gutzwiller F, Spinelli A, Pedrinis E, Repetto F: Effect of information campaign by the mass media on hysterectomy rates. Lancet 1988;2:1470

Faust JS: The House of God at Age 40 – An Appreciation. Journal of the American Medical Association 2019;322:488

Glasziou P, Altman DG, Bossuyt P, Boutron I, Clarke M, Julious S, Michie S, Moher D, Wager E: Reducing waste from incomplete or unusable reports of biomedical research. Lancet 2014;383:267

Guermazi A, Neogi T, Katz JN, Kwoh CK, Conaghan PG, Felson DT, Roemer FW: Intra-articular Corticosteroid Injections for the Treatment of Hip and Knee Osteoarthritis-related Pain: Considerations and Controversies with a Focus on Imaging-Radiology Scientific Expert Panel. Radiology 2020;297:503

Hamdy FC, Donovan JL, Lane JA, Mason M, Metcalfe C, Holding P, Davis M, Peters TJ, Turner EL, Martin RM, Oxley J, Robinson M, Staffurth J, Walsh E, Bollina P, Catto J, Doble A, Doherty A, Gillatt D, Kockelbergh R, Kynaston H, Paul A, Powell P, Prescott S, Rosario DJ, Rowe E, Neal DE; ProtecT Study Group: 10-Year Outcomes after Monitoring, Surgery, or Radiotherapy for Localized Prostate Cancer. New England Journal of Medicine 2016;375:1415

Haroun D, Smits F, van Etten-Jamaludin F, Schene A, van Weert H, Ter Riet G: The effects of interventions on quality of life, morbidity and consultation frequency in frequent attenders in primary care: A systematic review. European Journal of General Practice 2016;22:71

Heller G, Schnell R, Rossi R, Thomas T, Maier RF: Wie hoch ist die optimale Mindestmenge für die Behandlung Frühgeborener mit einem Geburtsgewicht unter 1250 g in Deutschland? Zeitschrift für Geburtshilfe und Neonatologie 2020;224:289

Ioannidis JP, Greenland S, Hlatky MA, Khoury MJ, Macleod MR, Moher D, Schulz KF, Tibshirani R: Increasing value and reducing waste in research design, conduct, and analysis. Lancet 2014;383:166

Johnson SB, Park HS, Gross CP, Yu JB: Complementary Medicine, Refusal of Conventional Cancer Therapy, and Survival Among Patients With Curable Cancers. JAMA Oncology 2018;4:1375

Kalager M, Adami HO, Bretthauer M: Too much mammography. British Medical Journal 2014;348:g1403

Kirkley A, Birmingham TB, Litchfield RB, Giffin JR, Willits KR, Wong CJ, Feagan BG, Donner A, Griffin SH, D'Ascanio LM, Pope JE, Fowler PJ: A randomized trial of arthroscopic surgery for osteoarthritis of the knee. New England Journal of Medicine 2008;359:1097

Kompel AJ, Roemer FW, Murakami AM, Diaz LE, Crema MD, Guermazi A: Intra-articular Corticosteroid Injections in the Hip and Knee: Perhaps Not as Safe as We Thought? Radiology 2019;293:656

Kühlein T, Freund T, Joos S: Patientenorientierte Medizin: Von der Kunst des Weglassens. Deutsches Ärzteblatt 2013;110:A2312

Lee LO, James P, Zevon ES, Kim ES, Trudel-Fitzgerald C, Spiro A 3rd, Grodstein F, Kubzansky LD: Optimism is associated with exceptional longevity in 2 epidemiologic cohorts of men and women. Proceedings of the National Academy of Sciences U S A 2019;116:18357

Lühnen J, Mühlhauser I, Steckelberg A: The Quality of Informed Consent Forms – a Systematic Review and Critical Analysis. Deutsches Ärzteblatt International 2018;115:377

Machado GC, Maher CG, Ferreira PH, Day RO, Pinheiro MB, Ferreira ML: Non-steroidal anti-inflammatory drugs for spinal pain: a systematic review and meta-analysis. Annals of the Rheumatic Diseases 2017;76:1269

Makarov DV, Soulos PR, Gold HT, Yu JB, Sen S, Ross JS, Gross CP: Regional-Level Correlations in Inappropriate Imaging Rates for Prostate and Breast Cancers: Potential Implications for the Choosing Wisely Campaign. JAMA Oncology 2015;1:185

Malhotra A, Maughan D, Ansell J, Lehman R, Henderson A, Gray M, Stephenson T, Bailey S: Choosing Wisely in the UK: the Academy of Medical Royal Colleges' initiative to reduce the harms of too much medicine. British Medical Journal 2015;350:h2308

Manson JE, Aragaki AK, Rossouw JE, Anderson GL, Prentice RL, LaCroix AZ, Chlebowski RT, Howard BV, Thomson CA, Margolis KL, Lewis CE, Stefanick ML, Jackson RD, Johnson KC, Martin LW, Shumaker SA, Espeland MA, Wactawski-Wende J; WHI Investigators: Menopausal Hormone Therapy and Long-term All-Cause and Cause-Specific Mortality: The Women's Health Initiative Randomized Trials. JAMA 2017;318:927

McAlindon TE, LaValley MP, Harvey WF, Price LL, Driban JB, Zhang M, Ward RJ: Effect of Intra-articular Triamcinolone vs Saline on Knee Cartilage Volume and Pain in Patients With Knee Osteoarthritis: A Randomized Clinical Trial. Journal of the American Medical Association 2017;317:1967

Miller AB, Wall C, Baines CJ, Sun P, To T, Narod SA: Twenty five year follow-up for breast cancer incidence and mortality of the Canadian National Breast Screening Study: randomised screening trial. British Medical Journal 2014;348:g366

Moazzami K, Wittbrodt MT, Alkhalaf M, Lima BB, Nye JA, Mehta PK, Quyyumi AA, Vaccarino V, Bremner JD, Shah AJ: Association Between Mental Stress-Induced Inferior Frontal Cortex Activation and Angina in Coronary Artery Disease. Circulation: Cardiovascular Imaging 2020;13:e010710

Moseley JB, O'Malley K, Petersen NJ, Menke TJ, Brody BA, Kuykendall DH, Hollingsworth JC, Ashton CM, Wray NP: A controlled trial of arthroscopic surgery for osteoarthritis of the knee. New England Journal of Medicine 2002;347:81

Mühlbauer V, Prinz R, Mühlhauser I, Wegwarth O: Alternative package leaflets improve people's understanding of drug side effects – A randomized controlled exploratory survey. PLoS One 2018;13(9):e0203800

Niknejad B, Bolier R, Henderson CR Jr, Delgado D, Kozlov E, Löckenhoff CE, Reid MC: Association Between Psychological Interventions and Chronic Pain Outcomes in Older Adults: A Systematic Review and Meta-analysis. JAMA Internal Medicine 2018;178:830

Papanicolas I, Woskie LR, Jha AK: Health Care Spending in the United States and Other High-Income Countries. Journal of the American Medical Association 2018;319:1024

Payer L: Andere Länder, andere Leiden. Ärzte und Patienten in England, Frankreich, den USA und hierzulande. Frankfurt 1989

Ramirez PT, Frumovitz M, Pareja R, Lopez A, Vieira M, Ribeiro R, Buda A, Yan X, Shuzhong Y, Chetty N, Isla D, Tamura M, Zhu T, Robledo KP, Gebski V, Asher R, Behan V, Nicklin JL, Coleman RL, Obermair A: Minimally Invasive versus Abdominal Radical Hysterectomy for Cervical Cancer. New England Journal of Medicine 2018;379:1895

Reid S, Wessely S, Crayford T, Hotopf M: Medically unexplained symptoms in frequent attenders of secondary health care: retrospective cohort study. British Medical Journal 2001;322:767

Saragiotto BT, Machado GC, Ferreira ML, Pinheiro MB, Abdel Shaheed C, Maher CG: Paracetamol for low back pain. Cochrane Database of Systematic Reviews 2016;6:CD012230

Schmacke N: Der Glaube an die Globuli. Die Verheißungen der Homöopathie. Frankfurt 2015

Shem S: Man's 4th Best Hospital. Journal of the American Medical Association 2019;322:1746

Stang A, Merrill RM, Kuss O: Hysterectomy in Germany: a DRG-based nationwide analysis, 2005-2006. Deutsches Ärzteblatt International 2011;108:508

Steffens D, Maher CG, Pereira LS, Stevens ML, Oliveira VC, Chapple M, Teixeira-Salmela LF, Hancock MJ: Prevention of Low Back Pain: A Systematic Review and Meta-analysis. JAMA Internal Medicine 2016;176:199

Van den Bruel A, Jones C, Yang Y, Oke J, Hewitson P: People's willingness to accept overdetection in cancer screening: population survey. British Medical Journal 2015;350:h980

Van den Bruel A: The triumph of medicine: how overdiagnosis is turning healthy people into patients. Family Practice 2015;32:127

Vox F, Folkers KM, Turi A, Caplan AL: Medical Crowdfunding for Scientifically Unsupported or Potentially Dangerous Treatments. JAMA 2018;320:1705

Wainwright J, Sheiham A: An analysis of methods of toothbrushing recommended by dental associations, toothpaste and toothbrush companies and in dental texts. British Dental Journal 2014;217:E5

Wartolowska K, Judge A, Hopewell S, Collins GS, Dean BJ, Rombach I, Brindley D, Savulescu J, Beard DJ, Carr AJ: Use of placebo controls in the evaluation of surgery: systematic review. British Medical Journal 2014;348:g3253

Wennberg J, Gittelsohn A: Small area variations in health care delivery. Science 1973;182:1102

Wittbrodt MT, Moazzami K, Shah AJ, Lima BB, Hammadah M, Mehta PK, Quyyumi AA, Vaccarino V, Nye JA, Bremner JD: Neural responses during acute mental stress are associated with angina pectoris. Journal of Psychosomatic Research 2020;134:110110

Zeng C, Lane NE, Hunter DJ, Wei J, Choi HK, McAlindon TE, Li H, Lu N, Lei G, Zhang Y: Intra-articular corticosteroids and the risk of knee osteoarthritis progression: results from the Osteoarthritis Initiative. Osteoarthritis Cartilage 2019;27:855

QUELLENVERZEICHNIS

1 Barnett ML, Linder JA: Antibiotic prescribing to adults with sore throat in the United States, 1997-2010. JAMA Internal Medicine 2014;174:138
Barnett ML, Linder JA: Antibiotic prescribing for adults with acute bronchitis in the United States, 1996-2010. JAMA 2014;311:2020

2 Byars SG, Stearns SC, Boomsma JJ: Association of Long-Term Risk of Respiratory, Allergic, and Infectious Diseases With Removal of Adenoids and Tonsils in Childhood. JAMA Otolaryngology Head & Neck Surgery 2018;144:594

3 Wennberg J, Gittelsohn A: Small area variations in health care delivery. Science 1973;182:1102

4 Carragee EJ: Psychological screening in the surgical treatment of lumbar disc herniation. Clinical Journal of Pain 2001;17:215
Carragee EJ, Barcohana B, Alamin T, van den Haak E: Prospective controlled study of the development of lower back pain in previously asymptomatic subjects undergoing experimental discography. Spine 2004;29:1112

5 Machado GC, Maher CG, Ferreira PH, Day RO, Pinheiro MB, Ferreira ML: Non-steroidal anti-inflammatory drugs for spinal pain: a systematic review and meta-analysis. Annals of the Rheumatic Diseases 2017;76:1269
Saragiotto BT, Machado GC, Ferreira ML, Pinheiro MB, Abdel Shaheed C, Maher CG: Paracetamol for low back pain. Cochrane Database of Systematic Reviews 2016;6:CD012230

6 Steffens D, Maher CG, Pereira LS, Stevens ML, Oliveira VC, Chapple M, Teixeira-Salmela LF, Hancock MJ: Prevention of Low Back Pain: A Systematic Review and Meta-analysis. JAMA Internal Medicine 2016;176:199

7 Carey TS, Freburger JK: Exercise and the Prevention of Low Back Pain: Ready for Implementation. JAMA Internal Medicine 2016;176:208

8 Makarov DV, Soulos PR, Gold HT, Yu JB, Sen S, Ross JS, Gross CP: Regional-Level Correlations in Inappropriate Imaging Rates for Prostate and Breast Cancers: Potential Implications for the Choosing Wisely Campaign. JAMA Oncology 2015;1:185

9 Bell KJL, Doust J, Glasziou P: Incremental Benefits and Harms of the 2017 American College of Cardiology/American Heart Association High Blood Pressure Guideline. JAMA Internal Medicine 2018;178:755

10 Lee LO, James P, Zevon ES, Kim ES, Trudel-Fitzgerald C, Spiro A 3rd, Grodstein F, Kubzansky LD: Optimism is associated with exceptional longevity in 2 epidemiologic cohorts of men and women. Proceedings of the National Academy of Sciences U S A 2019;116:18357

11 Moazzami K, Wittbrodt MT, Alkhalaf M, Lima BB, Nye JA, Mehta PK, Quyyumi AA, Vaccarino V, Bremner JD, Shah AJ: Association Between Mental Stress-Induced Inferior Frontal Cortex Activation and Angina in Coronary Artery Disease. Circulation: Cardiovascular Imaging 2020;13:e010710
Wittbrodt MT, Moazzami K, Shah AJ, Lima BB, Hammadah M, Mehta PK, Quyyumi AA, Vaccarino V, Nye JA, Bremner JD: Neural responses during acute mental stress are associated with angina pectoris. Journal of Psychosomatic Research 2020;134:110110

12 Blom MT, Oving I, Berdowski J, van Valkengoed IGM, Bardai A, Tan HL: Women have lower chances than men to be resuscitated and survive out-of-hospital cardiac arrest. European Heart Journal 2019;40:3824

13 Al-Lamee R, Thompson D, Dehbi HM, Sen S, Tang K, Davies J, Keeble T, Mielewczik M, Kaprielian R, Malik IS, Nijjer SS, Petraco R, Cook C, Ahmad Y, Howard J, Baker C, Sharp A, Gerber R, Talwar S, Assomull R, Mayet J, Wensel R, Collier D, Shun-Shin M,

Thom SA, Davies JE, Francis DP; ORBITA investigators: Percutaneous coronary intervention in stable angina (ORBITA): a double-blind, randomised controlled trial. Lancet 2018;391:31
14 McAlindon TE, LaValley MP, Harvey WF, Price LL, Driban JB, Zhang M, Ward RJ: Effect of Intra-articular Triamcinolone vs Saline on Knee Cartilage Volume and Pain in Patients With Knee Osteoarthritis: A Randomized Clinical Trial. Journal of the American Medical Association 2017;317:1967
15 Guermazi A, Neogi T, Katz JN, Kwoh CK, Conaghan PG, Felson DT, Roemer FW: Intra-articular Corticosteroid Injections for the Treatment of Hip and Knee Osteoarthritis-related Pain: Considerations and Controversies with a Focus on Imaging-Radiology Scientific Expert Panel. Radiology 2020;297:503
Kompel AJ, Roemer FW, Murakami AM, Diaz LE, Crema MD, Guermazi A: Intra-articular Corticosteroid Injections in the Hip and Knee: Perhaps Not as Safe as We Thought? Radiology 2019;293:656
16 Zeng C, Lane NE, Hunter DJ, Wei J, Choi HK, McAlindon TE, Li H, Lu N, Lei G, Zhang Y: Intra-articular corticosteroids and the risk of knee osteoarthritis progression: results from the Osteoarthritis Initiative. Osteoarthritis Cartilage 2019;27:855
17 Moseley JB, O'Malley K, Petersen NJ, Menke TJ, Brody BA, Kuykendall DH, Hollingsworth JC, Ashton CM, Wray NP: A controlled trial of arthroscopic surgery for osteoarthritis of the knee. New England Journal of Medicine 2002;347:81
18 Kirkley A, Birmingham TB, Litchfield RB, Giffin JR, Willits KR, Wong CJ, Feagan BG, Donner A, Griffin SH, D'Ascanio LM, Pope JE, Fowler PJ: A randomized trial of arthroscopic surgery for osteoarthritis of the knee. New England Journal of Medicine 2008;359:1097
19 Lühnen J, Mühlhauser I, Steckelberg A: The Quality of Informed Consent Forms – a Systematic Review and Critical Analysis. Deutsches Ärzteblatt International 2018;115:377
20 Mühlbauer V, Prinz R, Mühlhauser I, Wegwarth O: Alternative package leaflets improve people's understanding of drug side effects – A randomized controlled exploratory survey. PLoS One 2018;13(9):e0203800
21 Wainwright J, Sheiham A: An analysis of methods of toothbrushing recommended by dental associations, toothpaste and toothbrush companies and in dental texts. British Dental Journal 2014;217:E5
22 Blustein J, Liu J: Time to consider the risks of caesarean delivery for long term child health. British Medical Journal 2015;350:h2410
23 Heller G, Schnell R, Rossi R, Thomas T, Maier RF: Wie hoch ist die optimale Mindestmenge für die Behandlung Frühgeborener mit einem Geburtsgewicht unter 1250 g in Deutschland? Zeitschrift für Geburtshilfe und Neonatologie 2020;224:289
24 Niknejad B, Bolier R, Henderson CR Jr, Delgado D, Kozlov E, Löckenhoff CE, Reid MC: Association Between Psychological Interventions and Chronic Pain Outcomes in Older Adults: A Systematic Review and Meta-analysis. JAMA Internal Medicine 2018;178:830. Zum Thema Schmerz und Psyche vgl. Werner Bartens: Körperglück. Wie gute Gefühle gesund machen. München 2010. S. 145ff. und S.215ff.
25 Reid S, Wessely S, Crayford T, Hotopf M: Medically unexplained symptoms in frequent attenders of secondary health care: retrospective cohort study. British Medical Journal 2001;322:767
Haroun D, Smits F, van Etten-Jamaludin F, Schene A, van Weert H, Ter Riet G: The effects of interventions on quality of life, morbidity and consultation frequency in frequent attenders in primary care: A systematic review. European Journal of General Practice 2016;22:71
26 Stang A, Merrill RM, Kuss O: Hysterectomy in Germany: a DRG-based nationwide analysis, 2005-2006. Deutsches Ärzteblatt International 2011;108:508

27 Domenighetti G, Casabianca A: Rate of hysterectomy is lower among female doctors and lawyers' wives. British Medical Journal 1997;314:1417
28 Domenighetti G, Luraschi P, Casabianca A, Gutzwiller F, Spinelli A, Pedrinis E, Repetto F: Effect of information campaign by the mass media on hysterectomy rates. Lancet 1988;2:1470
29 Payer L: Andere Länder, andere Leiden. Ärzte und Patienten in England, Frankreich, den USA und hierzulande. Frankfurt 1989
30 Ramirez PT, Frumovitz M, Pareja R, Lopez A, Vieira M, Ribeiro R, Buda A, Yan X, Shuzhong Y, Chetty N, Isla D, Tamura M, Zhu T, Robledo KP, Gebski V, Asher R, Behan V, Nicklin JL, Coleman RL, Obermair A: Minimally Invasive versus Abdominal Radical Hysterectomy for Cervical Cancer. New England Journal of Medicine 2018;379:1895
31 Manson JE, Aragaki AK, Rossouw JE, Anderson GL, Prentice RL, LaCroix AZ, Chlebowski RT, Howard BV, Thomson CA, Margolis KL, Lewis CE, Stefanick ML, Jackson RD, Johnson KC, Martin LW, Shumaker SA, Espeland MA, Wactawski-Wende J; WHI Investigators: Menopausal Hormone Therapy and Long-term All-Cause and Cause-Specific Mortality: The Women's Health Initiative Randomized Trials. JAMA 2017;318:927
32 Beral V, Peto R, Pirie K, Reeves G: Menopausal hormone therapy and 20-year breast cancer mortality. Lancet 2019;394:1139
33 Beard DJ, Rees JL, Cook JA, Rombach I, Cooper C, Merritt N, Shirkey BA, Donovan JL, Gwilym S, Savulescu J, Moser J, Gray A, Jepson M, Tracey I, Judge A, Wartolowska K, Carr AJ; CSAW Study Group: Arthroscopic subacromial decompression for subacromial shoulder pain (CSAW): a multicentre, pragmatic, parallel group, placebo-controlled, three-group, randomised surgical trial. Lancet 2018;391:329
34 Wartolowska K, Judge A, Hopewell S, Collins GS, Dean BJ, Rombach I, Brindley D, Savulescu J, Beard DJ, Carr AJ: Use of placebo controls in the evaluation of surgery: systematic review. British Medical Journal 2014;348:g3253
35 Ubel PA, Angott AM, Zikmund-Fisher BJ: Physicians recommend different treatments for patients than they would choose for themselves. Archives of Internal Medicine 2011;171:630
36 Bell N, Connor Gorber S, Shane A, Joffres M, Singh H, Dickinson J, Shaw E, Dunfield L, Tonelli M; Canadian Task Force on Preventive Health Care: Recommendations on screening for prostate cancer with the prostate-specific antigen test. Canadian Medical Association Journal 2014;186:1225
37 Hamdy FC, Donovan JL, Lane JA, Mason M, Metcalfe C, Holding P, Davis M, Peters TJ, Turner EL, Martin RM, Oxley J, Robinson M, Staffurth J, Walsh E, Bollina P, Catto J, Doble A, Doherty A, Gillatt D, Kockelbergh R, Kynaston H, Paul A, Powell P, Prescott S, Rosario DJ, Rowe E, Neal DE; ProtecT Study Group: 10-Year Outcomes after Monitoring, Surgery, or Radiotherapy for Localized Prostate Cancer. New England Journal of Medicine 2016;375:1415
38 Barratt A: Overdiagnosis in mammography screening: a 45 year journey from shadowy idea to acknowledged reality. British Medical Journal 2015;350:h867
39 Van den Bruel A, Jones C, Yang Y, Oke J, Hewitson P: People's willingness to accept overdetection in cancer screening: population survey. British Medical Journal 2015;350:h980
Van den Bruel A: The triumph of medicine: how overdiagnosis is turning healthy people into patients. Family Practice 2015;32:127
40 Miller AB, Wall C, Baines CJ, Sun P, To T, Narod SA: Twenty five year follow-up for breast cancer incidence and mortality of the Canadian National Breast Screening Study: randomised screening trial. British Medical Journal 2014;348:g366
41 Kalager M, Adami HO, Bretthauer M: Too much mammography. British Medical

Journal 2014;348:g1403
42 Johnson SB, Park HS, Gross CP, Yu JB: Complementary Medicine, Refusal of Conventional Cancer Therapy, and Survival Among Patients With Curable Cancers. JAMA Oncology 2018;4:1375
43 Vox F, Folkers KM, Turi A, Caplan AL: Medical Crowdfunding for Scientifically Unsupported or Potentially Dangerous Treatments. JAMA 2018;320:1705
44 Schmacke N: Der Glaube an die Globuli. Die Verheißungen der Homöopathie. Frankfurt 2015
45 Papanicolas I, Woskie LR, Jha AK: Health Care Spending in the United States and Other High-Income Countries. Journal of the American Medical Association 2018;319:1024
46 Glasziou P, Altman DG, Bossuyt P, Boutron I, Clarke M, Julious S, Michie S, Moher D, Wager E: Reducing waste from incomplete or unusable reports of biomedical research. Lancet 2014;383:267
Ioannidis JP, Greenland S, Hlatky MA, Khoury MJ, Macleod MR, Moher D, Schulz KF, Tibshirani R: Increasing value and reducing waste in research design, conduct, and analysis. Lancet 2014;383:166
47 Malhotra A, Maughan D, Ansell J, Lehman R, Henderson A, Gray M, Stephenson T, Bailey S: Choosing Wisely in the UK: the Academy of Medical Royal Colleges' initiative to reduce the harms of too much medicine. British Medical Journal 2015;350:h2308
48 Kühlein T, Freund T, Joos S: Patientenorientierte Medizin: Von der Kunst des Weglassens. Deutsches Ärzteblatt 2013;110:A2312
49 Casarett D: The Science of Choosing Wisely – Overcoming the Therapeutic Illusion. New England Journal of Medicine 2016;374:1203
50 Diese Empfehlungen für Patienten sowie die „Tipps für Ärzte“ auf S.242 sind eine Weiterentwicklung der Tipps aus meinem Buch „Sprechstunde – woran die Medizin krankt, was Patienten wollen, wie man einen guten Arzt erkennt“ (München 2008), in dem sich zahlreiche weitere Ratschläge finden für Patienten und solche, die es nicht werden wollen
51 Eine Leseprobe findet sich in: Shem S: Man's 4th Best Hospital. Journal of the American Medical Association 2019;322:1746
52 Bergman S: Basch Unbound – The House of God and Fiction as Resistance at 40. Journal of the American Medical Association 2019;322:486
53 Faust JS: The House of God at Age 40 – An Appreciation. Journal of the American Medical Association 2019;322:488

IMPRESSUM

GRÄFE UND UNZER

EDITION

Gräfe und Unzer ist eine eingetragene Marke der GRÄFE UND UNZER VERLAG GmbH, www.gu.de

ISBN 978-3-8338-7610-3

1. Auflage 2021

Projektleitung: Simone Kohl
Lektorat: Ulrich Wank
Covergestaltung: FAVORITBUERO, München
Bildnachweis:
Covermotiv: Shutterstock (sventlichniy Igor),
Klappe innen: Petra Ender
Herstellung: Markus Plötz
Satz und Innenlayout: Björn Fremgen, KONTRASTE
Reproduktion: Repro Ludwig, Zell am See
Druck und Bindung: Livonia, Riga

Umwelthinweis: Dieses Buch ist auf PEFC-zertifiziertem Papier gedruckt. PEFC garantiert, dass Holz- und Papierprodukte aus nachhaltig bewirtschafteten Wäldern stammen.

Die GU-Homepage finden Sie unter www.gu.de

www.facebook.com/gu.verlag

GRÄFE UND UNZER

Ein Unternehmen der
GANSKE VERLAGSGRUPPE